NOUVEAUX CAHIERS DE L'INFIRMIÈRE

7

Cardiologie

Soins infirmiers

CHEZ LE MÊME ÉDITEUR

PHLÉBOLOGIE, par A. RAMELET. *Collection Abrégés de Médecine*. À paraître en 2005, 6e édition, 552 pages.

MÉDECINE VASCULAIRE, par B. DEVULDER. *Collection Abrégés de Médecine*. 2004, 2e édition, 528 pages.

CARDIOLOGIE, par J.-P. DELAHAYE, *Collection Pour le Praticien*. 2000, 2e édition, 504 pages.

PATHOLOGIE CARDIO-VASCULAIRE, par F. JAN. *Collection Abrégés de Médecine*. 2000, 488 pages.

CARDIOPATHIES DE L'ADULTE. Anesthésie en chirurgie non cardiaque, par S. ESTANOVE, J.-J. LEHOT. *Collection d'Anesthésiologie et de Réanimation*. 1998, 296 pages.

SÉMIOLOGIE DES MALADIES CARDIO-VASCULAIRES, par H. KULBERTUS. 1998, 424 pages.

RÉANIMATION EN PATHOLOGIE CARDIO-VASCULAIRE, par F. JAN, G. POCHMALICKI. *Collection Abrégés de Médecine*. 1997, 2e édition, 240 pages.

L'OPÉRÉ EN CHIRURGIE CARDIAQUE, par N. VADON, C. DUBOIS. *Collection Soins en Chirurgie*. 1994, 176 pages.

CARDIOLOGIE CLINIQUE, par W. RUTISHAUSER et collaborateurs. *Collection Abrégés de Médecine*. 1992, 280 pages.

DICTIONNAIRE MÉDICAL DE POCHE, par J. QUEVAUVILLIERS. 2005, 528 pages.

DICTIONNAIRE MÉDICAL DE L'INFIRMIÈRE, par J. QUEVAUVILLIERS, L. PERLEMUTER, G. PERLEMUTER. 2005, 7e édition, 1 184 pages.

FICHES DE SOINS INFIRMIERS, par P. HALLOUËT, J. EGGERS et E. MALAQUIN-PAVAN. 2004, 644 pages.

NOUVEAUX CAHIERS DE L'INFIRMIÈRE

sous la direction de

L. PERLEMUTER
Professeur émérite

J. QUEVAUVILLIERS
Professeur émérite

G. PERLEMUTER
Praticien hospitalier universitaire

B. AMAR
Cadre infirmier-formateur

L. AUBERT
Directeur d'école paramédicale

L. PITARD
Infirmière diplômée d'État

7

avec à l'intérieur un « cahier d'entraînement »

Cardiologie

Soins infirmiers

Jean-Luc MONIN
Cardiologue, praticien hospitalier, hôpital Henri-Mondor, Créteil

Armande GOSSE
Cadre infirmier

Antoinette MARIN
Cadre infirmier

Avec la collaboration de :

Geneviève ROUX
Cadre infirmier

Virginie MALLET
Cadre infirmier dans la Fédération de cardiologie de l'hôpital Henri-Mondor

5e édition

Nous remercions les infirmier(e)s et les aides-soignant(e)s de la Fédération de cardiologie et du service des explorations fonctionnelles de l'hôpital Henri-Mondor pour leur précieuse collaboration à cet ouvrage.

MASSON

ISBN : 2-294-01956-3

MASSON S.A. 21 rue Camille-Desmoulins, 92789 Issy-les-Moulineaux Cedex 9

Avant-propos de la collection

Le programme de formation en soins infirmiers articule les activités de soins avec la pathologie médicale et chirurgicale. L'ensemble de l'enseignement des Instituts de formation en soins infirmiers (IFSI) est donc harmonisé avec celui des autres pays de la Communauté européenne.

L'objectif de la collection des *Nouveaux Cahiers de l'Infirmière* est de répondre aux critères de formation et d'exercice de la profession d'infirmier. Nous avons donc respecté le découpage et le contenu des enseignements en modules, respectant ainsi la grande liberté pédagogique des IFSI.

Comment cette collection des Nouveaux Cahiers de l'Infirmière *a-t-elle été réalisée ?*

Elle a été confiée à des équipes d'enseignants, médecins, cadres infirmiers, connus pour leur compétence pédagogique et pour la qualité de leur travail en commun. Le but est de répondre aux besoins réels des IFSI. Les directeurs de cette collection se sont montrés particulièrement vigilants à cet égard.

Que contiennent ces Nouveaux Cahiers de l'Infirmière *?*

On trouvera dans chaque fascicule l'exposé concernant *les connaissances* — le savoir — mais aussi, dans les modules de soins, des fiches concernant le savoir-faire (*actions infirmières, protocoles infirmiers*) et le savoir-être (*comportements infirmiers*). Les cas concrets permettent au lecteur de se situer par rapport à des situations réelles.

L'utilisation quotidienne des médicaments par les infirmières et leur responsabilité de plus en plus grande dans la surveillance des traitements nous ont incités à inclure, pour chaque pathologie, des rubriques de *pharmacologie pratique* où sont indiqués non seulement les noms commerciaux des médicaments mais aussi leurs principales propriétés, contre-indications, effets indésirables et la surveillance.

La démarche infirmière fait l'objet d'un développement entièrement nouveau au début des cahiers. Sont ainsi développés : l'accueil du patient, les soins infirmiers spécifiques, le plan de soins infirmiers, les diagnostics prévalents, les transmissions, la sécurité sanitaire, les modalités de sortie du patient. La démarche de soins est illustrée par des cas cliniques.

La forme des Nouveaux Cahiers de l'Infirmière *est entièrement nouvelle*

Nous avons voulu que la lecture en soit agréable, et surtout que la mémorisation soit largement facilitée. L'impression en couleurs et en deux colonnes, la clarté de la mise en page et la disposition des schémas et des illustrations ont fait l'objet de tous les efforts du comité de rédaction et des éditeurs.

Nous désirons que cette collection soit *votre* collection. Nous serons donc attentifs aux remarques et aux suggestions que vous voudrez bien nous faire. Auteurs, directeurs et éditeurs de la collection des *Nouveaux Cahiers de l'Infirmière* ont travaillé avec enthousiasme pour que les lecteurs et lectrices disposent d'ouvrages qui leur permettent de réussir dans les meilleures conditions leur diplôme d'État. Il en vaut la peine !

Léon PERLEMUTER, Jacques QUEVAUVILLIERS, Gabriel PERLEMUTER,
Béatrice AMAR, Lucien AUBERT, Laurence PITARD

Mode d'emploi de la nomenclature anatomique

La nouvelle nomenclature anatomique française est de plus en plus utilisée dans les facultés. Il nous a donc semblé nécessaire de l'intégrer de manière progressive dans cet ouvrage.

- Chaque figure propose un double légendage : les légendes en ancienne nomenclature avec en-dessous de celles-ci, en italique et entre parenthèses, la nouvelle nomenclature, comme sur la figure ci-dessous.
- Au niveau du texte, nous avons décidé de laisser l'ancienne nomenclature, celle-ci étant jusqu'à maintenant la plus connue et de ne pas adopter le système de double nomenclature pour favoriser la lecture du texte.

Double légende ancienne et nouvelle nomenclature dans les schémas

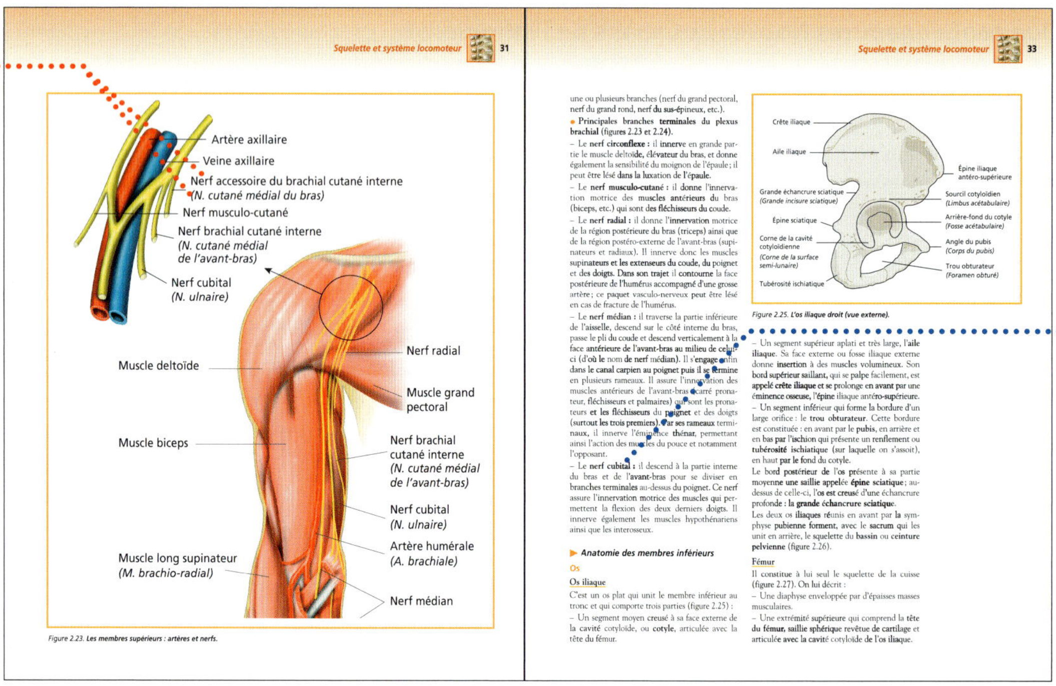
Squelette et système locomoteur 31

Figure 2.23. Les membres supérieurs : artères et nerfs.

Squelette et système locomoteur 33

une ou plusieurs branches (nerf du grand pectoral, nerf du grand rond, nerf du sus-épineux, etc.).

- **Principales branches terminales du plexus brachial** (figures 2.23 et 2.24).

– Le **nerf circonflexe** : il innerve en grande partie le muscle deltoïde, élévateur du bras, et donne également la sensibilité du moignon de l'épaule ; il peut être lésé dans la luxation de l'épaule.

– Le **nerf musculo-cutané** : il donne l'innervation motrice des muscles antérieurs du bras (biceps, etc.) qui sont des fléchisseurs du coude.

– Le **nerf radial** : il donne l'innervation motrice de la région postérieure du bras (triceps) ainsi que de la région postéro-externe de l'avant-bras (supinateurs et radiaux). Il innerve donc les muscles supinateurs et les extenseurs du coude, du poignet et des doigts. Dans son trajet il contourne la face postérieure de l'humérus accompagné d'une grosse artère ; ce paquet vasculo-nerveux peut être lésé en cas de fracture de l'humérus.

– Le **nerf médian** : il traverse la partie inférieure de l'aisselle, descend sur le côté interne du bras, passe le pli du coude et descend verticalement à la face antérieure de l'avant-bras au milieu de celui-ci (d'où le nom de nerf médian). Il s'engage enfin dans le canal carpien au poignet puis il se termine en plusieurs rameaux. Il assure l'innervation des muscles antérieurs de l'avant-bras (carré pronateur, fléchisseurs et palmaires) qui sont les pronateurs et les fléchisseurs du poignet et des doigts (surtout les trois premiers). Par ses rameaux terminaux, il innerve l'éminence thénar, permettant ainsi l'action des muscles du pouce et notamment l'opposant.

– Le **nerf cubital** : il descend à la partie interne du bras et de l'avant-bras pour se diviser en branches terminales au-dessus du poignet. Ce nerf assure l'innervation motrice des muscles qui permettent la flexion des deux derniers doigts. Il innerve également les muscles hypothénariens ainsi que les interosseux.

Anatomie des membres inférieurs

Os

Os iliaque

C'est un os plat qui unit le membre inférieur au tronc et qui comporte trois parties (figure 2.25) :

– Un segment moyen creusé à sa face externe de la cavité cotyloïde, ou cotyle, articulée avec la tête du fémur.

Figure 2.25. L'os iliaque droit (vue externe).

– Un segment supérieur aplati et très large, l'aile iliaque. Sa face externe ou fosse iliaque externe donne insertion à des muscles volumineux. Son bord supérieur saillant, qui se palpe facilement, est appelé crête iliaque et se prolonge en avant par une éminence osseuse, l'épine iliaque antéro-supérieure.

– Un segment inférieur qui forme la bordure d'un large orifice : le trou obturateur. Cette bordure est constituée : en avant par le pubis, en arrière et en bas par l'ischion qui présente un renflement ou tubérosité ischiatique (sur laquelle on s'assoit), en haut par le fond du cotyle.

Le bord postérieur de l'os présente à sa partie moyenne une saillie appelée épine sciatique ; au-dessus de celle-ci, l'os est creusé d'une échancrure profonde : la grande échancrure sciatique.

Les deux os iliaques réunis en avant par la symphyse pubienne forment, avec le sacrum qui les unit en arrière, le squelette du bassin ou ceinture pelvienne (figure 2.26).

Fémur

Il constitue à lui seul le squelette de la cuisse (figure 2.27). On lui décrit :

– Une diaphyse enveloppée par d'épaisses masses musculaires.

– Une extrémité supérieure qui comprend la tête du fémur, saillie sphérique revêtue de cartilage et articulée avec la cavité cotyloïde de l'os iliaque.

Ancienne nomenclature dans le texte

Table des matières

Sommaire des fiches

DÉMARCHE INFIRMIÈRE

PROTOCOLE DE SOINS

PROTOCOLE D'EXAMEN

PHARMACOLOGIE

Liste des abréviations

ACFA	Arythmie complète par fibrillation auriculaire
AINS	Anti-inflammatoires non stéroïdiens
AO	Aorte
AP	Artère pulmonaire
ASIA	Anévrisme du septum inter-auriculaire
AVK	Antivitamine K
BAV	Bloc auriculo-ventriculaire
CEE	Choc électrique externe
CIA	Communication inter-auriculaire
CMD	Cardiomyopathie dilatée
EES	Entraînement électro-systolique
ES	Extrasystole
ESV	Extrasystole ventriculaire
ETO	Echographie transoesophagienne
ETT	Echocardiographie transthoracique
FE	Fraction d'éjection
FOP	Foramen ovale perméable
FV	Fibrillation ventriculaire
HTA	Hypertension artérielle
IEC	Inhibiteurs de l'enzyme de conversion
IVA	Interventriculaire antérieure
IVG	Insuffisance ventriculaire gauche chronique
OAP	Œdème aigu du poumon
OG	Oreillette gauche
PA	Pression artérielle
PAD	Pression artérielle diastolique
PAS	Pression artérielle systolique
RAA	Rhumatisme articulaire aigu
SIIPS	Soins infirmiers individualisés à la personne soignée
TSA	Troncs supra-aortiques
TVP	Thrombose veineuse profonde
USIC	Unité de soins intensifs en cardiologie
VCI	Veine cave inférieure
VD	Ventricule droit
VG	Ventricule gauche
VP	Veine pulmonaire

Démarche infirmière face aux personnes atteintes d'affections cardio-vasculaires

1

L'infirmier(e) en cardiologie exerce ses fonctions selon trois axes essentiels :
– le rôle propre qui désigne le domaine spécifique de l'exercice infirmier lui reconnaissant une autonomie et une capacité de jugement et d'initiative ;
– l'obligation d'exécution des prescriptions médicales établies par les médecins ;
– la participation à la surveillance clinique des patients et à la mise en œuvre des thérapeutiques en collaboration avec les membres d'une équipe pluridisciplinaire : aide-soignant, diététicienne, assistante sociale, kinésithérapeute, manipulateur en électroradiologie, cadre de santé, médecins.

Accueil et prise en charge du patient et de son entourage

Accueil

Patient admis sur convocation (hors Unité de soins intensifs)

La personne qui accueille le patient se présente, ainsi que l'aide-soignante qui va l'aider. À son entrée, on lui remet le livret d'accueil du service ainsi que celui présentant l'établissement, si ceci n'a pas été fait lors de son admission. Le livret d'accueil ne dispense pas de répondre directement aux questions posées par le patient, même si les réponses figurent dans le livret.

Les documents remis contiennent :

– la charte du malade ;

– la marche à suivre pour obtenir le téléphone et la télévision ;

– les horaires de repas ;

– les horaires de visite ;

– les noms et fonction des médecins du service, avec éventuellement les jours et horaires de réception des familles ;

– le nom et le numéro de téléphone du cadre de santé responsable, de l'assistante sociale, de la secrétaire médicale ;

– le règlement intérieur de l'établissement de santé ;

– la tarification.

Patient admis en Unité de soins intensifs en cardiologie (USIC)

Le patient est transporté par le SAMU donc attendu par l'équipe soignante de l'USIC, la chambre est prête. S'informer auprès de l'infirmier(e) du SAMU pour savoir si un membre de la famille est prévenu de son hospitalisation, sinon s'enquérir de ses coordonnées auprès du patient si son état le permet, pour contacter un proche. Lui expliquer que tout sera mis en œuvre pour le soulager, afin d'alléger son angoisse.

Il se peut que le patient soit connu du service, événement fréquent en cardiologie. Dans ce cas, sortir son dossier ou, en dehors des heures d'ouverture des archives centrales, un compte rendu d'hospitalisation. Toutes les informations nécessaires seront dispensées dès que possible au patient accueilli en urgence, en tenant compte de son état et de ce qui lui est utile à connaître pendant son séjour en USIC. Compléter les informations indispensables pour la suite de son séjour lors de son passage en secteur d'hospitalisation (horaires de visites, télévision, téléphone, fonction et nom des personnels qui vont le prendre en charge…).

Quel est le traitement actuel du patient et son régime éventuel ?

Comme dans toutes les spécialités, le traitement médicamenteux en cours doit être précisé : traitement à visée cardio-vasculaire : anticoagulants, bêta-bloquants, aspirine, diurétiques, digitaliques, anti-arythmiques, vasodilatateurs artériels ; traitement général : antibiotiques, antidiabétiques oraux ou insuline ainsi que tout médicament traitant une pathologie associée. Ces informations seront retranscrites dans le dossier de soins infirmiers, au chapitre « traitement à l'arrivée » dans le recueil de données.

Organiser le séjour du patient

Il est important de l'informer au fur et à mesure sur l'organisation des journées, les visites des médecins, l'organisation des examens programmés, l'heure et le lieu des rendez-vous d'examen, le mode de transport éventuel en cas d'examen à l'extérieur de l'hôpital, les contraintes induites par l'examen (patient à jeun, durée à prévoir, anesthésie locale ou générale…).

Support de l'information

Le dossier de soins infirmiers (document unique, que le patient entre en USIC ou en secteur traditionnel) est le support de l'information. La couverture, ainsi que chaque page du dossier doit comporter l'étiquette informatique du patient. Remplir la fiche d'identification, le recueil de données, puis mettre à disposition du médecin une fiche journalière de prescription médicale. Préparer les fiches d'observation, de transmissions ciblées, les diagnostics infirmiers, la fiche répertoriant les rendez-vous d'examens complémentaires, ainsi que les fiches spécifiques, si besoin : surveillance du diabète, du traitement anticoagulant, selon celles en vigueur dans le service.

Soins infirmiers spécifiques

Protocoles d'urgence

Toute situation d'urgence doit faire l'objet d'une prise en charge immédiate par l'infirmier(e), selon le protocole en vigueur dans le service daté et signé par le médecin responsable. Ils doivent être connus et accessibles de tous. Voir Protocole d'urgence en cas d'arrêt cardio-respiratoire, page 94.

Chaque établissement hospitalier définit une procédure simplifiée d'appel d'un réanimateur en cas d'urgence vitale, cette procédure comporte l'appel du standard ou du SAMU local, en précisant le motif de l'appel, le lieu de l'urgence (service, étage, numéro de chambre). Le standard ou le régulateur du SAMU transmet ensuite l'appel en vue de l'arrivée rapide du médecin réanimateur de garde.

Le chariot d'urgence doit être scellé, complet, accessible à tous et immédiatement recomposé après utilisation. On doit y trouver deux fiches : 1) la liste du matériel et des médicaments nécessaires ; 2) la fiche de traçabilité (date, nom, et signature de l'infirmier(e) qui l'a contrôlé et scellé).

Les principaux composants du chariot d'urgence sont : un scope défibrillateur, un obus d'oxygène, une planche de massage cardiaque, un système d'aspiration trachéale, le matériel de ventilation au masque et un plateau d'intubation, plusieurs kits de cathéters veineux central et périphérique et l'ensemble des médicaments d'urgence par voie orale ou injectables (solutés de perfusion, trinitrine, diurétiques, tonicardiaques, antiarythmiques, anesthésiques locaux, bronchodilatateurs, corticoïdes).

Conduite à tenir face à l'urgence en cardiologie

- Conduite à tenir devant une douleur thoracique. Voir page 5.
- Conduite à tenir devant une dyspnée aiguë. Voir page 77.
- Conduite à tenir devant une syncope. Voir page 78.
- Conduite à tenir devant des palpitations. Voir page 78.
- Premiers gestes devant un OAP. Voir page 101.
- Premiers gestes devant un état de choc cardiogénique. Voir page 102.
- Conduite à tenir devant un arrêt cardio-circulatoire. Voir page 94.

Soins techniques

Démarches infirmières : prise en charge du patient cardiaque, en fonction du stade de traitement de sa pathologie

- Prise en charge d'un patient en angor instable. Voir page 86.
- Prise en charge d'un patient hospitalisé pour un infarctus en dehors de l'angioplastie. Voir page 88.
- Prise en charge d'un patient après une angioplastie coronaire au stade aigu de l'infarctus. Voir page 88.
- Prise en charge du patient à sa sortie de l'USIC. Voir page 90.

Préparation et surveillance des patients

- Rôle de l'infirmier(e) en salle de cathétérisme. Voir page 68.
- Surveillance d'un patient au retour d'un cathétérisme artériel. Voir page 70.
- Surveillance après la pose d'un pacemaker. Voir page 118.
- Préparation d'un patient avant une scintigraphie cardiaque. Voir page 72.
- Bilan stomatologique et ORL chez un patient valvulaire. Voir page 109.

Protocoles de soins

- Mise en route d'une seringue d'héparine. Voir page 44.
- Injection d'une héparine de bas poids moléculaire en sous-cutané. Voir page 45.
- Perfusion de *Dobutrex/Dopamine* à la seringue électrique. Voir page 34.

Protocoles d'examens

- Enregistrement d'un ECG. Voir page 55.
- Ponction artérielle pour l'analyse des gaz du sang. Voir page 58.
- ECG d'effort. Voir page 59.
- Pose d'un Holter. Voir page 60.
- Échographie transœsophagienne. Voir page 62.
- Échographie dobutamine. Voir page 64.
- Échographie d'effort. Voir page 65.

Fiches techniques

- Prise de la pression artérielle. Voir page 54.
- Massage cardiaque externe. Voir page 94.
- Ventilation au masque – bouche-à-bouche. Voir page 95.

Examens biologiques spécifiques

Préparation et surveillance des patients

Examens biologiques spécifiques à la surveillance des patients en cardiologie :

- **Patient coronarien :** ionogramme plasmatique (kaliémie), dosage sanguin des enzymes cardiaques : Troponine, CPK, ASAT, LDH (prise en charge d'un patient en angor instable, voir page 86).
- **Patient valvulaire/suspicion d'endocardite :** bilan sanguin inflammatoire (NFS, CRP, vitesse de sédimentation), prélèvements bactériologiques (hémocultures).
- **Patient sous anticoagulant :** activité anti-IIa ou TCK sous héparine non fractionnée ; activité anti-Xa sous héparine de bas poids moléculaire ; INR sous antivitamine K.
- **Prélèvement des gaz du sang artériel** en cas de suspicion d'embolie pulmonaire ou chez le patient insuffisant cardiaque décompensé (voir Gaz du sang artériel, page 58).
- **Rôle de l'infirmière** en salle de cathétérisme, voir page 68.

Soins éducatifs et relationnels

En plus des documents personnalisés existants dans chaque établissement de santé, il existe un support écrit d'information et de prévention édité par la Fédération Française de Cardiologie, qui peut être utilisé pour illustrer et étoffer la démarche éducative et relationnelle (voir la liste de ces documents en annexe à la fin de ce chapitre).

Patients sous anticoagulants au long cours (antivitamine K)

Voir *Démarche infirmière*.

Régime sans sel

Expliquer au patient cardiaque que si la surcharge en eau et en sel persiste après l'accident cardiaque, elle peut entraîner une récidive. Un régime pauvre en sel doit être associé au traitement médicamenteux. Il est important de supprimer ou de réduire fortement de l'alimentation, les 5 familles de produits suivants (reconnus pour leur forte teneur en sodium) :

– conserves et plats préparés ;
– fruits de mer et poissons salés ;

DÉMARCHE INFIRMIÈRE

ÉDUCATION D'UN PATIENT SOUS ANTIVITAMINE K (AVK)

RELATION DOSE/INR

• Expliquer qu'on part d'un INR égal à 1, en l'absence de traitement AVK.

• En augmentant les doses d'AVK, l'INR augmente progressivement.

FOURCHETTE D'INR

Le patient doit savoir dans quelle fourchette se situe son INR :
– INR = 3 à 4,5 s'il est porteur d'une prothèse valvulaire mécanique ou après plusieurs embolies artérielles;
– INR = 2 à 3 en cas de thrombose veineuse profonde et embolie pulmonaire et arythmie complète par fibrillation auriculaire.

AJUSTEMENT DE LA DOSE

• Ne jamais changer la dose sans avis médical, ne pas doubler la dose en cas d'oubli de prise du traitement la veille.

• En cas d'INR trop faible, après plus de 3 jours à la même dose, on augmente d'un quart de comprimé.

• En cas d'INR trop élevé, on diminue d'un quart de comprimé.

• Après chaque changement de dose, l'INR est vérifié trois jours plus tard.

• En cas d'INR très élevé (supérieur à 6), on suspend le traitement, et on vérifie l'INR tous les jours.

• Tout changement de dose se fait sur avis téléphonique du médecin traitant, à qui est communiqué le dernier résultat d'INR.

EN PRATIQUE

• Conseiller au patient de prendre son traitement AVK le soir, à heure fixe (20 heures, par exemple).

• Faire la prise de sang le matin, le résultat est communiqué au médecin en fin de matinée ou en début d'après-midi, afin de modifier éventuellement la dose le soir même.

QUELQUES RECOMMANDATIONS

Rappeler au patient que sont *interdits* :
– les injections intramusculaires, les infiltrations intra-articulaires, à cause du risque d'hématome;
– les anti-inflammatoires, l'aspirine, le *Daktarin* et le *Diflurex* qui augmentent l'effet anticoagulant du traitement;
– le patient doit rappeler qu'il est sous AVK à chaque fois qu'un médecin doit lui prescrire un nouveau médicament;
– éviter l'abus d'aliments riches en vitamine K (choux, choux-fleurs, abats), qui diminuent l'effet anticoagulant;
– en cas de saignement anormal, il doit consulter son médecin (ou l'hôpital) *en urgence*, afin que soient prélevés un INR et une numération sanguine.

Remettre au patient un carnet personnel de traitement AVK, dans lequel sont rappelées toutes ces recommandations.

Tout nouveau médicament peut modifier l'efficacité des AVK dans un sens ou dans l'autre, il faut vérifier l'INR quelques jours après le début du traitement.

– charcuterie;
– fromage;
– certains jus de fruits, hormis les produits frais « 100 % pur jus ».

D'une manière générale, un régime pauvre en sel (2 à 3 g de sel par jour) peut se résumer à l'exclusion des produits ci-dessus, et à saler modérément l'eau de cuisson des aliments en bannissant la salière de la table. Pour faciliter le respect du régime hyposodé, l'infirmier(e) peut conseiller au patient d'aromatiser ses plats avec des épices, des herbes, etc.

Prévention secondaire : prise en charge des facteurs de risque chez le patient cardiaque

L'infirmier(e) doit expliquer au patient que les traitements médicamenteux sont efficaces mais qu'ils ne font pas tout. Ils doivent être associés à des mesures hygiéno-diététiques : pratique régulière de l'exercice physique et lutte contre les facteurs de risque vasculaires reconnus.

L'exercice physique atténue le stress et favorise le maintien d'un bon état général. Il faut pratiquer la marche le plus possible, monter les escaliers, pratiquer la natation et la bicyclette.

Le cholestérol est l'un des principaux facteurs de risques de la maladie coronaire. Le « mauvais cholestérol » ou LDH-cholestérol est athérogène, son taux doit être inférieur à 1,3 g/L voire 1 g/L après un infarctus du myocarde. Le « bon cholestérol » HDL doit être supérieur à 0,35 g/L de sang. Les triglycérides doivent être inférieurs à 1,5 g/L de sang. Une consultation diététique est le plus souvent possible en cours d'hospitalisation.

Le tabac. Le sevrage tabagique réduit le risque de récidive après un accident cardio-vasculaire. Il faut dire au patient qu'il n'est jamais trop tard pour arrêter de fumer. Un soutien psychologique au sevrage est indispensable, la nicotine provoquant une dépendance physique; pour ce faire il existe des consultations antitabac.

L'hypertension artérielle. Expliquer au patient que la pression artérielle est le reflet de la pression du sang dans les artères. Elle s'exprime en 2 chiffres : pression artérielle systolique (PAS) qui doit être inférieure à 14 millimètres de mercure; pression artérielle diastolique (PAD) qui doit être inférieure à 9 millimètres de mercure. Dans certains cas, on peut conseiller l'achat d'un appareil électronique de mesure de la TA. Néanmoins, l'automesure ne remplace en aucun cas les consultations médicales et il faut bien préciser au patient qu'il doit consulter le médecin en cas de chiffres tensionnels élevés.

▸ **Le diabète.** Il s'agit d'un trouble du métabolisme des hydrates de carbone qui se traduit par une élévation anormale du taux de sucre dans le sang. Le diabète est un puissant facteur de risque d'athérosclérose. Le taux de glycémie doit être surveillé et maintenu dans les normes 0,80 à 1,20 grammes par litre de sang.

▸ **La surcharge pondérale** entraîne un surcroît de travail cardiaque néfaste, en plus de son rôle aggravant pour le diabète de type II et l'HTA. Il est fortement conseillé de recourir à l'aide d'un diététicien, qui décèlera les erreurs alimentaires et aidera le patient à retrouver un poids normal.

Prise en charge de la douleur

Les douleurs les plus fréquemment rencontrées en cardiologie sont les douleurs thoraciques, abdominales et les douleurs au niveau du membre inférieur.

Douleur thoracique

La douleur thoracique (voir page 75) doit toujours être prise en compte comme un signe de gravité, car elle peut révéler une pathologie grave : angine de poitrine, infarctus du myocarde, dissection aortique, embolie pulmonaire ou péricardite.

Douleur dans le mollet

La douleur dans le mollet évoque en premier lieu une phlébite (voir page 124). Cette douleur doit être prise en compte immédiatement comme tout autre signe douloureux et évaluée selon l'EVA (échelle visuelle analogique). Prévenir le médecin qui prescrira les examens complémentaires et les antalgiques adaptés. Il faut également évaluer régulièrement l'EVA pour contrôler l'efficacité du traitement.

DÉMARCHE INFIRMIÈRE

CONDUITE À TENIR DEVANT UNE DOULEUR THORACIQUE

- faire allonger le patient sur son lit;
- appeler le médecin rapidement;
- prendre le pouls, la pression artérielle, les noter sur la feuille de surveillance;
- rechercher des signes de gravité : pâleur, sueurs, polypnée, angoisse, marbrures (signes de choc);
- évaluer selon l'EVA (échelle visuelle analogique), échelle de 1 à 10, 1 = douleur faible, 10 = douleur forte;
- poser une voie d'abord veineuse, faire amener le chariot de réanimation en présence de signes de gravité;
- enregistrer un ECG douze dérivations sans attendre la prescription médicale;
- mettre en route au plus vite le traitement antalgique prescrit et réévaluer l'EVA régulièrement, parallèlement, rechercher la cause et le traitement.

Soins d'hygiène et de confort

Le repos strict au lit, nécessaire pour mettre le cœur au repos, implique d'aider le patient à effectuer les actes (pluri-)quotidiens d'hygiène. Il doit être aidé pour sa toilette et ses besoins naturels; le massage du dos et le changement régulier des draps en cas de sueurs importantes sont indispensables. Mettre à la portée immédiate du patient tous les ustensiles (urinal, bassin) dont il peut avoir besoin, sans oublier de les vider dès l'usage, afin de préserver un environnement sain et confortable. Le mobilier de la chambre est nettoyé et désinfecté tous les jours par l'aide soignant. Ne pas oublier de déposer une bouteille d'eau et un verre, ainsi que la sonnette et le téléphone.

Plan de soins infirmiers

Méthodologie succincte de la démarche de soins

Elle permet de délivrer des soins infirmiers individualisés centrés sur la personne cardiaque, dont on doit assurer le suivi au décours de son hospitalisation.

Elle comprend cinq étapes :
- le recueil de données;
- les diagnostics infirmiers;
- la planification;
- la mise en place des actions;
- l'évaluation des actions.

Diagnostics infirmiers prévalents

Définition du diagnostic infirmier

La définition du diagnostic infirmier retenue par l'Association francophone européenne des diagnostics, interventions et résultats infirmiers (AFEDI) est la suivante : c'est l'énoncé d'un jugement clinique sur les réactions aux problèmes de santé présents ou potentiels, ou aux processus de vie, d'une personne, d'une famille ou d'une collectivité. Les diagnostics infirmiers servent de base pour choisir les interventions de soins visant l'atteinte des résultats dont l'infirmier(e) est responsable. Pour élaborer le diagnostic, l'infirmier(e) en cardiologie doit observer, surveiller et écouter attentivement la personne.

Diagnostics prévalents en cardiologie

Quatre diagnostics fréquemment posés en cardiologie sont développés dans les cas concrets :

- **anxiété :** vague sentiment de malaise, d'origine souvent indéterminée ou inconnue, voir cas concret pages 156 et 157;
- **conflit décisionnel :** incertitude quant à la ligne de conduite à adopter lorsque le choix entre des actes antagonistes implique un risque, une perte ou une remise en cause des valeurs personnelles, voir cas concret page 156;
- **constipation :** changement dans les habitudes d'élimination intestinale, caractérisé par la diminution de la fréquence des selles et ou l'émission de selles dures et sèches, voir cas concret page 156;
- **douleur aiguë :** expérience sensorielle et émotionnelle désagréable, associée à une lésion tissulaire réelle ou potentielle, ou décrite dans des termes évoquant une telle lésion. Le début est brusque ou lent; l'intensité varie, de légère à sévère; l'arrêt est prévisible.

D'autres diagnostics sont posés régulièrement en cardiologie comme :

- **débit cardiaque diminué :** volume insuffisant de sang pompé par le cœur pour répondre aux besoins métaboliques;
- **échanges gazeux perturbés :** excès ou manque d'oxygénation et/ou d'élimination du gaz carbonique entre les alvéoles pulmonaires et le système vasculaire (préciser s'il s'agit d'une hypercapnie ou d'une hypoxémie);
- **irrigation tissulaire inefficace (cardio-pulmonaire et cérébrale...) :** diminution de la nutrition et de l'oxygénation cellulaire, consécutive à une circulation capillaire insuffisante;
- **mode de respiration inefficace :** état dans lequel la vitesse, l'amplitude, le rythme, la fréquence respiratoires et les mouvements thoraciques ou abdominaux lors de l'inspiration et/ou de l'expiration sont insuffisants pour maintenir une ventilation optimale de l'individu;
- **excès de volume liquidien :** augmentation de la rétention de liquide isotonique;
- **fatigue :** sensation accablante et prolongée d'épuisement réduisant la capacité de travail physique et mental;
- **habitudes de sommeil perturbées :** dérèglement du cycle de sommeil qui incommode le patient et nuit au mode de vie qu'il désire;
- **déficit de soins personnels : se laver/effectuer ses soins d'hygiène :** difficulté à se laver et à effectuer ses soins d'hygiène sans aide;
- **mobilité physique réduite :** situation entraînant une limitation dans la capacité de se mouvoir de façon autonome, ou, plus généralement une intolérance à l'activité physique;
- **inadaptation à un changement dans l'état de santé :** incapacité de modifier son mode de vie ou ses comportements en adéquation avec un changement dans l'état de santé, prise en charge insuffisante du programme thérapeutique.

Transmissions

Transmissions orales

Afin d'assurer la continuité des soins de façon efficiente, il est capital de privilégier une transmission verbale des informations importantes concernant le patient, ceci à chaque changement d'équipe soignante. Ce temps favorise l'échange et la réflexion et optimise la qualité de la prise en charge par les infirmier(e)s et les aides-soignant(e)s.

Transmissions écrites

Les transmissions écrites complètent les transmissions orales. Elles constituent un élément essentiel du dossier de soins infirmiers dont l'infirmier, selon le décret du 11 février 2002 relatif aux actes professionnels et à l'exercice de la profession, est chargé de la conception, de l'utilisation et de la gestion. Le dossier de soins permet la transmission des informations et la coordination de la prise en charge de la personne soignée entre les différents professionnels de santé.

Les transmissions ciblées sont une méthode d'organisation des informations. Elles permettent d'améliorer la communication des divers évènements survenus au cours de l'hospitalisation d'un patient. La cible est un énoncé très précis qui doit attirer l'attention des soignants sur la situation du patient. Face à la cible, l'information se répartit en trois rubriques : Données (description de la cible), Actions (ce que l'équipe a fait), Résultats (ce qui a changé). Parfois, la cible n'est pas accompagnée de l'ensemble des 3 rubriques.

Tableau 1.1 Exemple de transmission écrite en cardiologie.

Date, heure, IDE	*Cible*	*Données*	*Actions*	*Résultats*
14.06.05	Anxiété	M. X. appréhende la coronarographie	Entretien avec M. X. Information donnée sur le déroulement de l'examen et les suites postcoronarographiques	M. X. a verbalisé toutes ses craintes. Il se dit moins anxieux et soulagé
14.06.05	Retour de coronarographie	Retour à 15 h 30 Ponction au niveau de l'artère radiale gauche	Surveillance toutes les 3 heures Patient informé du repos strict au lit	Pansement compressif et propre Pouls radial perçu Main gauche chaude, sensibilité et mobilité correcte Absence d'hématome EVA = 0 Repos respecté
14.06.05	Devenir	Mme Z. est inquiète pour sa sortie. Elle ne se sent pas la force de rentrer tout de suite chez elle mais a peur de ne pas pouvoir payer les frais d'un séjour en rééducation	Entretien avec Mme Z. et sa famille. Rendez vous pris avec l'assistante sociale demain à 11 h 00	Famille et patiente soulagées

Sécurité sanitaire

Cadre législatif

Décret n° 2004-802 du 29 juillet 2004 relatif aux parties IV et V du Code de la santé publique :

– **article R-4312-11 du Code la santé publique :** l'infirmier ou l'infirmière respecte et fait respecter les règles d'hygiène dans l'administration des soins, dans l'utilisation des matériels et dans la tenue des locaux. Il s'assure de la bonne élimination des déchets solides et liquides qui résultent de ses actes professionnels ;

– **article R-4312-29 du Code de la santé publique :** l'infirmier ou l'infirmière applique et respecte la prescription médicale écrite, datée et signée par le médecin prescripteur, ainsi que les protocoles thérapeutiques et de soins d'urgence que celui-ci a déterminés.

Matériovigilance

Le comité de matériovigilance de l'établissement de santé doit immédiatement être averti en cas de dysfonctionnement d'un matériel à usage médical. Il mettra en œuvre la procédure d'éviction du matériel défaillant, puis son remplacement, ou publiera les recommandations spécifiques d'utilisation.

Hygiène

Traçabilité en milieu hospitalier :

– déclarer les infections nosocomiales au service d'hygiène de l'établissement ;

– déclarer les maladies à déclaration obligatoire ;

– appliquer les protocoles d'hygiène de l'établissement ;

– signaler en cas de transfert d'un patient, sur la fiche de liaison, si le malade est infecté ;

– en cas d'isolement infectieux, le signaler aux différents services accueillant le patient (brancardage central, service de radiologie, salle de cathétérisme…).

Élimination des déchets

Le tri des déchets est impératif à l'hôpital, il faut respecter la réglementation en vigueur qui impose de procéder au tri : déchets domestiques, déchets de production de soins (septique), élimination des objets piquants et tranchants.

Protection du personnel soignant :

– utilisation de matériel sécurisé pour lutter contre les accidents liés à l'exposition au sang ;

– respect des procédures d'isolement quand elles sont indispensables ;

– lavage des mains ou alternative à ce lavage dès que nécessaire.

Sortie du patient

Décision de sortie

La décision de sortie est prise par le médecin en collaboration avec le patient ou sa famille.

Différents modes de sortie

La plus courante en cardiologie est le retour au domicile ou le transfert dans un service de réadaptation cardiaque. Le transfert en centre de réadaptation cardiaque est généralement réservé aux patients jeunes (< 70 ans) au décours d'un infarctus du myocarde étendu ou au décours d'une chirurgie cardiaque. Les autres cas sont rares. Une hospitalisation à domicile peut être aussi envisagée pour des patients partiellement dépendants. Il arrive d'être confronté à une sortie contre avis médical, le patient refusant son hospitalisation, malgré les informations et conseils fournis sur la nécessité d'une prise en charge médicale ; dans ce cas le patient devra signer une décharge, afin de dégager l'équipe médicale et l'établissement de leurs responsabilités. En dernier lieu, malgré l'évolution des techniques et des traitements, il arrive que le patient cardiaque décède à l'hôpital de façon subite, surtout en USIC (voir page 96).

Organisation de la sortie

Le mode de transport doit être prévu : retour assuré par la famille, taxi ou véhicule sanitaire léger voire en ambulance si le patient doit rester allongé. S'assurer de la justification médicale du mode de transport. Donner au patient les ordonnances (traitement, examens complémentaires) et les dates des rendez-vous éventuels (consultation de cardiologie, échographie cardiaque, ECG d'effort, etc.) selon prescriptions.

Un certain nombre de documents peuvent être remis au patient :

– arrêt de travail ;

– bon de transport pour la prise en charge par la Sécurité sociale ;

– film de coronarographie sur cassette vidéo ou CD-ROM ;

– carnet de surveillance de pacemaker ;

– carnet de surveillance de traitement anticoagulant ;

– lettre de synthèse de l'hospitalisation pour le médecin traitant.

Continuité des soins

Si le patient est adressé en réadaptation cardiaque, on doit fournir au service d'accueil le compte rendu d'hospitalisation, le résumé de soins infirmier et si possible les résultats des examens du jour. L'infirmier(e) doit vérifier l'ensemble des documents remis au patient et complètera son information si besoin.

Questionnaire de sortie/archivage

Il est indispensable pour évaluer la qualité des prestations offertes ; il faut le donner au patient en l'encourageant à le remplir et lui indiquer l'endroit ou le déposer. Pour l'archivage, le dossier patient contenant le dossier médical et le dossier infirmier est unique. Il fait l'objet d'un classement aux archives centrales ou d'un classement informatique.

Exemple d'une démarche de soins

Présentation du patient

Il s'agit de M. R., âgé de 48 ans.

Il pèse 90 kg et mesure 1,75 m. Il a les yeux cernés et le teint gris.

Il ne pratique pas de sport et a une alimentation déséquilibrée.

Directeur commercial dans une grande entreprise, M. R. est marié, père de 2 enfants.

Le père de M. R., est décédé brutalement d'une crise cardiaque à l'âge de 55 ans. M. R., est de nature plutôt anxieuse, il dit fumer environ 30 cigarettes par jour depuis l'âge de 18 ans.

Il est pris en charge par la Sécurité sociale et est affilié à une mutuelle complémentaire.

Date d'entrée dans le service de cardiologie

Le 15 février 2005 à 9 heures dans l'unité de soins intensifs de cardiologie.

Motif de l'hospitalisation

Prise en charge de la surveillance post angioplastie coronaire, avec pause de stent à H + 3 d'un infarctus du myocarde. Gestion de la douleur résiduelle et de l'anxiété. Bilan des séquelles éventuelles.

Diagnostic médical

Infarctus du myocarde.

Antécédents

Médicaux

Hypercholestérolémie à 2,7 g/L, traitée depuis 2 ans par *Zocor* 20 mg.

Souffre d'insomnies, prend chaque soir 1 comprimé de *Stilnox*.

Chirurgicaux

Chirurgie ligamentaire du genou, il y a 12 ans pour entorse grave suite à un accident de ski.

Histoire de la maladie

Depuis une semaine environ, M. R. signale avoir ressenti des douleurs dans la poitrine, intermittentes, modérées surtout liées à des efforts, la douleur cède spontanément avec l'arrêt de l'effort. Donnant priorité à son travail, son entreprise est actuellement en difficultés, il néglige ces signes d'alerte. Le 15 février, à 6 heures du matin, il est réveillé par une douleur thoracique qui irradie dans le bras gauche et la mâchoire. Son épouse appelle au numéro 15, le Samu, qui envoie une équipe auprès de M. R., et pose le **diagnostic d'infarctus du myocarde**.

Synthèse de l'hospitalisation

À l'arrivée dans le service

Transporté par le Samu directement en salle de cathétérisme, où il a subi en urgence une angioplastie sur occlusion de la coronaire droite, ainsi que la pose d'un stent ; mise en place d'un *Angioseal* pour obturer le point de ponction fémoral. M. R., est installé dans une chambre seule en USIC. Il est porteur d'une perfusion de glucosé à 5 % 500 mL par 24 h + 2g KCl, d'une seringue électrique d'héparine 24 000 UI /24 h. Il est prescrit du *Perfalgan* 1 g IV en fonction de la douleur. Le traitement *per os* est le suivant : *Seloken* (bêta-bloquant) 100 mg/jour 1/2 cp × 2, *Aspégic* 300 mg/jour, *Mopral* (prévention de l'ulcère gastro-duodénal de stress) 20 mg/jour, *Lexomil* (anxiolytique) 1/2 cp × 3/jour et *Zocor* (hypocholestérolémiant) 20 mg/jour.

À l'examen clinique

M. R., est fatigué mais soulagé, car il a cru mourir, la douleur et la tragique disparition de son père, l'ont fortement marquées. Il présente cependant une douleur résiduelle qu'il évalue à 3/10 sur l'échelle EVA. **Sa TA est à 12/6,5. Sa fréquence cardiaque à 68 /min. Température 37,8 °C.**

Problèmes prioritaires à ce jour

Surveillance d'une récidive douloureuse, surveillance de l'ECG : signe en faveur d'une récidive ischémique. Le dosage de la troponine est effectué à l'arrivée dans le service, 12 heures et 24 heures après.

Les constantes hémodynamiques sont contrôlées toutes les 2 heures.

Le traitement bêta-bloquant est donné au patient matin et soir.

Aspégic en une prise le matin.

Mopral en une prise.

Lexomil matin, midi et soir.

Le traitement anticoagulant par héparine est administré en continu par seringue électrique. Une héparinémie (anti-Xa) de contrôle est pratiquée à la 6e heure d'administration.

Diagnostics infirmiers

On en pose 5, qui caractérisent les problèmes de M. R :

– **anxiété :** vague sentiment de malaise d'origine déterminée par la peur de mourir occasionnée lors de la crise douloureuse et le rapprochement fait par M. R., avec le décès de son père ;

– **douleur :** expérience sensorielle et émotionnelle désagréable, sensation de brûlure diffuse dans la poitrine ;

– **fatigue :** sensation accablante et prolongée d'épuisement. Largement générée par la peur, la douleur inaugurale, l'hospitalisation et la revascularisation coronaire en urgence ;

– **altération de la mobilité physique :** liée à la contrainte imposée à M. R., de rester allongé afin de prévenir l'apparition d'un hématome au point de ponction de l'artère fémorale ;

– **incapacité de s'adapter à un changement dans l'état de santé :** incapacité de modifier son mode de vie, notamment sur le plan professionnel, ou ses comportements en adéquation avec un changement dans l'état de santé.

LA DOULEUR. À l'arrivée en USIC, le patient souffre d'une douleur résiduelle estimée à 3/10 sur l'EVA. D'une part au niveau de la poitrine, d'autre part, au niveau du point de ponction obturé par une suture résorbable (*Angioseal*).

- **Objectifs :** diminuer la douleur résiduelle.
- **Actions :** administration d'antalgique IV (selon prescription médicale) : *Perfalgan* jusqu'à 1 g × 3/jour en fonction de la douleur. L'administration du *Seloken* a pour but de ralentir la fréquence cardiaque et diminuer la consommation en oxygène du myocarde, afin de limiter l'ischémie.

Il est demandé à M. R. de rester allongé et d'éviter tout effort afin de ne pas déclencher une douleur. Le lever est proscrit pendant les 24 premières heures.

- **Évaluation :** EVA 3/10 avant le *Perfalgan* ; EVA 0/10 1 heure après traitement. Si les douleurs persistent : l'IDE appelle le médecin qui réévalue la prescription.

En cas de douleur thoracique : il/elle pratique un ECG.

Il/elle contrôle le point de ponction pour vérifier la survenue d'un hématome.

L'ANXIÉTÉ. L'anxiété connue du patient est majorée par le problème de santé du jour.

- **Objectifs :** M. R. sera capable d'exprimer son anxiété relative à la peur de mourir et au décès de son père (crise cardiaque) dans le but de la diminuer.
- **Actions :** inciter M. R. à exprimer l'anxiété prédéfinie en communiquant avec lui le plus possible tout en respectant son repos, au maximum.

Lui donner son traitement anxiolytique (*Lexomil*) et le *Mopral*, traitement complémentaire pour éviter l'ulcère de stress.

L'informer des modifications de son traitement anxiolytique. Lui expliquer les progrès de la médecine quant à la prise en charge de l'infarctus (la pose de stent, le traitement anticoagulant, la rapidité de prise en charge), faire une relation avec l'époque du décès de son père. Solliciter le médecin pour toute information complémentaire afin de dédramatiser. Plus tard s'appuyer sur le livret de la Fédération française de cardiologie, *Après l'accident coronaire* et *Angioplastie transluminale* pour lui faciliter la compréhension des choses.

- **Évaluation :** noter les paroles qu'il prononce. Signaler tout signe de tristesse, idées noires, au médecin.

LA FATIGUE

- **Objectif :** M. R. sera capable de se reposer le plus possible.
- **Actions :** regrouper les soins pour permettre à M. R. de se reposer le plus possible entre chaque soin. Faire respecter les horaires de visite.
- **Évaluation :** noter la quantité et la qualité de son sommeil.

ALTÉRATION DE LA MOBILITÉ PHYSIQUE. L'immobilité du patient est une prescription.

- **Objectif :** il faut donc assurer le confort du patient tout en évitant et surveillant l'apparition d'un hématome.
- **Actions :** tirer les draps du lit du patient pour éviter les plis et masser les points d'appuis sont nécessaires. Il faut faciliter au patient l'accès à ses effets personnels. Notamment en rapprochant la table de nuit et l'adaptable.

INCAPACITÉ DE S'ADAPTER À UN CHANGEMENT DANS L'ÉTAT DE SANTÉ

- **Objectifs :** aider M. R. à comprendre l'intérêt d'adopter une nouvelle hygiène de vie.
- **Actions :** lui proposer un rendez-vous en consultation antitabac avec l'accord du médecin ainsi qu'un rendez-vous avec la diététicienne. L'infirmier(e) administre l'hypolipidémiant (*Zocor*) dont l'effet bénéfique (prévention de la récidive de l'infarctus) est démontré médicalement parlant. Un dosage de cholestérolémie sera effectué selon la prescription médicale afin d'évaluer l'efficacité du régime et réévaluer le traitement si nécessaire.

Il faut lui donner les livrets de la Fédération française de cardiologie concernant le tabac et le cholestérol.

- **Évaluation :** revoir avec le patient les points importants exposés dans les livrets, afin de tester les connaissances acquises.

Soins infirmiers à la personne soignée (SIIPS)

Définition

Il s'agit de l'appréciation quantitative des soins infirmiers au cours du séjour d'un malade, donnant une information globale et synthétique.

Buts

- Connaître la structure et l'intensité des soins pour chaque séjour de chaque malade ;
- visualiser l'évolution de l'activité de soins ;
- faire un complément à la codification MSI (qui ne faisait pas apparaître l'activité infirmière).

Objectifs

- Reconnaître et valoriser les soins infirmiers ;
- créer des moyens de gestion pour le service infirmier ;
- créer une réflexion objective sur la quantité et la qualité des soins.

Méthode

Elle se base sur 3 grands principes :

- la démarche des soins ;
- le dossier de soins avec :
  - le diagramme de soins ;
  - les transmissions ciblées ;
  - le protocole de soins ;
  - le plan de soins ;
- le résumé de soins infirmiers.

Procédure (ou diagramme d'activité)

Soins de base. Alimentation, locomotion, élimination, hygiène et confort.

Soins techniques. Prescription médicale, surveillance des traitements, applications thérapeutiques et aide avec actes diagnostiques.

À ces soins sont attribués 4 coefficients (ou cotations) :

- **coefficient 1 ou autonomie ;** prédominance de soins légers de durée inférieure à 10 minutes ;
- **coefficient 4 ou dépendance modérée ;** soins courts de 10 à 40 minutes ;
- **coefficient 10 ou dépendance majeure ;** soins lourds de 1 à 2 heures ;
- **coefficient 20 ou dépendance totale ;** tous les soins donnés en réanimation pour un malade intubé-ventilé.

La cotation des soins s'effectue au moment de la transmission de chaque équipe.

Un relevé des cotations se fera une fois par semaine et à la sortie du patient, et il sera retranscrit sur des données informatiques.

Annexe : liste des livrets d'information édités par la « Fédération Française de Cardiologie »

Dépliants de prévention

- Cholestérol.
- Tabac.
- Sédentarité.
- Calculez vos risques.
- Urgence cardiaque.
- Les 4 bourreaux du cœur.
- Alimentation équilibrée.
- Mon cœur de 15 ans…
- La santé du cœur au travail.
- Hypertension.
- Infarctus.

Brochures d'information aux cardiaques

- Après l'accident coronaire.
- Cathétérisme et coronarographie.
- Pontage aorto-coronaire.
- Prothèses valvulaires.
- Angioplastie transluminale.
- Endocardite infectieuse.
- Après l'attaque cérébrale.
- Les troubles du rythme.
- Traitement anticoagulant.
- L'insuffisance cardiaque.
- Stimulateur et défibrillateur.
- L'artérite des membres inférieurs.
- L'ablation radiofréquence.
- Cœur des seniors.
- L'écho-Doppler cardiaque.

Généralités

2

Circulation fœtale

Les shunts pendant la vie fœtale

Dès la sixième semaine de développement, le cœur du fœtus comporte quatre cavités : deux oreillettes et deux ventricules. Au cours de la période prénatale, les poumons ne sont pas fonctionnels et le sang du fœtus est amené par l'artère ombilicale au placenta, où il est oxygéné ; il est ensuite ramené par la veine ombilicale et la veine cave inférieure à l'oreillette droite. Le sang oxygéné passe directement des cavités droites vers la circulation systémique par deux « courts-circuits » droite-gauche ou shunts :

– un shunt à l'étage auriculaire : l'*ostium secundum* ou *foramen ovale* ;

– un shunt entre le tronc de l'artère pulmonaire et l'aorte descendante : le canal artériel (figure 2.1).

Fermeture des shunts

À la naissance, l'irruption d'air dans les poumons entraîne la fermeture des deux shunts : *foramen ovale* et canal artériel. La fosse ovale est fermée par une membrane imperméable (la valve du *foramen ovale*, figure 2.4) et l'occlusion du canal artériel le transforme en ligament artériel qui relie la bifurcation de l'artère pulmonaire à la partie initiale de l'aorte descendante (figure 2.8). À partir de ce moment, les circulations du cœur droit et du cœur gauche sont indépendantes et fonctionnent sous des régimes de pression différents.

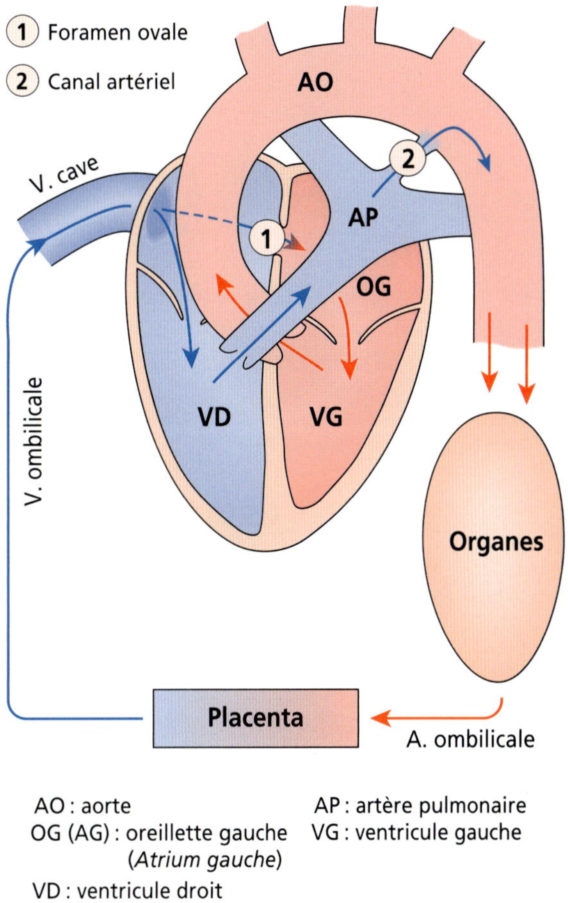

Fig. 2.1 Circulation fœtale.

Anatomie cardio-vasculaire

Le cœur est un organe musculaire creux comportant deux oreillettes et deux ventricules. Le muscle cardiaque, ou myocarde, est un muscle strié dont la principale différence avec les muscles striés squelettiques est qu'il se contracte de façon automatique. L'automatisme cardiaque est possible grâce à un circuit électrique composé de cellules hautement différenciées : le tissu nodal. Le cœur comporte également quatre valves qui assurent l'absence de régurgitation entre les différentes cavités, un système

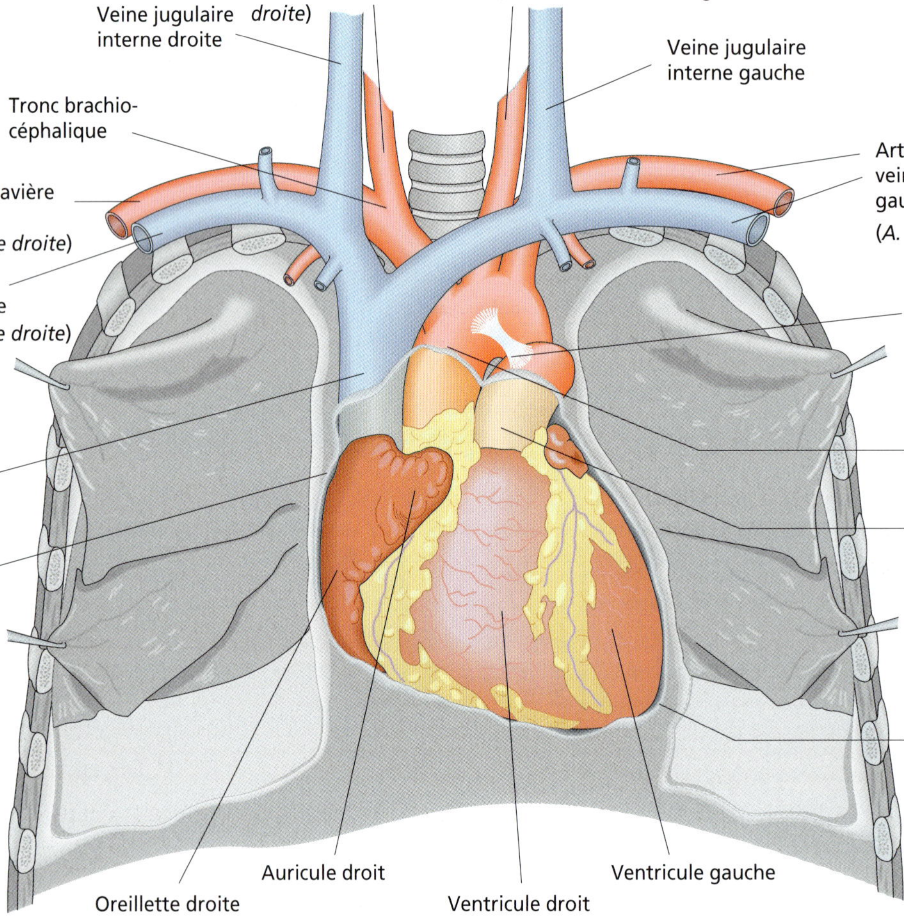

Fig. 2.2 **Vue antérieure du cœur, rapports dans le médiastin.**

de vascularisation (les artères et les veines coronaires) et une innervation qui le relie au système nerveux sympathique et parasympathique.

Myocarde, endocarde, péricarde

Le cœur comporte trois tuniques : le myocarde, l'endocarde ou revêtement interne et le péricarde ou séreuse, qui enveloppe le cœur.

LE MUSCLE CARDIAQUE OU MYOCARDE est d'épaisseur variable en fonction des différentes cavités. Le ventricule gauche représente la plus grande partie de la masse myocardique avec une épaisseur pariétale mesurant entre 8 et 10 mm chez l'adulte. L'épaisseur myocardique est moindre pour la paroi ventriculaire droite (5 mm en moyenne) et encore plus mince pour les oreillettes où elle mesure 2 mm.

L'ENDOCARDE est la couche cellulaire qui revêt l'intérieur des cavités cardiaques et les valves.

LE PÉRICARDE est l'enveloppe séreuse du cœur, il comporte un feuillet interne (l'épicarde) qui recouvre directement la surface du myocarde, et un feuillet externe (le péricarde pariétal) situé immédiatement au contact du précédent. Le péricarde recouvre l'ensemble de la masse cardiaque et s'arrête à la naissance des gros vaisseaux de la base. Les deux feuillets péricardiques délimitent une cavité virtuelle et glissent l'un sur l'autre grâce à la présence d'une très faible quantité de liquide sécrété par les cellules péricardiques.

Circulations pulmonaire et systémique

Les circulations pulmonaire et systémique sont organisées comme suit (figure 2.3) :

– le sang veineux provenant de tous les organes, désaturé en oxygène, est amené par les veines caves qui débouchent dans l'oreillette droite ;

– il passe à travers la valve tricuspide dans le ventricule droit, est éjecté dans l'artère pulmonaire puis dans ses branches, jusqu'aux capillaires pulmonaires. Le sang s'oxygène dans les capillaires au contact des alvéoles pulmonaires ;

– les veines pulmonaires ramènent à l'oreillette gauche un sang riche en oxygène, qui franchit la valve mitrale, passe dans le ventricule gauche, est éjecté dans l'aorte et dans ses branches pour être distribué à tous les organes.

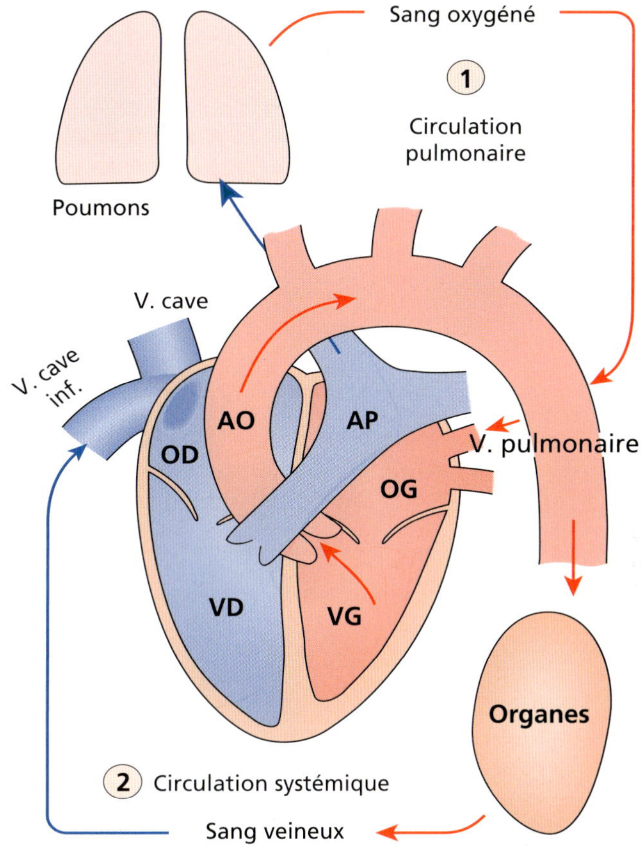

AO : aorte
AP : artère pulmonaire
OD (AD) : oreillette droite (*Atrium droit*)
OG (AG) : oreillette gauche (*Atrium gauche*)
VD : ventricule droit
VG : ventricule gauche

Fig. 2.3 Circulations pulmonaire et systémique.

Grande et petite circulations

ON PARLE DE PETITE CIRCULATION, OU CIRCULATION PULMONAIRE pour l'ensemble cœur droit, artères pulmonaires et veines pulmonaires. La pression systolique dans le ventricule droit et l'artère pulmonaire est de l'ordre de 25 mmHg chez l'adulte jeune.

LA GRANDE CIRCULATION OU CIRCULATION SYSTÉMIQUE comporte le cœur gauche, l'aorte et ses branches, et le système veineux cave et ses collatérales. La pression systolique est nettement plus élevée dans la grande circulation, elle est en moyenne de 120 mmHg dans le ventricule gauche et l'aorte chez l'adulte jeune.

Anatomie descriptive

Nous décrirons les différentes structures cardiovasculaires en suivant le sens du flux sanguin. Ainsi, nous débuterons par le réseau veineux et les veines caves, puis nous continuerons en décrivant les cavités droites, les artères et les veines pulmonaires, les cavités gauches et enfin l'aorte et ses branches. Les artères coronaires et le tissu nodal seront également décrits plus particulièrement.

Réseau veineux, veines caves et leurs collatérales

Réseaux veineux des membres

Les membres comportent un réseau veineux profond et un réseau veineux superficiel.

LE RÉSEAU VEINEUX PROFOND est constitué de veines qui suivent le trajet des artères et portent le même nom. Chaque artère est accompagnée par deux veines qui suivent le même trajet et sont reliées par des anastomoses transversales, les artères les plus grosses ne comportent qu'une seule veine satellite : une seule veine axillaire au membre supérieur, un seul tronc veineux tibio-péronier, une veine poplitée et une veine fémorale satellites des artères du même nom au membre inférieur.

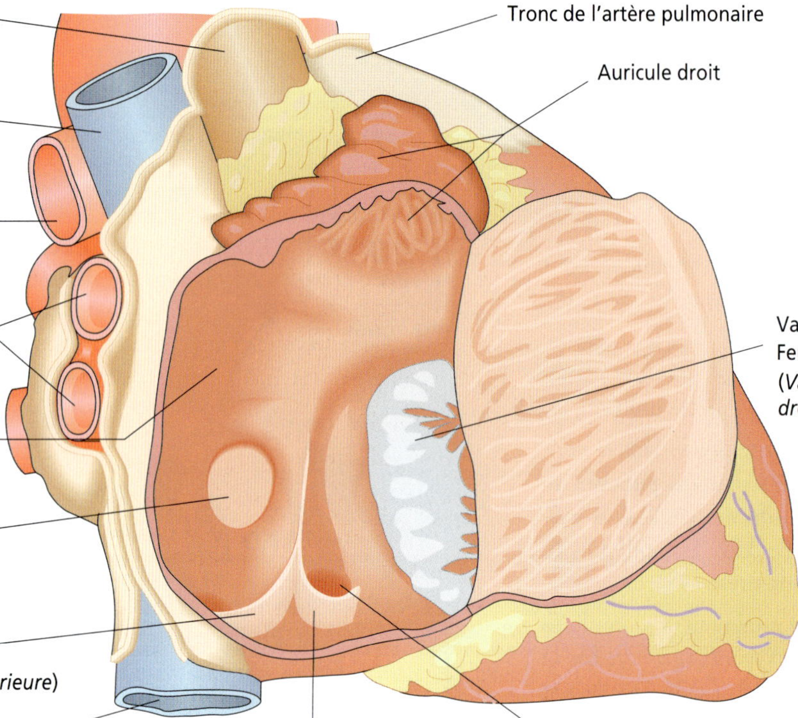

Fig. 2.4 Vue latérale de l'oreillette droite.

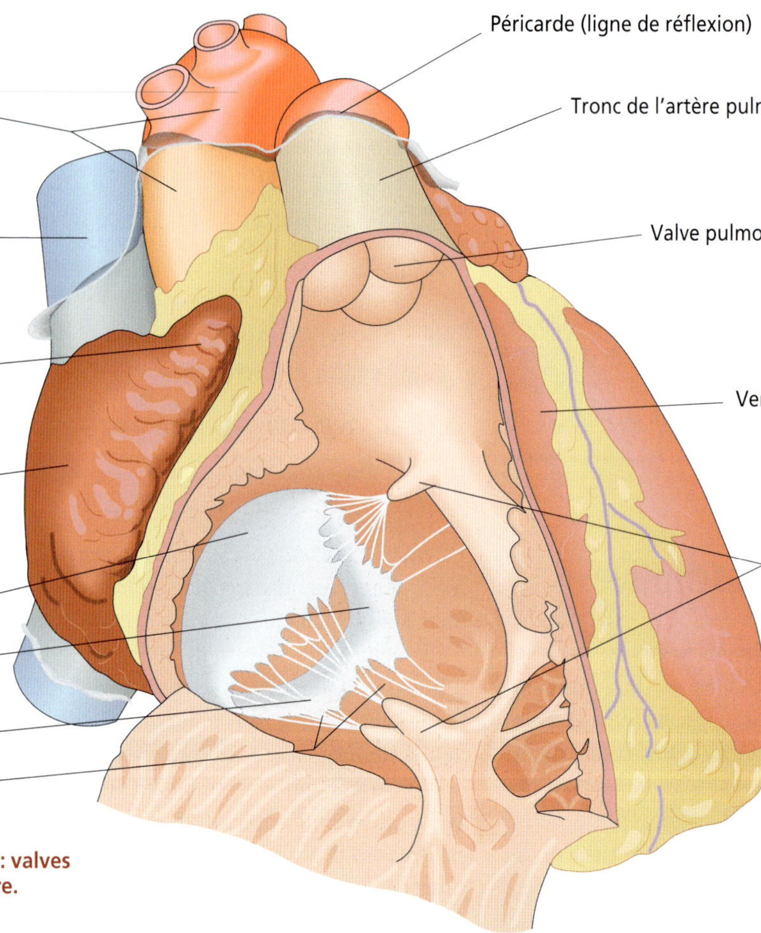

Fig. 2.5 Ventricule droit ouvert : valves tricuspide et pulmonaire.

Le réseau veineux superficiel de la main et de l'avant-bras se draine dans les veines basilique (face interne du bras) et céphalique (face externe du bras), qui elles-mêmes se terminent dans la veine axillaire.

Le réseau veineux superficiel du membre inférieur est drainé par les veines saphènes. La veine saphène interne remonte le long de la face interne de la jambe et de la cuisse pour se terminer dans la veine fémorale à quelques centimètres au-dessous de l'arcade crurale. La veine saphène externe chemine sur la face postérieure de la jambe et se termine dans la veine poplitée à la face postérieure du genou.

Veines caves

Le sang veineux provenant de la partie sus-diaphragmatique du corps (thorax, membres supérieurs, tête et cou) est drainé par la veine cave supérieure. De chaque côté, l'union de la veine sous-clavière (membre supérieur) et de la veine jugulaire interne (hémi-tête) donne un tronc veineux brachio-céphalique. La réunion des deux troncs veineux brachio-céphaliques donne la veine cave supérieure (figure 2.2). Habituellement, il existe une seule veine cave supérieure, située à droite de la colonne vertébrale, elle débouche à la partie haute de l'oreillette droite.

La veine cave inférieure (VCI) draine le sang veineux de la moitié sous-diaphragmatique du corps, à savoir les membres inférieurs, l'abdomen et le petit bassin. La VCI chemine dans l'abdomen à droite de l'aorte où elle reçoit les veines rénales. Avant de traverser le diaphragme, elle reçoit les veines sus-hépatiques puis débouche à la partie basse de l'oreillette droite par la valvule d'Eustachi (figure 2.4).

Cœur droit

L'oreillette droite (OD) est une cavité verticale située en avant et à droite de l'oreillette gauche. Elle comporte une cavité accessoire : l'auricule droit qui est une petite cavité aplatie qui repose sur la face droite de l'oreillette (figure 2.5). Les deux veines caves s'abouchent à la face postérieure de l'oreillette droite.

- **La veine cave inférieure** débouche à la partie basse de l'oreillette droite où elle se termine par un repli membraneux : **la valvule d'Eustachi.**
- **La veine cave supérieure** débouche directement à la partie postéro-supérieure de l'oreillette droite.
- La paroi interne de l'OD est constituée par **le septum interauriculaire,** sur lequel on observe : la fosse ovale, empreinte de l'*ostium secundum* et l'orifice d'abouchement du sinus coronaire avec la valvule de Thébésius (figure 2.4). À sa partie antérieure, l'oreillette droite se termine par l'orifice tricuspidien.

La valve tricuspide est composée de quatre structures : un **anneau** sur lequel s'insèrent trois **feuillets valvulaires**, reliés aux **muscles papillaires (ou piliers)** par des **cordages**.

- **L'anneau tricuspide** délimite la jonction entre l'oreillette droite et le ventricule droit, c'est une structure fibreuse triangulaire arrondie sur laquelle s'insèrent les trois feuillets de la valve.
- **La valve tricuspide** comporte trois feuillets : septal (au contact du septum interventriculaire), antérieur et postérieur (figure 2.5).
- Le bord libre des feuillets tricuspides est relié aux parois ventriculaires droites par des **cordages tendineux.** Ces cordages s'insèrent sur trois saillies du myocarde ventriculaire droit : les piliers de la valve tricuspide. Chaque pilier est situé en regard du feuillet correspondant, il existe donc un pilier septal, un pilier antérieur et un pilier postérieur.

Le ventricule droit recouvre la face droite du ventricule gauche. Sa paroi est fine et sa cavité aplatie. On distingue une chambre de remplissage, située entre l'orifice tricuspidien et le plan de la valve tricuspide antérieure, et une chambre d'éjection (ou *infundibulum* pulmonaire), au-dessus du feuillet antérieur de la valve tricuspide et s'étendent jusqu'à l'orifice pulmonaire.

La valve pulmonaire possède trois valvules sigmoïdes en « nid de pigeon », qui s'insèrent sur l'anneau pulmonaire et dont les bords libres se rejoignent pour assurer l'étanchéité de la valve en diastole.

Artère pulmonaire et ses branches

L'artère pulmonaire (AP) naît de la partie supérieure du ventricule droit; son trajet initial est à peu près vertical, légèrement dirigé vers l'arrière et vers la gauche.

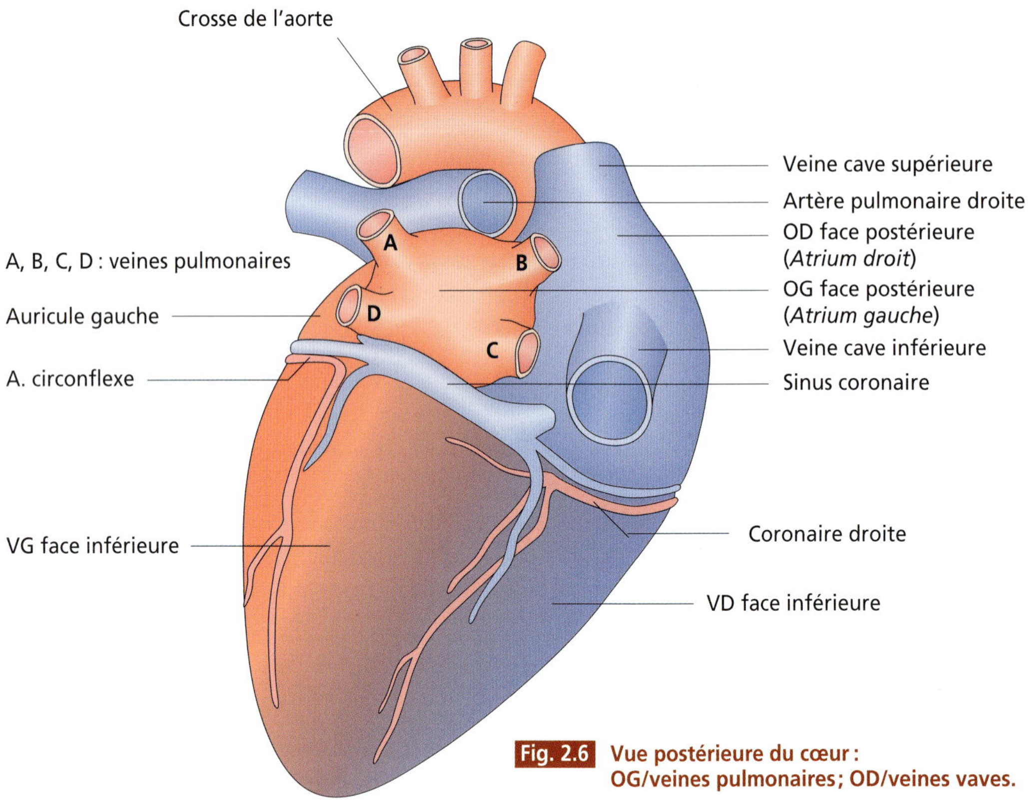

Fig. 2.6 **Vue postérieure du cœur : OG/veines pulmonaires ; OD/veines vaves.**

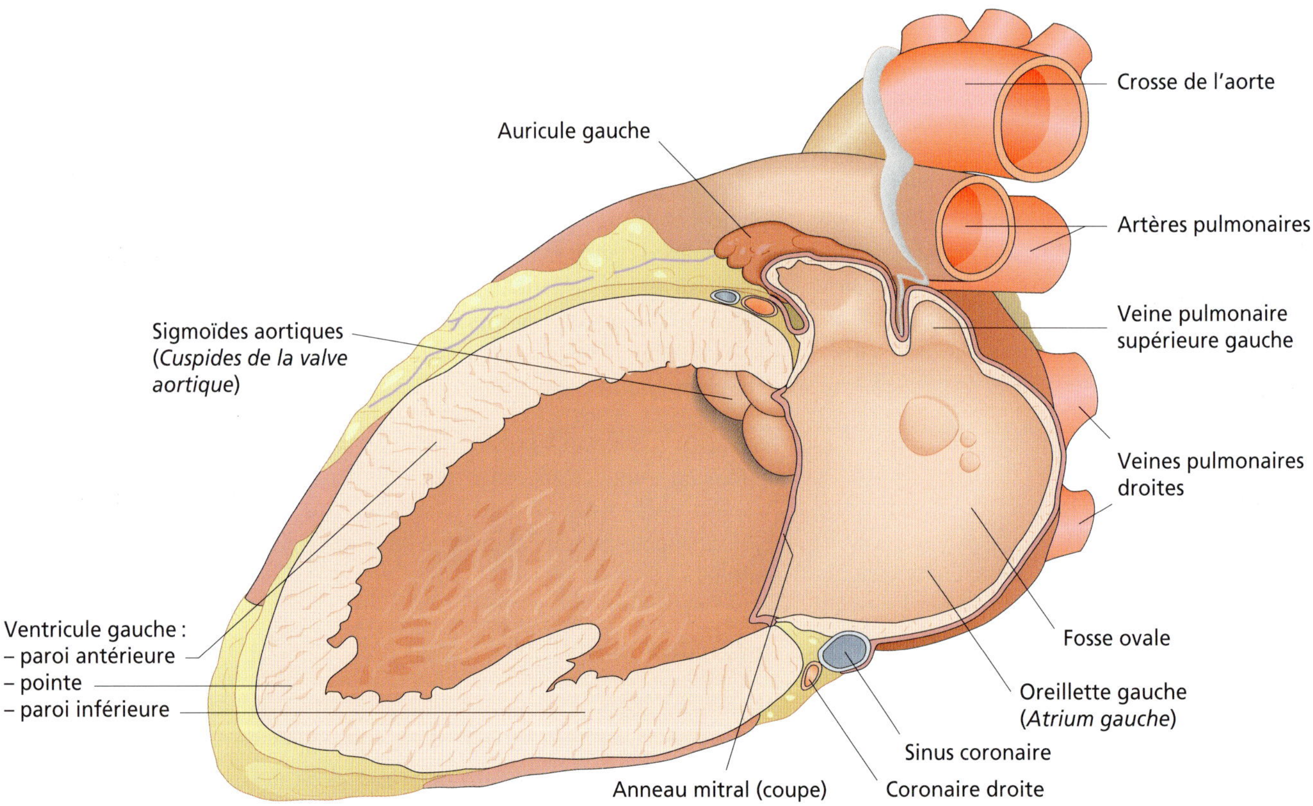

Fig. 2.7 **Vue ouverte de l'oreillette gauche et du ventricule gauche.**

L'ORIFICE PULMONAIRE est situé en avant et à droite de l'orifice aortique. L'AP remonte le long de la face gauche de l'aorte initiale, puis elle se divise en deux branches : les artères pulmonaires droite et gauche, chacune se dirigeant vers le hile pulmonaire correspondant (figure 2.7). Le hile est la région interne et moyenne du poumon par où pénètrent l'artère pulmonaire et la bronche homolatérale. L'AP droite a le trajet le plus long, elle passe sous la crosse de l'aorte avant d'atteindre le hile pulmonaire droit.

Veines pulmonaires

Le sang enrichi en oxygène au niveau des capillaires pulmonaires est ramené à l'oreillette gauche par les **veines pulmonaires** (VP). Elles débouchent à la face postérieure de l'oreillette gauche : on distingue deux veines pulmonaires supérieures (droite et gauche), et deux veines pulmonaires inférieures (figure 2.6).

Cœur gauche

L'OREILLETTE GAUCHE (OG) est une cavité grossièrement sphérique située en arrière du ventricule gauche. Elle est séparée de l'oreillette droite par le septum interauriculaire, qui constitue sa paroi droite, et sur laquelle on retrouve l'empreinte du foramen ovale, normalement étanche à l'âge adulte. La paroi postérieure de l'OG reçoit les quatre veines pulmonaires : deux veines droites (supérieure et inférieure) et deux veines gauches (supérieure et inférieure). **L'auricule gauche** est un repli de la cavité auriculaire situé sur sa face latérale gauche entre la veine pulmonaire supérieure gauche et l'anneau mitral (figure 2.7). La face antérieure de l'oreillette gauche communique avec le ventricule gauche par l'orifice mitral.

LA VALVE MITRALE sépare l'oreillette du ventricule gauche. Comme la valve tricuspide, elle comporte un anneau, des feuillets valvulaires, des cordages et des piliers musculaires.

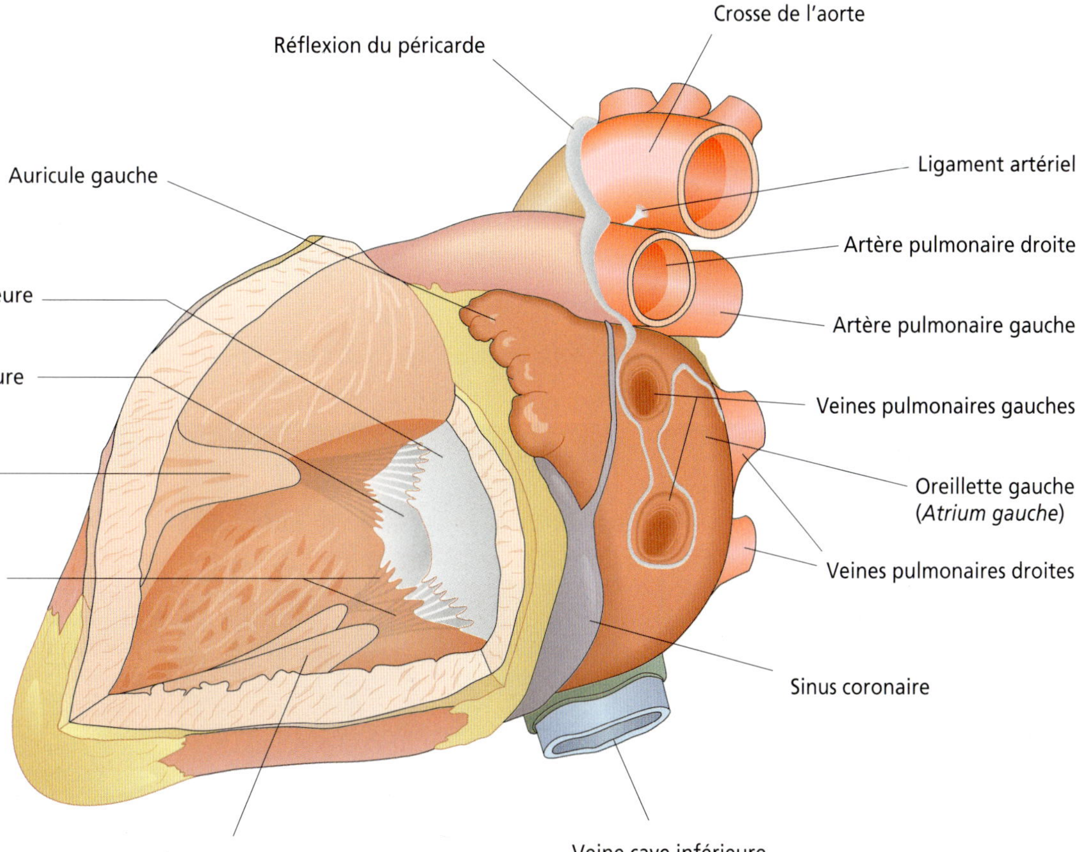

Fig. 2.8 **Ventricule gauche ouvert, valve mitrale, cordages, piliers.**

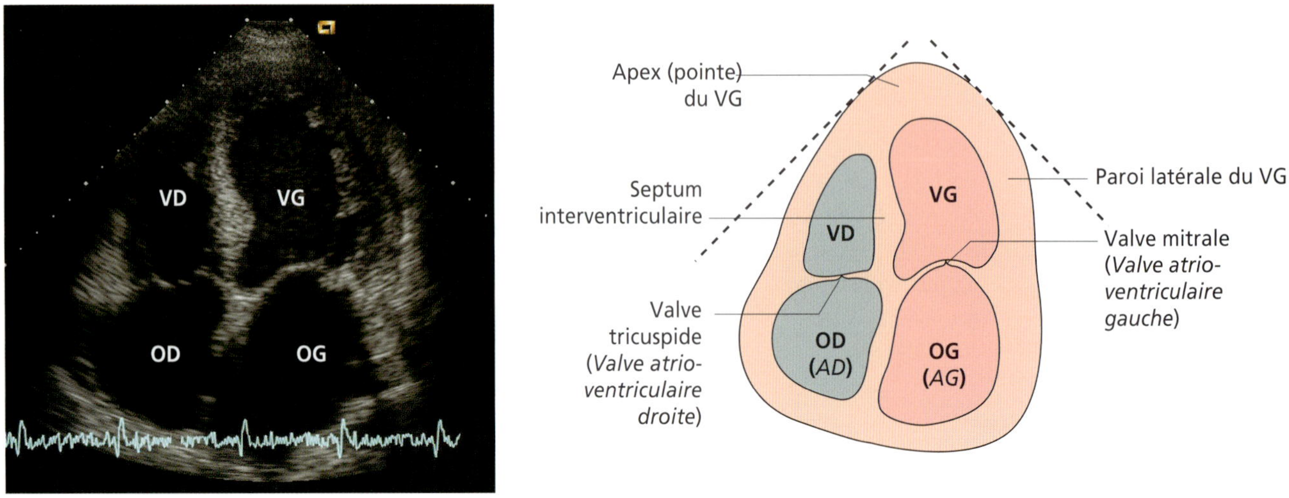

Fig. 2.9 **Échocardiographie bidimensionnelle, coupe apicale quatre cavités, parois ventriculaires gauches.**

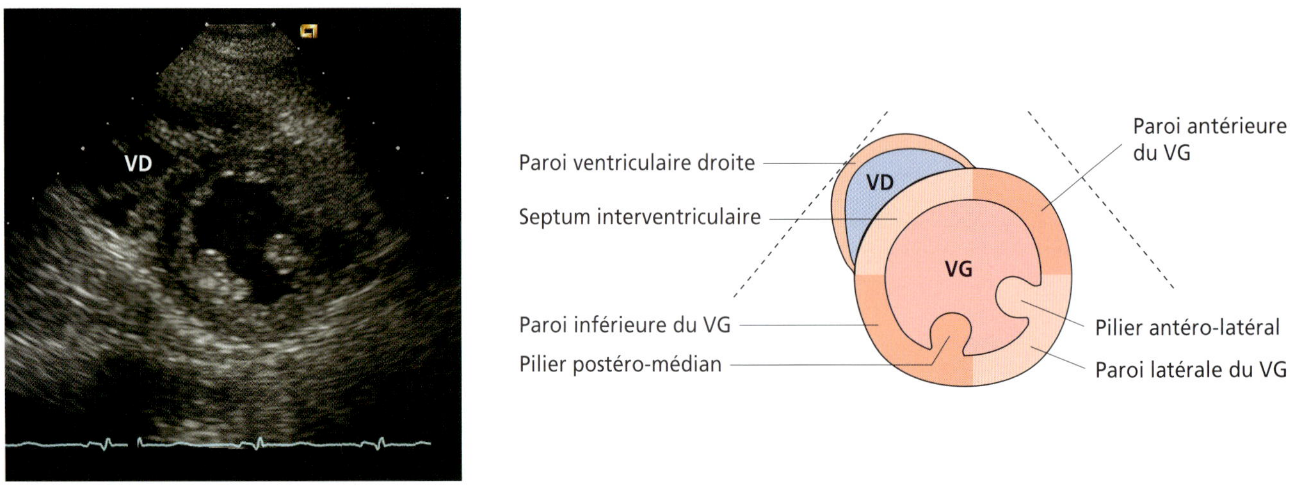

Fig. 2.10 **Échographie cardiaque bidimensionnelle : coupe transverse du cœur, parois + piliers.**

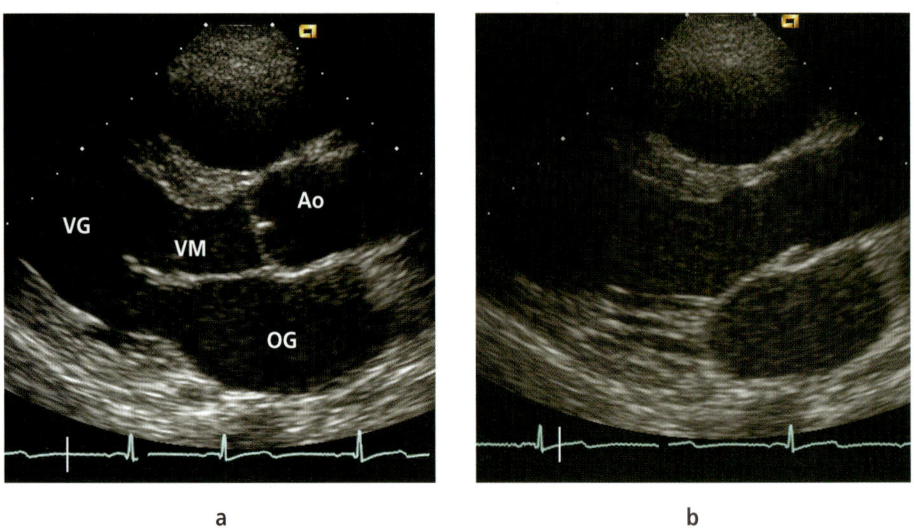

Fig. 2.11 **Échocardiographie bidimensionnelle. Coupe parasternale grand-axe.**
a. *Diastole* : sigmoïdes aortiques fermées et valve mitrale ouverte. Ao : aorte; OG : oreillette gauche; VG : ventricule gauche; VM : valve mitrale.
b. *Systole* : valve aortique ouverte, mitrale fermée. Continuité entre la paroi antérieure de l'aorte et le septum interventriculaire d'une part et entre la paroi postérieure de l'aorte et la valve mitrale antérieure d'autre part.

◗ **L'anneau mitral** est une structure fibreuse qui délimite la base du ventricule gauche. La partie antérieure de l'anneau mitral est en continuité avec la valve aortique, plus précisément avec la sigmoïde aortique postérieure (figure 2.11).

◗ **La valve mitrale comporte deux feuillets :** la grande valve également appelée valve antérieure, et la valve postérieure ou petite valve. Les deux feuillets s'insèrent par leur base sur l'anneau mitral et sont séparés par deux commissures (antérieure et postérieure) qui permettent leur ouverture.

◗ Le bord libre des feuillets mitraux est relié par des **cordages tendineux** à deux saillies du myocarde ventriculaire gauche : les piliers de la valve mitrale (ou muscles papillaires). On distingue un pilier antérieur et un pilier postérieur, recevant chacun des cordages des deux feuillets valvulaires (figure 2.8).

LE VENTRICULE GAUCHE (VG) est beaucoup plus développé que le ventricule droit, sa paroi est nettement plus épaisse. Le VG représente l'essentiel de la masse musculaire myocardique, on lui décrit :

– une base, limitée par l'anneau mitral ;

– quatre parois : antérieure, latérale, inférieure et septale se rejoignant vers la pointe (ou apex) du ventricule (figure 2.7).

Le septum interventriculaire sépare les cavités ventriculaires gauche et droite, il présente une concavité orientée vers le ventricule gauche.

◗ Comme pour le VD, on distingue **une chambre de remplissage,** au-dessous du plan de la grande valve mitrale, et **une chambre de chasse,** jusqu'à l'orifice aortique.

◗ Sur les parois inférieure et latérale du VG s'insèrent les deux piliers de la valve mitrale : **le pilier postérieur** (= postéro-médian) et **le pilier antérieur** (= antéro-latéral) (figure 2.10).

LA VALVE AORTIQUE est composée de trois valvules sigmoïdes en « nid de pigeon » : la sigmoïde postérieure (ou sigmoïde non coronaire), la sigmoïde antéro-droite en regard de laquelle naît l'artère coronaire droite, et la sigmoïde antéro-gauche proche de l'origine de la coronaire gauche. La valvule sigmoïde postérieure est proche de la grande valve mitrale et la valvule sigmoïde antéro-droite en continuité avec la base du septum interventriculaire (figure 2.11).

Aorte thoracique et ses collatérales

L'aorte est le tronc artériel qui naît du ventricule gauche et qui est à l'origine de toutes les artères du corps ; son origine est située en arrière et à gauche de l'artère pulmonaire. L'aorte donne de nombreuses branches collatérales (artères coronaires, artères à destinée cérébrale, sous-clavières, artères intercostales, digestives et rénales...) et se divise dans le petit bassin en deux artères iliaques primitives.

Aorte thoracique

L'aorte thoracique débute à l'orifice aortique et se termine à la traversée du diaphragme où elle devient l'aorte abdominale. La portion initiale de l'aorte a la forme d'une crosse de berger (figure 2.12) et comporte trois segments : ascendant, horizontal et descendant. Les principales branches collatérales de l'aorte thoracique sont les artères coronaires, les troncs supra-aortiques et les artères intercostales.

L'AORTE ASCENDANTE est la partie initiale qui débute à l'orifice aortique et se termine à l'origine du tronc artériel brachio-céphalique. Cette portion est verticale et chemine entre le tronc de l'artère pulmonaire en avant et la veine cave supérieure en arrière (figure 2.6).

L'AORTE HORIZONTALE est la portion d'où naissent les troncs supra-aortiques (TSA), elle est située entre l'aorte ascendante et la descendante. Les TSA naissent de la face supérieure de la crosse aortique dans l'ordre suivant (figure 2.12) : tronc artériel brachio-céphalique, carotide primitive gauche et sous-clavière gauche qui marque la limite entre les portions horizontale et descendante de l'aorte.

L'ISTHME AORTIQUE est la partie initiale de l'aorte descendante qui est reliée à la bifurcation de l'artère pulmonaire par le ligament artériel, reliquat embryonnaire du canal artériel (figure 2.8, voir circulation fœtale). L'aorte descend ensuite le long du bord gauche du rachis jusqu'à la traversée du diaphragme où elle devient l'aorte abdominale.

Artères coronaires

Les artères coronaires sont les premières branches collatérales naissant de l'aorte, juste au-dessus des valvules sigmoïdes aortiques. Les **sinus de Valsalva** sont des renflements au-dessus des valvules sigmoïdes aortiques, dans lesquels sont situés les *ostium* (l'origine) des artères coronaires.

L'ARTÈRE CORONAIRE DROITE (CD) naît en regard de la valvule sigmoïde antéro-droite. Elle descend sur la face antérieure du ventricule droit et gagne

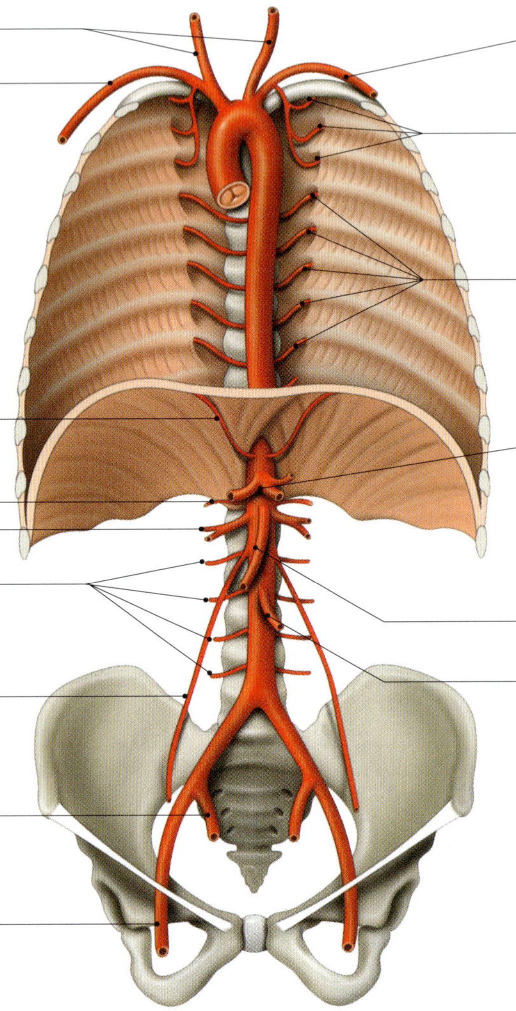

Fig. 2.12 Les artères du tronc.

la face inférieure du cœur, puis se divise en une artère rétro-ventriculaire (rétro-VG) et une artère interventriculaire postérieure (IVP, figure 2.14). L'artère coronaire droite vascularise essentiellement le ventricule droit, l'oreillette droite et la face inférieure du ventricule gauche.

LA CORONAIRE GAUCHE naît en regard de la sigmoïde antéro-gauche. Elle débute par le tronc commun qui se divise en deux artères : l'interventriculaire antérieure (IVA) et la circonflexe (Cx, figure 2.15).

- **L'IVA** est la principale artère du cœur, son territoire est le plus étendu des coronaires, elle vascularise les parois antérieure, septale et la pointe du ventricule gauche. L'IVA chemine dans le sillon interventriculaire antérieur, elle donne des branches septales, qui descendent verticalement et des branches diagonales qui cheminent à la face antérieure du ventricule gauche.
- **La circonflexe** descend sur la face gauche du cœur dans le sillon auriculo-ventriculaire et donne des branches marginales (ou latérales) gauches; la circonflexe vascularise essentiellement la face latérale du ventricule gauche et, en fonction de son étendue, une portion plus ou moins importante de la face inférieure du ventricule gauche.

LES VEINES CORONAIRES suivent le trajet des artères (en sens inverse), et se collectent dans le sinus coronaire, qui chemine dans le sillon inter-auriculaire gauche (figure 2.6) et s'abouche dans l'oreillette droite, à la partie basse du septum inter-auriculaire par la valvule de Thébesius (figure 2.4).

Troncs supra-aortiques

Les troncs supra-aortiques (TSA) naissent de la face supérieure de l'aorte horizontale, ils sont au nombre de trois : tronc artériel brachio-céphalique, (qui se divise en artères carotide primitive et sous-clavière droites), carotide primitive gauche et artère sous-clavière gauche. Les TSA vascularisent l'ensemble tête et cou et les membres supérieurs (figure 2.12).

L'ENSEMBLE TÊTE ET COU est vascularisé par les branches de quatre artères : les deux carotides primitives et les deux artères sous-clavières.

CHAQUE ARTÈRE SOUS-CLAVIÈRE DONNE UNE ARTÈRE VERTÉBRALE homolatérale qui monte le long des faces latérales du rachis cervical dans le canal transversaire avant de pénétrer dans la boîte crânienne (figure 2.16). Les artères vertébrales

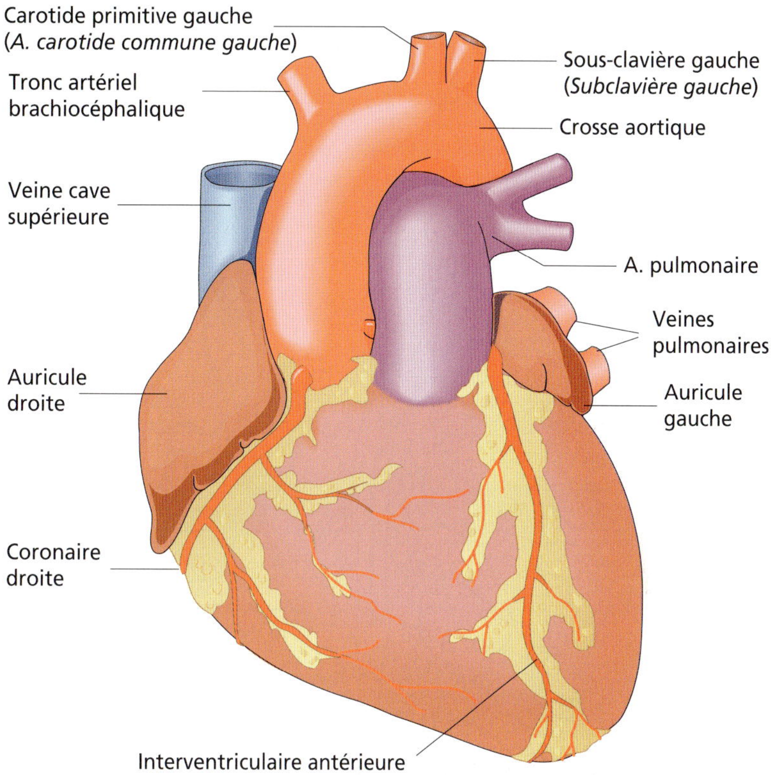

Fig. 2.13 **Artères coronaires sur une vue antérieure du cœur.**

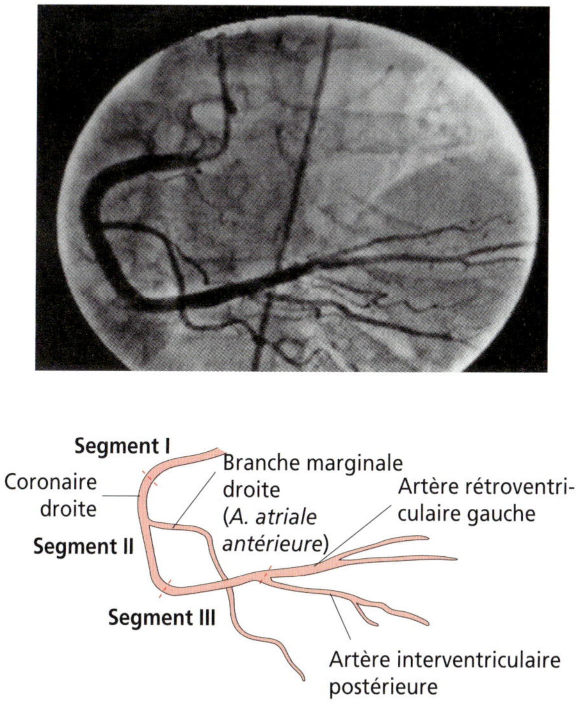

Fig. 2.14 **Réseau coronaire droit (coronographie et schéma correspondant).**

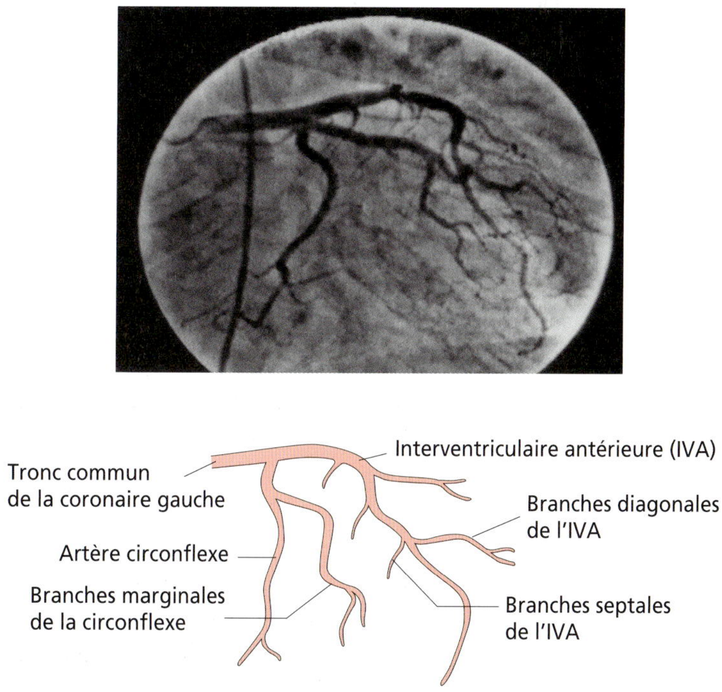

Fig. 2.15 **Réseau coronaire gauche (coronographie et schéma correspondant).**

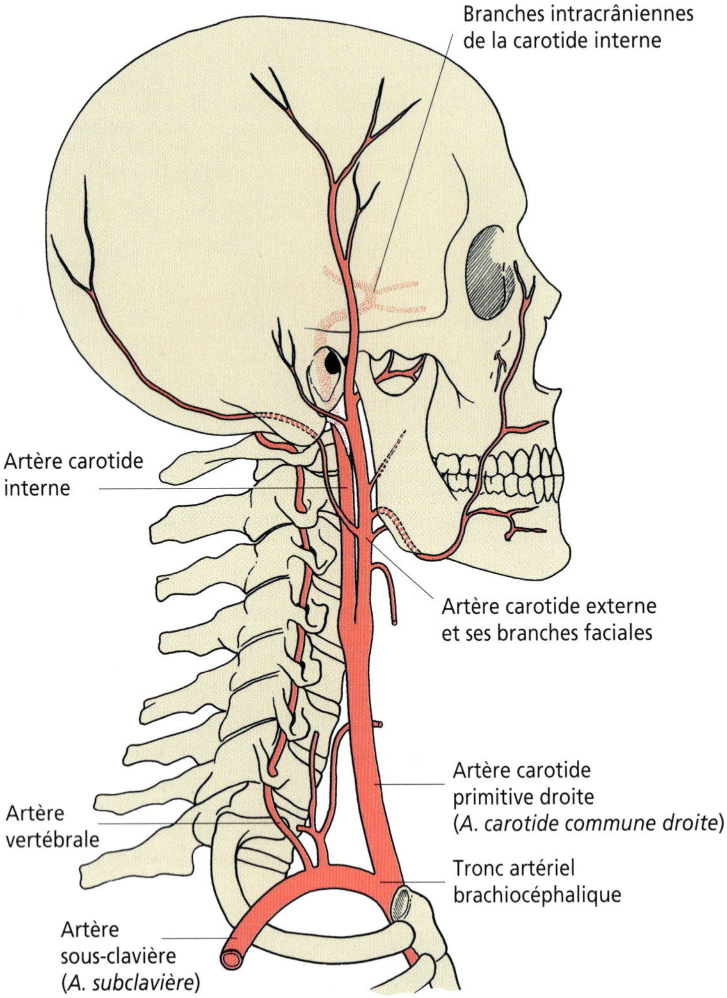

Fig. 2.16 **Artères de la tête et du cou.**

participent à la vascularisation de l'**encéphale** et sont reliées entre elles et avec les branches terminales de la carotide interne par le **polygone de Willis**.

CHAQUE ARTÈRE CAROTIDE PRIMITIVE SE DIVISE EN DEUX BRANCHES : une carotide interne et une carotide externe (figure 2.16). Les **carotides internes** pénètrent dans la boîte crânienne et se divisent en branches terminales pour vasculariser l'**encéphale** et les **globes oculaires**. Les **carotides externes** restent à l'extérieur de la boîte crânienne, elles se divisent en de nombreuses branches terminales au-dessus de l'angle de la mâchoire pour vasculariser la peau du crâne et de la face.

CHAQUE MEMBRE SUPÉRIEUR est vascularisé par l'artère **sous-clavière** homolatérale qui devient l'**artère axillaire** en passant sous la clavicule. L'**artère humérale** se divise au coude en artères **radiale** et **cubitale** qui sont reliées à la main par les deux **arcades palmaires** d'où naissent les **artères digitales** (figure 2.17).

Artères intercostales

Les artères intercostales sont destinées à la vascularisation de la paroi thoracique ; les trois premières intercostales naissent de l'artère sous-clavière homolatérale, les paires suivantes naissent directement de l'aorte thoracique descendante tout au long de son trajet jusqu'au diaphragme (figure 2.12).

Aorte abdominale et ses collatérales

L'aorte abdominale fait suite à l'aorte thoracique descendante après la traversée du diaphragme. Elle chemine dans l'espace rétro-péritonéal et longe le bord gauche du rachis lombaire avant de se diviser en deux artères iliaques primitives qui plongent dans le petit bassin. Les principales collatérales de l'aorte abdominale sont les artères digestives, les artères rénales et surrénales, les artères génitales et les artères lombaires (figure 2.12).

LES ARTÈRES DIAPHRAGMATIQUES INFÉRIEURES sont les premières collatérales de l'aorte abdominale, elles donnent une branche pour la glande surrénale correspondante et vascularisent ensuite la face inférieure du diaphragme.

LES ARTÈRES DIGESTIVES naissent de la face antérieure de l'aorte abdominale au niveau des premières vertèbres lombaires, elles comportent de haut en bas le tronc cœliaque, la mésentérique supérieure et la mésentérique inférieure (figure 2.12).

LE TRONC CŒLIAQUE se divise en trois branches terminales :

- **L'artère coronaire stomachique** qui vascularise l'estomac.
- **L'artère splénique** destinée à la rate.
- **L'artère hépatique** qui vascularise le foie.

LA MÉSENTÉRIQUE SUPÉRIEURE naît au même niveau que les artères rénales (1re vertèbre lombaire) et vascularise essentiellement l'intestin grêle et la moitié droite du côlon.

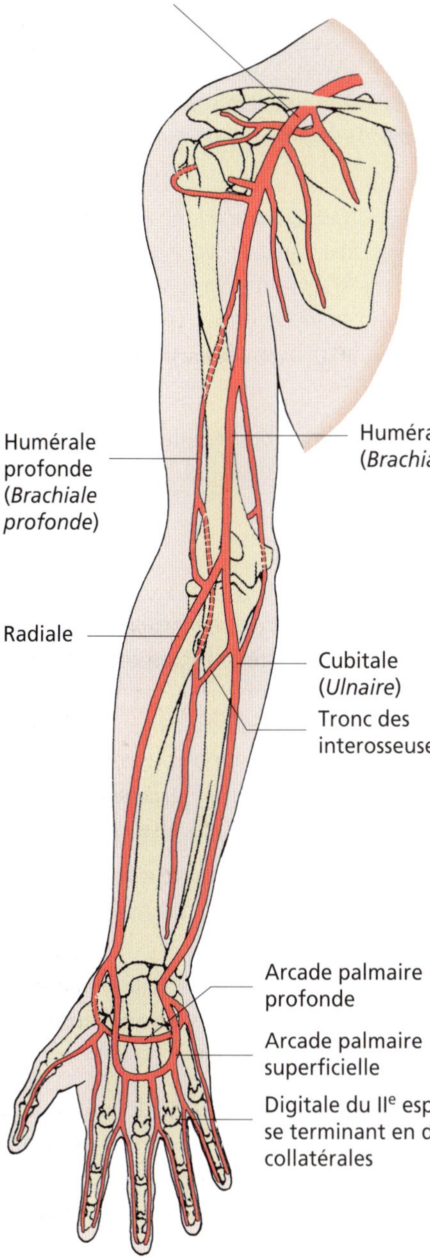

Fig. 2.17 Artères du membre supérieur.

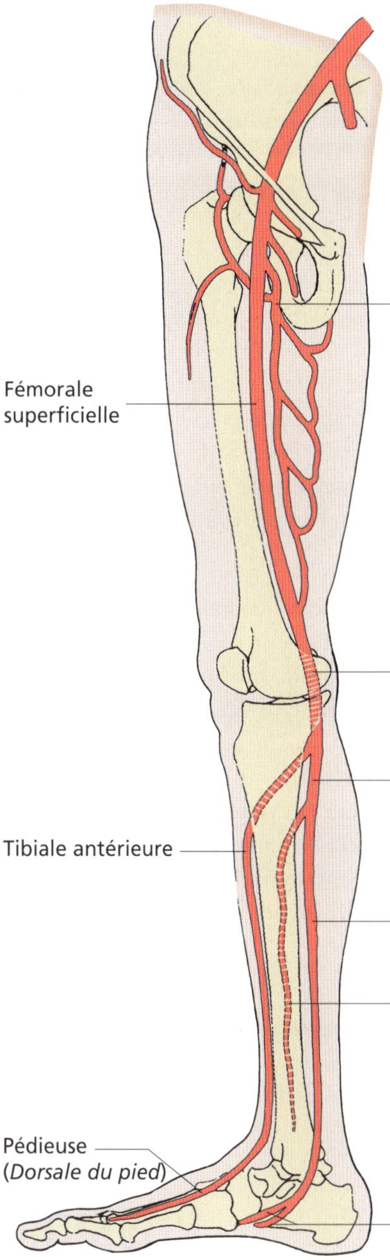

Fig. 2.18 Artères du membre inférieur.

LA MÉSENTÉRIQUE INFÉRIEURE naît en regard de la 3e vertèbre lombaire, elle vascularise la moitié gauche du côlon et le rectum.

LES ARTÈRES RÉNALES naissent de part et d'autre de l'aorte abdominale en regard de la première vertèbre lombaire, chacune se dirige vers le hile rénal correspondant avec la veine rénale homolatérale. Les artères surrénales naissent juste au-dessus des artères rénales et se dirigent vers la glande surrénale homolatérale.

LES ARTÈRES OVARIENNES CHEZ LA FEMME OU SPERMATIQUES CHEZ L'HOMME naissent des faces latérales de l'aorte abdominale, au-dessous des rénales en regard de la 2e vertèbre lombaire, chacune se dirige vers les organes génitaux correspondants.

LES 5 PAIRES D'ARTÈRES LOMBAIRES naissent de la paroi postérieure de l'aorte entre la 1re et la 4e vertèbre lombaire, elles vascularisent la paroi et le rachis lombaire.

Branches terminales de l'aorte

L'aorte se divise en regard de la 5e vertèbre lombaire en deux branches terminales principales : les deux artères iliaques primitives droite et gauche (il existe une 3e branche postérieure de moindre importance : l'artère sacrée moyenne). Chaque iliaque primitive se divise en deux branches : une iliaque interne qui irrigue essentiellement le petit bassin et une iliaque externe qui vascularise le membre inférieur homolatéral (figure 2.12).

L'ARTÈRE ILIAQUE EXTERNE devient l'artère **fémorale commune** en passant sous l'arcade crurale, elle se divise ensuite à la cuisse en une **fémorale profonde** et une **fémorale superficielle.** Au genou, la fémorale superficielle devient l'artère poplitée qui donne trois troncs vascularisant la jambe : les artères **tibiale antérieure** et **tibiale postérieure** et la **péronière**. Les artères tibiales se terminent au pied par les artères **plantaires** et **pédieuses** qui vascularisent le pied (figure 2.18).

Tissu nodal

Le tissu nodal est formé de cellules nerveuses capables de transmettre un influx électrique, et d'entretenir une contraction automatique du myocarde. Il est réparti des oreillettes aux ventricules selon la disposition suivante (figure 2.23) :

LE NŒUD SINUSAL OU NŒUD DE KEITH ET FLACK est situé dans le toit de l'oreillette droite, c'est le point de départ de l'automatisme cardiaque.

LE NŒUD AURICULO-VENTRICULAIRE, OU NŒUD DE TAWARA est situé à la base du septum interauriculaire, il se poursuit par LE FAISCEAU DE HIS, qui chemine dans le septum interventriculaire, puis se divise en une branche droite (pour le ventricule droit) et une branche gauche (pour le ventricule gauche).

Chacune de ces branches se ramifie ensuite en de multiples fibres : LE RÉSEAU DE PURKINJE qui parcourt les ventricules.

Rapports

Le cœur est situé dans le médiastin antérieur, la pointe du ventricule gauche est orientée vers l'avant et la gauche, d'où le fait que la masse cardiaque déborde vers l'hémithorax gauche. Dans le médiastin, le cœur est en rapport avec :

- **En avant :** les culs-de-sac pleuraux antérieurs puis le sternum.
- **En arrière :** l'œsophage, l'aorte descendante, les bronches et la trachée qui le séparent de la colonne vertébrale.
- **De chaque côté :** les hiles pulmonaires, qui comportent chacun, une bronche souche, une artère et deux veines pulmonaires (figure 2.2).

Physiologie cardio-vasculaire

Systole/diastole

Définitions.

- La systole ventriculaire comporte essentiellement l'éjection à travers les valves aortique et pulmonaire.
- Cette éjection est précédée d'une contraction isovolumétrique, et suivie d'un temps de relaxation isovolumétrique. Contraction et relaxation isovolumétriques sont des mécanismes musculaires actifs que l'on intègre dans la systole.
- La diastole comporte essentiellement le remplissage ventriculaire, avec un premier temps de remplissage passif et un deuxième temps de remplissage « actif » grâce à la contraction des oreillettes en fin de diastole.

L'AUSCULTATION CARDIAQUE permet de distinguer systole et diastole. Chez un patient en rythme sinusal, on perçoit la succession régulière de deux bruits entrecoupés par deux silences :

- **Un 1er bruit sourd (B_1),** suivi d'un court silence.
- **Un 2e bruit plus aigu (B_2),** suivi d'un silence plus long.

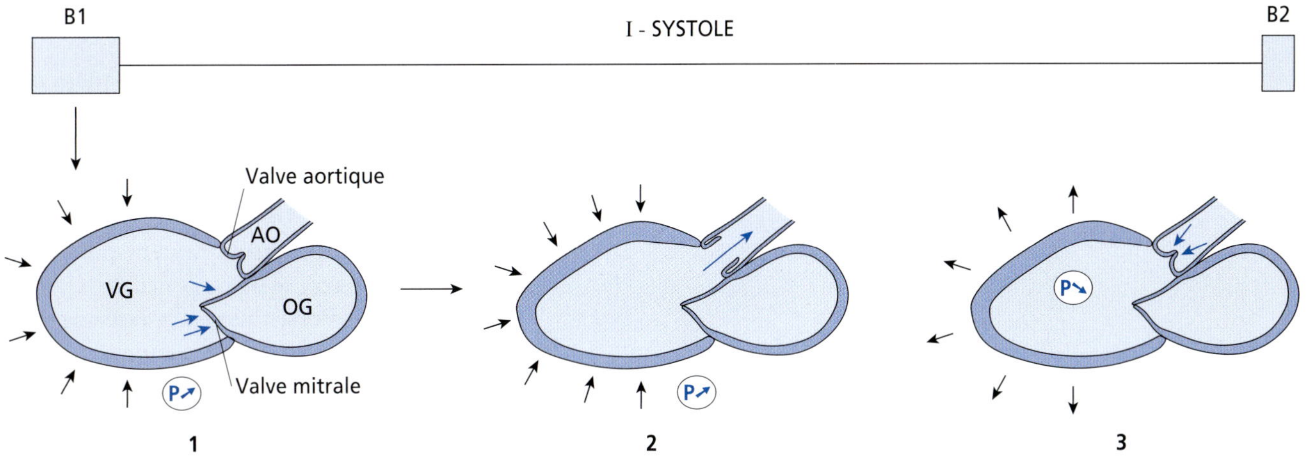

Fig. 2.19 Systole.
La systole se déroule en 3 phases :
1. Contraction isovolumétrique : après la fermeture des valves auriculo-ventriculaires (B_1), la systole débute par une contraction des ventricules qui précède l'ouverture des valves sigmoïdes aortiques et pulmonaires.
2. Éjection des ventricules par augmentation de la pression intraventriculaire qui entraîne l'ouverture des sigmoïdes aortiques et pulmonaires.
3. Relaxation isovolumétrique : c'est le temps de relaxation active des ventricules dans l'intervalle qui sépare la fermeture des sigmoïdes (B_2) de l'ouverture des valves mitrale et tricuspide.

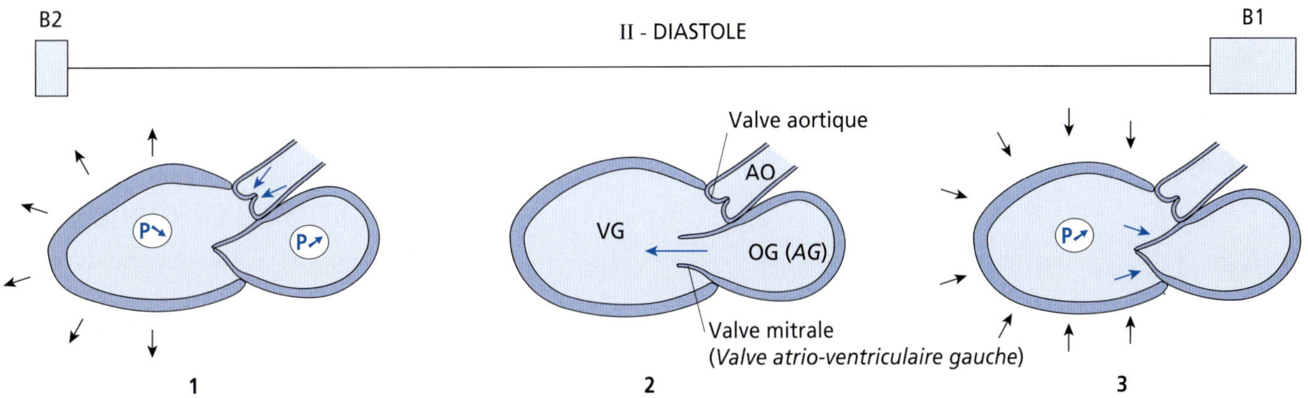

Fig. 2.20 Diastole.
1. Pour le clinicien, la diastole débute par la fermeture des valves sigmoïdes (B_2).
2. Le remplissage ventriculaire. débute quand la pression dans les oreillettes dépasse celle des ventricules, ce qui provoque l'ouverture des valves auriculo-ventriculaires.
3. En fin de diastole les valves mitrale et tricuspide se ferment (B_1) et la systole suivante débute.

B_1 correspond à la **fermeture des valves auriculo-ventriculaires** et marque le début de la **systole**. En dehors des accélérations de la fréquence cardiaque, la systole est plus courte que la diastole, d'où un intervalle de temps entre B_1 et B_2 plus court qu'entre B_2 et B_1.

B_2 correspond à la **fermeture des valves sigmoïdes** aortiques et pulmonaires et marque le début de la **diastole**.

La palpation simultanée du pouls radial pendant l'auscultation du cœur permet de bien différencier systole et diastole : pendant la systole (intervalle de temps le plus court, entre B_1 et B_2) on perçoit le pouls radial, alors qu'on ne sent rien entre B_2 et B_1 (diastole).

Pression artérielle

Le sang artériel circule grâce à la pression hydraulique générée par les contractions cardiaques et par le tonus vasoconstricteur des artères. La courbe de pression artérielle passe par un maximum en systole (pression systolique) et un minimum en diastole (pression diastolique). En diastole, la pression reste plus élevée dans l'aorte et ses branches que dans le ventricule gauche où elle descend à 5 mmHg.

LA PRESSION ARTÉRIELLE (PA) se mesure habituellement au niveau de l'artère humérale. L'unité de mesure est le mm de mercure (mmHg), la prise de la PA par un brassard permet de donner deux chiffres qui sont la pression artérielle maximale (= systolique) et la pression minimale (= diastolique).

- **Au stéthoscope :** lorsque l'on gonfle un brassard à une pression supérieure à la PA systolique, le flux artériel est stoppé (effet garrot). En dégonflant progressivement le brassard, le flux artériel pulsé reprend lorsque la pression du brassard est égale à la pression systolique; la réapparition des pulsations est audible au stéthoscope posé sur l'artère humérale; l'**apparition des pulsations** correspond donc à la **PA systolique**. La pression du brassard continuant à baisser devient égale à la PA minima (= diastolique), ce qui fait **disparaître les pulsations audibles** à l'auscultation et correspond à la **PA diastolique**.
- **Par le pouls :** la prise du pouls radial ne permet de mesurer que la PA systolique. On repère le pouls radial, on gonfle le brassard à une pression supérieure à la PA maximale ce qui entraîne la disparition du pouls par effet garrot. Lors du dégonflage progressif, la **réapparition du pouls** correspond à la **PA systolique**.

LA PRESSION ARTÉRIELLE NORMALE CHEZ UN ADULTE JEUNE est entre 120 et 140 mmHg pour la systolique et 70 et 80 mmHg pour la diastolique.

LA PA EST PHYSIOLOGIQUEMENT PLUS ÉLEVÉE CHEZ LES SUJETS ÂGÉS où l'on trouve fréquemment une systolique entre 140 et 160 mmHg et une diastolique entre 80 et 90 mmHg.

CHEZ L'ENFANT, la PA est plus basse que chez l'adulte, il existe des courbes auxquelles on doit se référer en fonction de l'âge.

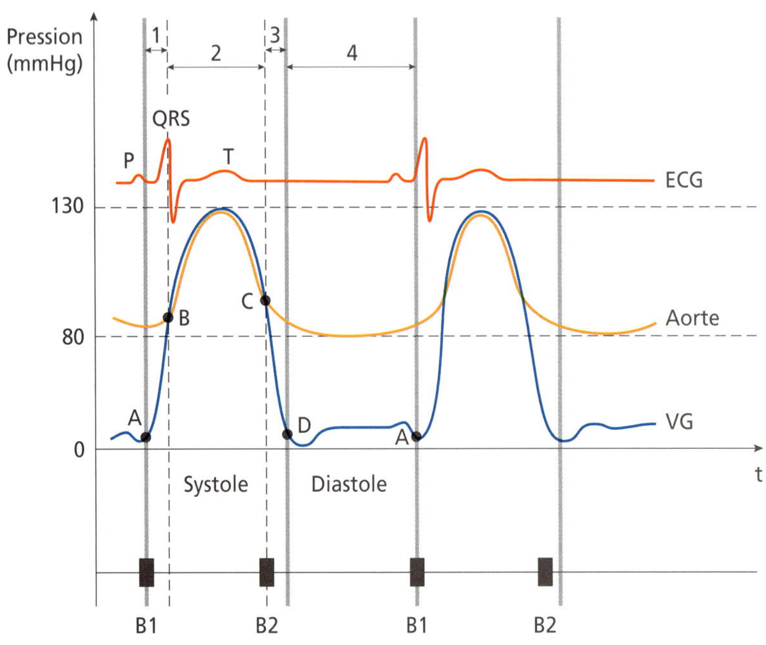

Fig. 2.21 Courbe des pressions VG/aorte : point A = fermeture de la valve mitrale (contemporaine du B_1); point B = ouverture des sigmoïdes aortiques; point C = fermeture des sigmoïdes aortiques (contemporaine du B_2); point D = ouverture de la valve mitrale. Intervalle 1 (de A à B) = contraction isovolumétrique; intervalle 2 (de B à C) = éjection ventriculaire gauche; intervalle 3 (de C à D) = relaxation isovolumétrique; intervalle 4 (de D en A) = remplissage ventriculaire gauche.

Automatisme cardiaque

Les contractions du muscle cardiaque sont provoquées par des impulsions électriques régulières. Ces impulsions sont déclenchées par des cellules automatiques, situées dans l'épaisseur du myocarde : les **cellules nodales**.

LES CELLULES NODALES SONT POLARISÉES, c'est-à-dire qu'il existe une charge électrique négative à l'extérieur de la cellule. Cette différence de potentiel est liée à la prédominance de l'ion potassium (K^+) à l'intérieur de la cellule, et de l'ion sodium (Na^+) à l'extérieur. À intervalle régulier, la membrane cellulaire devient brusquement perméable, avec entrée massive de sodium et sortie de potassium de la cellule nodale. Ceci provoque une brusque inversion de charge électrique, c'est la dépolarisation (ou potentiel d'action monophasique, figure 2.22).

CE COURANT EST TRANSMIS AUX CELLULES MYOCARDIQUES, pour aboutir à la contraction du muscle cardiaque. Le circuit électrique du tissu nodal est bâti sur le schéma suivant (figure 2.22) :

- Un centre de commande : le **nœud sinusal** (nœud de Keith et Flack) est situé dans le toit de l'oreillette droite.
- **Des voies de conduction** diffuses lui font suite dans les parois des oreillettes, jusqu'à la jonction auriculo-ventriculaire.
- La zone jonctionnelle comporte le **nœud auriculo-ventriculaire** (nœud de Tawara) qui se poursuit par le **faisceau de His**.
- **Le faisceau de His** se divise en **deux branches, droite et gauche,** chacune étant destinée au ventricule correspondant. La branche gauche se divise elle-même en deux hémibranches.
- Puis les voies de conduction aboutissent aux **fibres de Pürkinje**, qui sont au contact des cellules myocardiques.

À L'ÉTAT NORMAL, la commande du rythme cardiaque revient au nœud sinusal, et les structures sous-jacentes ont uniquement un rôle de conduction de l'influx électrique. On dit que le rythme cardiaque physiologique est **sinusal**. Si pour une raison quelconque le rythme des impulsions sinusales se ralentit considérablement, une structure sous-jacente peut prendre la commande. Par exemple, en cas de commande par le **nœud auriculo-ventriculaire**, on parle de rythme **jonctionnel**. Un rythme jonctionnel est toujours plus lent qu'un rythme sinusal. En effet, la fréquence d'impulsions est d'autant plus basse qu'on descend vers les ventricules. Le nœud sinusal assure une fréquence au repos de 50 à 80 battements par minute, un rythme jonctionnel bat à 45/50 battements par minute. Un rythme d'échappement ventriculaire peut battre à moins de 30 par minute.

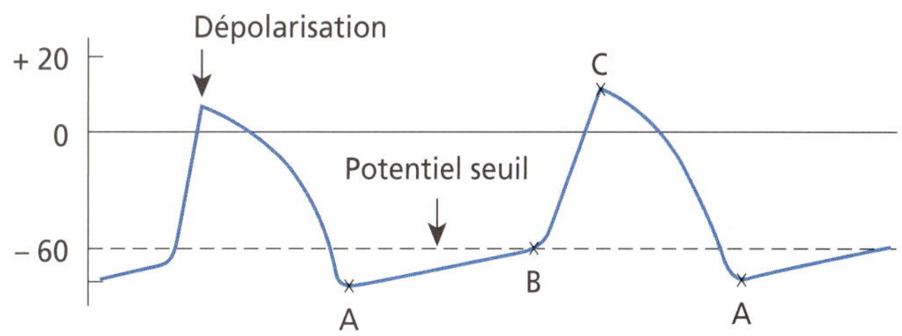

Fig. 2.22 **Potentiel d'action monophasique.**
1. La cellule nodale présente une différence de potentiel négative en fin de repolarisation (point A).
2. De A en B, il existe une dépolarisation lente, automatique qui ramène la différence de potentiel à une valeur seuil (point B).
3. Le potentiel atteignant la valeur seuil (point B) provoque une brusque dépolarisation (de B en C), c'est le potentiel d'action qui va se transmettre le long des voies de conduction du tissu nodal et entraîner la contraction des cellules myocardiques.
4. Repolarisation des cellules nodales de C en A, avant la reprise automatique d'une nouvelle dépolarisation lente.

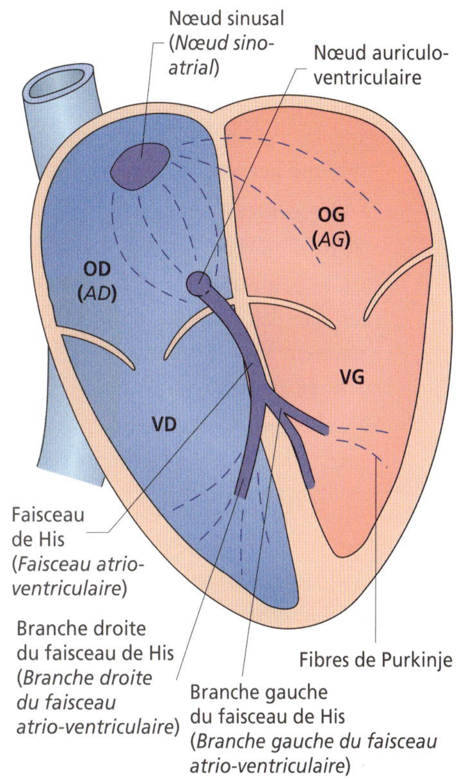

Fig. 2.23 **Tissu nodal, superposé aux structures cardiaques.**

Système neurovégétatif

Organisation du système neurovégétatif

Le rôle de la pompe cardiaque est d'assurer un débit sanguin répondant en toutes circonstances aux besoins en oxygène de l'organisme. Au cours d'un effort, les besoins en oxygène augmentent, ce qui nécessite une augmentation de débit cardiaque.

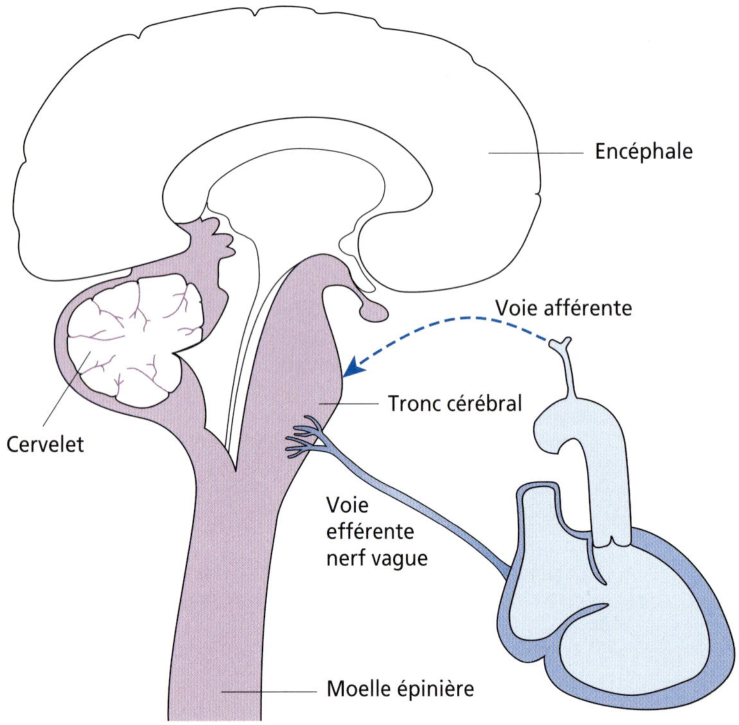

Fig. 2.24 **Axe encéphale-moelle épinière, place du système neurovégétatif et connexions avec le cœur.**

La régulation du débit en fonction des besoins est sous la dépendance du **système neurovégétatif**, ou **système nerveux autonome**. Il comporte :

- **Des centres,** situés dans le bulbe rachidien, en ce qui concerne le cœur.
- **Ces centres reliés aux organes cardio-vasculaires** par des voies de conduction **afférentes**, qui **amènent** les informations sur les besoins en oxygène et en débit cardiaque.
- **Les centres bulbaires** qui répondent par les voies **efférentes**, et **envoient** au cœur et aux vaisseaux la réponse en vue d'adapter le débit en fonction des besoins.

ON DISTINGUE DEUX SYSTÈMES ANTAGONISTES au sein du système nerveux autonome :

- Un système « **accélérateur** » du cœur, le **sympathique**.
- Un système « **frein** » du cœur, le **parasympathique**.

Le système sympathique augmente le débit cardiaque en cas d'effort ou de stress. En dehors de ces circonstances, le parasympathique freine en permanence.

Définitions.

– La *tachycardie* est une accélération de la fréquence cardiaque au-delà de 100/min.

– On parle de *bradycardie* pour un ralentissement de la fréquence cardiaque en deçà de 50/min.

Système sympathique

Définitions.

Les effets du système sympathique sur le cœur sont :

– *inotrope positif* : augmentation de la force contractile du myocarde;

– *chronotrope positif* : accélération de la fréquence cardiaque.

LE SYSTÈME SYMPATHIQUE est sollicité en cas d'augmentation des besoins en débit, lors de l'effort et du stress. Il entraîne une hausse de tous les paramètres : fréquence cardiaque, pression artérielle et débit cardiaque.

LES FIBRES DU SYSTÈME SYMPATHIQUE sont réparties également aux oreillettes et aux ventricules, elles aboutissent à des récepteurs situés sur les cellules myocardiques et dans les parois vasculaires : les récepteurs alpha (α) et bêta (β).

LES NEUROTRANSMETTEURS sont des substances chimiques qui se fixent sur les récepteurs α et β, et les stimulent.

LE MÉDIATEUR DU SYSTÈME SYMPATHIQUE EST LA NORADRÉNALINE qui exerce une action sur plusieurs types de récepteurs :

- **les bêta-récepteurs** (β-récepteurs) se divisent en récepteurs $\beta 1$ cardiaques et $\beta 2$ situés dans la paroi musculaire lisse des artères et des bronches (également au niveau du muscle utérin);

– la stimulation des $\beta 1$-récepteurs entraîne tous les effets du système sympathique sur le cœur : inotrope+, chronotrope+ ;

– la stimulation des $\beta 2$-récepteurs entraîne une vasodilatation artérielle (augmentation de calibre du vaisseau) et une bronchodilatation;

- **les récepteurs alpha** sont situés dans la paroi musculaire lisse des artères, leur stimulation entraîne une vasoconstriction (diminution de calibre du vaisseau).

Système parasympathique

Le système parasympathique est le « frein » du cœur. Les voies efférentes du parasympathique destinées au cœur empruntent le trajet du **nerf pneumogastrique** (X^{e} paire crânienne), qu'on appelle également le **nerf vague**. Pour cette raison, on parle de syndrome vagal, ou d'hypertonie vagale en cas d'hyperstimulation parasympathique.

L'EXEMPLE CLASSIQUE D'HYPERTONIE VAGALE est la syncope vagale : dit « tomber dans les pommes » à la suite d'un stress ou d'une douleur violente. La syncope vagale est due à un effondrement de la pression artérielle avec bradycardie, par hyperstimulation vagale.

AU NIVEAU CARDIAQUE, L'INNERVATION PARASYMPATHIQUE est surtout destinée aux oreillettes, au nœud sinusal et au nœud auriculo-ventriculaire.

La stimulation parasympathique au niveau cardiaque entraîne :
- *un effet chronotrope négatif* : ralentissement de la fréquence cardiaque ;
- *un effet dromotrope négatif* : ralentissement de la conduction auriculo-ventriculaire.

LE NEUROTRANSMETTEUR du système parasympathique est l'acétylcholine.

Épidémiologie et prévention des maladies cardio-vasculaires

Athérosclérose

L'athérosclérose se caractérise par des dépôts lipidiques dans les parois artérielles. Les plaques d'athérome entraînent des rétrécissements pouvant toucher toutes les artères de moyen calibre : artères à destinée cérébrale, artères coronaires, artères rénales, digestives, artères des membres inférieurs. Parmi les atteintes les plus fréquentes, on retrouve donc les accidents vasculaires cérébraux, la maladie coronaire ou l'artériopathie chronique oblitérante des membres inférieurs, qui sont toutes des manifestations d'une seule maladie : l'athérosclérose. L'aorte elle-même peut être touchée, ce qui donne lieu à la formation d'anévrismes surtout fréquents sur l'aorte abdominale sous-rénale.

Facteurs de risques cardio-vasculaires

Définition. Un facteur de risque est lié à une maladie donnée par un lien de causalité, établi par les études épidémiologiques.

UNE ÉTUDE ÉPIDÉMIOLOGIQUE permet de recenser les caractéristiques d'une population afin d'établir un lien entre certaines habitudes de vie (le tabac) ou certaines caractéristiques biologiques (l'hypercholestérolémie) avec une maladie (l'athérosclérose).

La deuxième étape du processus est d'étudier l'effet d'une diminution d'un facteur de risque sur la fréquence de la maladie.

Lorsque la suppression d'un facteur de risque diminue, la fréquence de survenue de la maladie à laquelle il est associé, le lien de causalité est établi et des recommandations peuvent être proposées par les organismes de santé publique.

LES PRINCIPAUX FACTEURS DE RISQUE DE L'ATHÉROSCLÉROSE CORONAIRE sont classables en deux groupes : des facteurs constitutionnels et des facteurs acquis contre lesquels il est possible de lutter.

- **Les facteurs constitutionnels** sont :
  - l'hérédité (présence d'antécédents cardio-vasculaires dans la famille du patient) ;
  - l'âge ;
  - le sexe masculin.
- **Les facteurs acquis** sont :
  - le tabagisme ;

– l'obésité, souvent associée à l'hypertension artérielle et au diabète;

– l'hypercholestérolémie; notons que les hypercholestérolémies familiales sont constitutionnelles et qu'il est particulièrement difficile de lutter contre.

D'AUTRES FACTEURS DE RISQUE sont au second plan : la sédentarité, le stress.

Prévention

Définitions.

– Les mesures de prévention primaire visent à réduire la fréquence de survenue (l'incidence) d'une maladie dans une population donnée.

– La prévention secondaire a pour but de diminuer la progression d'une maladie une fois que celle-ci est apparue chez un patient donné.

PRÉVENTION PRIMAIRE. La lutte contre le tabagisme, le contrôle du taux sanguin de cholestérol chez des patients indemnes de pathologie cardio-vasculaire sont des mesures de prévention primaire visant à diminuer l'incidence de la maladie coronaire.

PRÉVENTION SECONDAIRE. Après un premier infarctus, le traitement bêta-bloquant, l'aspirine, l'arrêt du tabac et le contrôle de la cholestérolémie sont des mesures de prévention secondaire. Ces mesures sont dictées par des essais thérapeutiques menés sur des milliers de patients ayant démontré qu'elles étaient efficaces pour réduire la fréquence de récidive de l'infarctus et diminuer la mortalité de cause cardio-vasculaire.

Prévention de l'endocardite

L'endocardite infectieuse touche des sujets à risque dans certaines situations bien définies. La gravité et le traitement lourd de cette maladie potentiellement mortelle justifient une attitude préventive systématique.

Sujets à risque

Les patients à risque d'endocardite sont les porteurs de cardiopathies valvulaires ou congénitales. On distingue les patients à risque élevé, moyen et faible.

Patients à haut risque d'endocardite

– Porteurs de prothèse valvulaire cardiaque : ils représentent plus du quart des cas d'endocardite à l'heure actuelle, avec une mortalité pouvant atteindre 50 % des cas.
– Cardiopathies cyanogènes : tétralogie de Fallot++.
– Antécédent d'endocardite.

Risque intermédiaire

– Fuite aortique ou mitrale.
– Bicuspidie aortique.
– Prolapsus valvulaire mitral avec épaississement valvulaire et/ou insuffisance mitrale.
– Cardiopathie congénitale non cyanogène : CIV.
– Cardiomyopathie obstructive.

Risque faible

– Sténose mitrale pure.
– Communication interauriculaire.

Situations à risque

Toutes les situations pouvant entraîner une bactériémie sont à risque d'endocardite chez un sujet prédisposé :
– les soins dentaires représentent la porte d'entrée la plus fréquente pour l'endocardite lente d'Osler; un simple détartrage suffit pour provoquer une bactériémie;
– les manœuvres endoscopiques urologiques, des voies respiratoires, et surtout coliques du fait du caractère septique du côlon;
– la chirurgie digestive, urologique, gynécologique;
– les cathétérismes, surtout veineux, la pose de pacemaker.
Pour chaque situation, une antibioprophylaxie est prévue en fonction du risque de la procédure et du terrain du patient (voir *Protocole de soins*, page 121).

Pharmacologie

3

Agents inotropes positifs

Les agents inotropes sont utilisés pour renforcer la contractilité du myocarde et faire remonter la pression artérielle en cas d'insuffisance cardiaque sévère, ou de choc. Les inotropes les plus couramment employés sont les sympathomimétiques.

Définition. Les sympathomimétiques sont des médicaments qui stimulent directement les récepteurs alpha et bêta, et produisent les mêmes effets qu'une stimulation sympathique.

ACTION. Leur effet principal est d'être inotrope positif : renforcer la contraction du muscle cardiaque. Accessoirement, ils peuvent accélérer considérablement la fréquence cardiaque (chronotrope positif), et entraîner une hyperexcitabilité ventriculaire.

PRESCRIPTION. Du fait de leur demi-vie courte, les agents inotropes sont prescrits exclusivement en perfusion intraveineuse à la seringue électrique. Dobutamine et dopamine sont prescrits en microgrammes par kilo de poids et par minute : µg/kg/min (ou gamma/kg/min). Une méthode simple est décrite ci-après (voir page 34), qui permet de calculer la dilution du produit et le débit de la seringue électrique en fonction du dosage prescrit en µg/kg/min.

SURVEILLANCE. Du fait du risque d'hyperexcitabilité cardiaque, ils sont réservés à l'unité de soins intensifs, sous surveillance continue de la fréquence cardiaque, de la pression artérielle, et de l'ECG (scope).

Les quatre médicaments utilisées en cardiologie sont :

- **dobutamine** (*Dobutrex*) qui stimule les récepteurs β1 myocardiques. On l'utilise pour renforcer la contractilité du myocarde ;
- **dopamine** (*Dopamine*) est surtout utilisée à faibles doses pour relancer la diurèse (stimulation des récepteurs dopaminergiques rénaux) ;
- **isoprénaline** (*Isuprel*) est utilisé en cas de bradycardie extrême, ou d'arrêt cardiaque, en attente de la pose d'un pacemaker transitoire ou définitif ;
- **épinéphrine** (*Adrénaline*) est utilisée dans les états de choc rebelles, et en cas d'arrêt cardiaque.

Chaque médicament stimule électivement un ou plusieurs types de récepteurs alpha ou bêta, ce qui explique les différents modes d'action, résumés dans le tableau 3.1.

L'inotropisme est la capacité de contraction du muscle cardiaque.

Tableau 3.1 Récepteurs cibles des sympathomimétiques.

Médicament	***Nom commercial***	***Récepteur β1***
Dobutamine	*Dobutrex*	+++
Dopamine	*Dopamine*	5 à 20 gamma
Épinéphrine	*Adrénaline*	+++
Isoprénaline	*Isuprel*	+++
Médicament	***Récepteur β2***	***Récepteur α***
Dobutamine	+	+
Dopamine	+	> 20 gamma
Épinéphrine	++	+++
Isoprénaline	+++	0

Un médicament inotrope positif renforce la contraction du myocarde.

Dobutamine

La dobutamine est un stimulant très spécifique des β1-récepteurs cardiaques. Son action est un renforcement de la contractilité du myocarde. Le *Dobutrex* est le médicament de l'insuffisance cardiaque sévère et du choc cardiogénique. Son utilisation est réservée à l'unité de soins intensifs, en perfusion intraveineuse à la seringue électrique, sous stricte surveillance du pouls, de la pression artérielle et du scope (arythmies).

Dopamine

La dopamine agit à différents niveaux en fonction du dosage administré :

– Jusqu'à 5 µg/kg/min, action sur les récepteurs dopaminergiques du rein, ce qui facilite la diurèse

PHARMACOLOGIE

DOBUTAMINE

Dénomination	Conditionnement - posologie
Dobutamine (*Dobutrex*)	Ampoules injectables à 250 mg pour 20 mL. Dilution dans du G_5. **Pas de solutés alcalins.** Perfusion/SE : 5 à 30 µg/kg/min.

ACTION

Renforce la contractilité du myocarde en stimulant les récepteurs β1 cardiaques.

INDICATIONS

– Insuffisance cardiaque sévère.
– Choc cardiogénique.

CONTRE-INDICATIONS

– Cardiomyopathie obstructive.
– Tamponnade.

EFFETS SECONDAIRES

– Tachycardie sinusale.
– Hyperexcitabilité ventriculaire.

SURVEILLANCE

En Unité de soins intensifs cardiologiques (USIC), sous scope, monitoring de la fréquence cardiaque, pression artérielle, et ECG.

PHARMACOLOGIE

DOPAMINE

Dénomination	Conditionnement - posologie
Dopamine (*Dopamine*)	Ampoules à 200 mg pour 5 mL et 50 mg pour 10 mL. Diluer dans du G_5. **Pas de solutés alcalins.** Perfusion/SE : 2,5 à 30 µg/kg/min.

ACTION

– À faible dose (2,5 à 5 µg/kg/min) : relance la diurèse par vasodilatation rénale.
– À dose moyenne (5 à 20 µg/kg/min) : effet inotrope cardiaque, idem Dobutamine.
– À forte dose (supérieure à 20 µg/kg/min) : vasoconstriction artérielle.

INDICATIONS

– Faible dose : oligo-anurie, dans le cadre d'un état de choc.
– Dose moyenne : idem dobutamine, association possible dobutamine + dopamine.
– Forte dose : collapsus par vasoplégie.

CONTRE-INDICATIONS

– Hyperexcitabilité ventriculaire.
– Phéochromocytome.

EFFETS SECONDAIRES/SURVEILLANCE

Idem dobutamine.

PROTOCOLE DE SOINS

PERFUSION À LA SERINGUE ÉLECTRIQUE DE *DOBUTREX / DOPAMINE*

Préparation du matériel

• S'assurer qu'on dispose d'un perfuseur électrique libre.
• Prendre une ***seringue de 50 cc***, une tubulure, une aiguille (pompeuse), des compresses stériles et une solution antiseptique (alcool ou bétadine).
• Ampoules de *Dobutrex* ou *Dopamine* selon la prescription.

Préparation de la seringue

– La dose de *Dobutrex* ou *Dopamine* est obtenue en ***multipliant le poids du patient par 3,*** ce qui donne la quantité de produit en milligrammes.
Exemple : patient pesant ***70 kg : 70 × 3 = 210 mg*** de *Dobutrex* à prendre dans la seringue de 50 cc.
– Compléter la seringue avec du G_5, QSP = 50 cc, purger les bulles, raccorder la tubulure.
– Attention : ***ne jamais utiliser de soluté alcalin*** (bicarbonate de Na^+) pour diluer, car ils inactivent les sympathomimétiques.

Mise en route de la perfusion

– Régler la vitesse sur le perfuseur électrique en cc/heure : la dilution dans une seringue de 50 cc fait que la ***vitesse de perfusion (en cc/heure) est égale au débit prescrit en µg/kg/min.***
• **Exemple :** en réglant la vitesse à ***5 cc/heure***, on obtient une perfusion à ***5 µg/kg/min*** compte tenu du poids du patient.
• Si le médecin prescrit d'augmenter la dobutamine à 7,5 µg/kg/min, il suffit d'augmenter le débit à 7,5 cc/heure sans avoir à refaire la seringue.

Surveillance

Le patient est sous scope, ce qui permet de détecter une tachycardie excessive (supérieure à 120/min), des extrasystoles nombreuses ou répétitives, voire une tachycardie ventriculaire. Prise régulière de la pression artérielle (éventuellement par matériel automatique type *Dynamap*).

PHARMACOLOGIE

ADRÉNALINE

Dénomination	Conditionnement - posologie
Épinéphrine (*Adrénaline*)	Ampoules injectables à 0,25 mg, 0,5 mg et 1 mg pour 1 mL. **Pas de solutés alcalins.** Perfusion/SE : 0,25 mg/heure à 4 mg/heure (diluer dans du G_5).

ACTION

Sympathomimétique puissant, stimulant tous les récepteurs alpha et bêta, effet inotrope positif majeur, effet chronotrope intense utilisé dans les asystolies (arrêt cardiaque).

INDICATIONS

- Choc cardiogénique rebelle à l'association dobutamine plus dopamine.
- Choc anaphylactique.
- Fibrillation ventriculaire réfractaire, asystolie.

CONTRE-INDICATIONS

- Aucune en cas de choc anaphylactique.
- Cardiomyopathies obstructives (CMO), troubles du rythme ventriculaires graves.

EFFETS SECONDAIRES

- Tachycardie supraventriculaire.
- Tachycardie/fibrillation ventriculaire.
- Poussée tensionnelle.
- Nécrose ischémique des extrémités (effet alpha vasoconstricteur).

SURVEILLANCE

En USIC, sous scope, surveillance continue : fréquence cardiaque, pression artérielle, troubles du rythme, survenue d'ischémie des extrémités.

par vasodilatation artériolaire rénale. La dopamine à faible dose est donc utilisée en cas d'oligurie (effondrement de la diurèse) par diminution du flux sanguin rénal. L'oligurie est fréquente au cours de l'insuffisance cardiaque sévère.

– De 5 à 20 µg/kg/min, la dopamine a les mêmes effets que la dobutamine, en stimulant les récepteurs β1 cardiaques.

– Au-delà de 20 µg/kg/min, la dopamine entraîne une vasoconstriction artérielle par stimulation des récepteurs alpha artériolaires. Cet effet est recherché en cas de chute du tonus vasoconstricteur artériel, ce qui se voit dans certains états de choc : par exemple le choc septique.

Épinéphrine

L'épinéphrine (*Adrénaline*) est un médicament extrêmement puissant utilisé dans les états de choc résistant à l'association dobutamine + dopamine, dans le choc anaphylactique et dans l'arrêt cardiaque. Tous les récepteurs alpha et bêta sont stimulés par l'épinéphrine, ce qui entraîne les mêmes effets secondaires qu'avec les autres sympathomimétiques. Du fait de la stimulation alpha puissante, un risque s'ajoute : celui de la survenue de nécroses cutanées sous fortes doses d'*Adrénaline*.

Isoprénaline

L'isoprénaline (*Isuprel*) est utilisé essentiellement comme stimulant « rythmique » en cas de bradycardie extrême :

– en cas de bloc auriculo-ventriculaire ne répondant pas à l'atropine, en attente de la pose d'un pacemaker ;

– en cas de torsades de pointes, une forme de tachycardie ventriculaire favorisée par la bradycardie, qui nécessite également la pose d'un pacemaker transitoire.

PHARMACOLOGIE

ISOPRÉNALINE

Dénomination	Conditionnement - posologie
Isoprénaline (*Isuprel*)	Ampoules inj. à 0,2 mg pour 1 mL. Diluer 5 ampoules dans 250 cc de G_5, ajuster le débit de perfusion à la fréquence cardiaque. **Pas de solutés alcalins.** **Protéger le flacon et la tubulure de la lumière.**

ACTION

Effet inotrope positif et chronotrope puissants, par stimulation pure des récepteurs β1 et β2.

INDICATIONS

- Asystolie, BAV complet, en attente d'un entraînement électro-systolique.
- Torsades de pointe, en attente d'un entraînement électro-systolique.

CONTRE-INDICATIONS

- Troubles du rythme ventriculaire, sauf torsades de pointes.
- Angor instable, infarctus du myocarde au stade aigu.

EFFETS SECONDAIRES

- Tachycardie sinusale.
- Troubles du rythme ventriculaires.
- Ischémie myocardique, pouvant provoquer un infarctus du myocarde.

SURVEILLANCE

En USIC, sous scope : pouls, pression artérielle, survenue d'extrasystoles, douleur thoracique.

PHARMACOLOGIE

BÊTA-BLOQUANTS

Dénomination	Conditionnement	Posologie
Propranolol/*Avlocardyl*	Comp. à 40 et 160 mg	40 à 160 mg/24 h
Acébutolol/*Sectral*	Comp. à 200 et 400 mg	100 à 400 mg/24 h
Aténolol/*Ténormine*	Comp. à 50 et 100 mg	50 à 200 mg/24 h
Métoprolol/*Seloken*	Comp. à 100 et 200 mg	50 à 200 mg/24 h
Céliprolol/*Célectol*	Comp. à 200 mg	200 à 400 mg/24 h
Bisoprolol/*Détensiel*	Comp. à 10 mg	0 à 20 mg/24 h
Bisoprolol/*Cardensiel*	Comp. à 1,25 ; 2,5 ; 3,75 ; 5 ; 7,5 et 10 mg	Insuffisance cardiaque : augmentation progressive de 1,25 à 10 mg/24 h
Carvédilol/*Krédex*	Comp. sécables à 6,25 ; 12,5 et 25 mg	Insuffisance cardiaque : augmentation progressive de 3,25 à 50 mg/24 h

ACTION

Abaissent la pression artérielle, ralentissent la fréquence cardiaque, diminuent initialement la force contractile et l'excitabilité du myocarde. À long terme : amélioration de la contractilité ventriculaire gauche dans l'insuffisance cardiaque.

INDICATIONS

- Angine de poitrine.
- Infarctus du myocarde.
- Prévention secondaire post-infarctus.
- Insuffisance cardiaque stable (*Krédex*, *Cardensiel*)
- Hypertension artérielle.
- Troubles du rythme supraventriculaires et ventriculaires.
- Cardiomyopathie obstructive.

CONTRE-INDICATIONS

- Asthme avéré, bronchopathie chronique obstructive.
- Insuffisance cardiaque décompensée.
- Bloc auriculo-ventriculaire de haut degré non appareillé.
- Bradycardie < 50 battements/min.
- Phénomène de Raynaud, artériopathie chronique oblitérante dans les formes sévères.

EFFETS SECONDAIRES

- Bradycardie excessive.
- Troubles de la conduction intracardiaque.
- Poussée d'insuffisance cardiaque.
- Bronchospasme.

SURVEILLANCE, ÉDUCATION DU PATIENT

- Prise de la pression artérielle et du pouls, surveillance régulière de l'ECG, surtout en début de traitement ou en cas d'augmentation des doses.
- Survenue d'une dyspnée, d'un bronchospasme.
- **L'arrêt brutal du traitement β-bloquant chez un patient coronarien l'expose au risque d'infarctus du myocarde et de mort subite**. Il convient d'en avertir le patient, sans présenter les choses de manière trop brutale.

PHARMACOLOGIE

BÊTA-BLOQUANTS INJECTABLES

Dénomination	Formes injectables	Posologie
Métoprolol/*Seloken*	Ampoules à 5 mg	1 amp. IV lente sur 5 min
Aténolol/*Ténormine*	Ampoules à 5 mg	1 amp. IV lente sur 5 min

ACTION
Freinage puissant de la fréquence cardiaque, réduction de certains troubles du rythme.

INDICATIONS
- Infarctus du myocarde, au stade aigu.
- Angor instable.
- Troubles du rythme cardiaque.

CONTRE-INDICATIONS - EFFETS SECONDAIRES
Les mêmes que la voie orale.

SURVEILLANCE
Médicaments utilisés uniquement en USIC, sous strict contrôle médical, surveillance continue pendant l'injection de la fréquence cardiaque, pression artérielle, auscultation pulmonaire.

Bêta-bloquants

Les bêta-bloquants sont des molécules qui inhibent les effets du système sympathique en se fixant de manière spécifique sur les β-récepteurs, empêchant ainsi l'action des catécholamines.

Définition : les β–bloquants sont des antagonistes du système sympathique, ils ont donc des effets :

- inotrope négatif : ils diminuent la force contractile du myocarde ;
- chronotrope négatif : ralentissement de la fréquence cardiaque ;
- dromotrope négatif : ralentissement de la conduction auriculo-ventriculaire.

Bêta-bloquants, formes orales

Les bêta-bloquants *per os* sont indiqués dans l'angine de poitrine, la prévention secondaire de l'infarctus du myocarde, l'insuffisance cardiaque, l'hypertension artérielle et certains troubles du rythme cardiaque. Ils agissent en freinant les accélérations cardiaques à l'effort, diminuant ainsi les besoins myocardiques en oxygène.

Bêta-bloquants, formes injectables

Les bêta-bloquants injectables sont utilisés en réanimation par voie intraveineuse, sous stricte surveillance médicale, chez un patient surveillé par un scope. Les indications sont l'angor instable, l'infarctus du myocarde au stade aigu, et certains troubles de rythme.

Inhibiteurs calciques

Mécanisme d'action. Les inhibiteurs calciques (ou anticalciques) inhibent l'entrée du calcium dans les cellules myocardiques et dans les cellules musculaires lisses des parois artérielles. L'ion calcium étant indispensable à la contraction musculaire, les anticalciques diminuent la contractilité myocardique et dilatent les artères.

Classification. On distingue deux classes d'anticalciques :

– les dihydropyridines (*Adalate*, *Loxen*, *Flodil*) agissent peu sur la fréquence cardiaque, ou sont tachycardisants, ils sont dépourvus d'effet antiarythmique ;

– les autres anticalciques (*Tildiem*, *Isoptine*) sont bradycardisants, et antiarythmiques, répertoriés

Les β-bloquants ralentissent la fréquence cardiaque et la conduction intracardiaque. Ils diminuent la contractibilité du myocarde (effet inotrope négatif).

PHARMACOLOGIE

ANTICALCIQUES		
Dénomination	**Formes orales**	**Posologie**
Nifédipine/*Adalate*	Gélules à 10 mg/comp. à 20 mg LP	20 à 40 mg/24 h
Amlodipine/*Amlor*	Comp. à 5 et 10 mg	5 à 10 mg/24 h
Félodipine/*Flodil*	Comp. à 5 mg LP	5 à 10 mg/24 h
Nicardipine/*Loxen*	Comp. à 20 et 50 mg	60 à 100 mg/24 h
Diltiazem/*Tildiem*	Comp. à 60 mg	120 à 300 mg/24 h
Diltiazem/*Monotilidiem*	Comp. à 200 et 300 mg à libération prolongée	1 comp./24 h
Diltiazem/*Bi-Tildiem*	Comp. à 90 et 120 mg à libération prolongée	180 à 240 mg/24 h
Vérapamil/*Isoptine*	Comp. à 40 et 120 mg	120 à 240 mg/24 h
Vérapamil/*Isoptine LP*	Comp. à 240 mg	HTA : 1 comp./24 h

ACTION
Vasodilatateurs artériels, agissant notamment sur les artères coronaires. Action antispastique coronaire, diminution de la pression artérielle.

INDICATIONS
- Angine de poitrine, notamment angor spastique.
- Hypertension artérielle.

CONTRE-INDICATIONS
- Pour *Adalate* et *Loxen* : allergie au produit.
- Pour *Tildiem* et *Isoptine* : bloc sino-auriculaire et BAV de haut degré non appareillé, Insuffisance cardiaque congestive.

EFFETS SECONDAIRES
- Tachycardie pour *Adalate* et *Loxen*.
- Allergie, œdèmes des chevilles, avec *Adalate*.
- Bradycardie excessive pour *Tildiem* et *Isoptine*.
- Effet inotrope négatif, surtout *Isoptine*.

SURVEILLANCE
Pouls, pression artérielle, ECG réguliers en début de traitement et lors de l'augmentation des doses, rechercher des signes d'insuffisance cardiaque (dyspnée).

dans la classe IV de Vaughan-Williams (classification des antiarythmiques).

Inhibiteurs calciques, formes orales

Les inhibiteurs calciques *per os* sont utilisés comme traitement de fond de l'angor, pour leur effet vasodilatateur et antispastique coronarien. Les autres indications sont l'hypertension artérielle (action par vasodilatation artérielle) et certains troubles du rythme, pour ceux ayant des propriétés antiarythmiques (en pratique, seule l'*Isoptine* est utilisée comme antiarythmique).

Inhibiteurs calciques, formes injectables

Le *Loxen* existe en forme injectable, il est utilisé en perfusion intraveineuse, à la seringue électrique, dans les hypertensions artérielles sévères. Son usage est préférable en unité de soins intensifs, pour une surveillance rapprochée de la pression artérielle et de la fréquence cardiaque.

PHARMACOLOGIE

NICARDIPINE INJECTABLE

Dénomination	Conditionnement/posologie
Nicardipine/*Loxen* injectable	Ampoules injectables à 5 et 10 mg. Perfusion/SE : 0,5 à 4 mg/heure.

ACTION
Vasodilatateur artériel puissant, effet antihypertenseur rapide.

INDICATION
Poussée tensionnelle mal tolérée, non contrôlable par une thérapeutique orale.

CONTRE-INDICATION
Allergie au produit.

EFFETS SECONDAIRES
– Chute tensionnelle.
– Tachycardie.

SURVEILLANCE
Médicament utilisé surtout en unité de soins intensifs, sous contrôle continu du pouls et de la pression artérielle, afin d'ajuster le débit de la perfusion.

Dérivés nitrés et apparentés

Les dérivés nitrés sont des vasodilatateurs artériels et veineux, on les utilise :

- **dans l'angor** et au stade aigu de l'infarctus du myocarde, pour leur effet vasodilatateur coronaire et antispastique ;
- **dans l'insuffisance ventriculaire gauche chronique et l'œdème pulmonaire,** pour leur effet vasodilatateur mixte artériel et veineux.

La molsidomine (*Corvasal*) a les mêmes propriétés que les dérivés nitrés, on l'utilise dans les mêmes indications.

Formes à libération prolongée, patchs transdermiques, formes sublinguales

LES FORMES À LIBÉRATION PROLONGÉE ont un effet vasodilatateur coronaire pendant un délai plus long, on les utilise comme traitement de fond dans l'angine de poitrine, et dans l'insuffisance ventriculaire gauche chronique (IVG).

LES PATCHS TRANSDERMIQUES se collent sur la peau, à n'importe quel endroit du corps. Habituellement on les colle sur le thorax ou sur les bras. La trinitrine contenue dans le patch passe dans la circulation sanguine à travers la peau. Les effets et les indications sont les mêmes que les formes LP.

Les dérivés nitrés constituent le médicament de la crise d'angor.

LA TRINITRINE PAR VOIE SUBLINGUALE est le traitement de la crise angineuse. La voie sublinguale permet une résorption immédiate et un effet vasodilatateur coronarien rapide. Le patient doit utiliser son spray (ou le comp. de *Risordan* 5 mg) en cas de crise d'angor, et uniquement dans ce cas.

- **Lui expliquer comment on oriente le jet du spray** vers la face inférieure de la langue ; comment on croque le comprimé de trinitrine (TNT) pour le laisser fondre sous la langue.
- **Conseiller au patient de s'asseoir** avant une prise de TNT sublinguale, du fait du risque de chute tensionnelle.

Les dérivés nitrés à libération prolongée sont utilisés comme traitement de fond dans l'angor et dans l'insuffisance ventriculaire gauche.

Dérivés nitrés, formes injectables

La trinitrine injectable est utilisée en perfusion intraveineuse à la seringue électrique. Ses indications sont l'angor instable, le stade aigu de l'infarctus du myocarde et l'œdème pulmonaire.

- On remarque que la trinitrine injectable est deux fois plus fortement dosée que le *Risordan* injectable : **1 mg/heure de trinitrine égale 2 mg/heure de *Risordan* injectable.**

PHARMACOLOGIE

DÉRIVÉS NITRÉS

Nitrés : formes LP/molsidomine		Indications : angor stable/IVG
Isosorbide-Dinitrate/*Risordan*	Comp. à 20, 40, 60 mg	40 à 180 mg/24 h
Isosorbide-Dinitrate/*Langoran*	Comp. à 20 et 40 mg	40 à 120 mg/24 h
Molsidomine/*Corvasal*	Comp. à 2 et 4 mg	8 à 12 mg/24 h
Trinitrine/*Nitriderm TTS*	Patch à 5 et 10 mg	1 patch pendant 12 heures/jour, soit de 8 h à 20 h par exemple
Nitrés : formes sublinguales		**Indication : crise angineuse**
Isosorbide dinitrate/*Risordan 5*	Comp. à 5 mg	1 comp. à croquer et laisser fondre sous la langue en cas de crise
Trinitrine/*Natispray*	Spray à 0,15 mg ou 30 mg	1 bouffée sous la langue en cas de crise

ACTION
Vasodilatateurs artériels et veineux, antispastiques coronariens.

INDICATIONS
– Formes LP/molsidomine : traitement de fond de l'angor stable, insuffisance ventriculaire gauche chronique.
– Trinitrine sublinguale : traitement de la crise angineuse.

CONTRE-INDICATIONS
– Co-prescription avec le Sildénafil/*Viagra*
– Cardiomyopathie obstructive.

EFFETS SECONDAIRES
– Hypotension.
– Céphalées.

SURVEILLANCE/ÉDUCATION DU PATIENT
– Surveiller la pression artérielle, notamment en position debout.
– Apprendre au patient à s'asseoir avant une prise de trinitrine sublinguale.

Un thrombolytique entraîne la dissolution (lyse) de tous les caillots « frais » dans l'organisme.

Le risque majeur de toute thrombolyse est l'hémorragie cérébrale.

Activateurs des canaux potassiques

Les activateurs des canaux potassiques (**nicorandil**, *Adancor*, *Ikorel*) sont des vasodilatateurs artériels dont l'action est assez proche de celle des dérivés nitrés, auxquels il n'est pas logique de les associer.

Ils ont également une action antispastique coronaire.

Ils sont indiqués comme traitement de fond de l'angor stable, éventuellement en association avec les autres classes d'antiangineux, à l'exclusion des dérivés nitrés et de la molsidomine.

Thrombolytiques

Les thrombolytiques ont pour effet de dissoudre les caillots (thrombus) intravasculaires. Ils sont utilisés en cardiologie dans l'infarctus du myocarde et dans les embolies pulmonaires graves. Actuellement, le seul thrombolitique d'utilisation courante est l'activateur tissulaire du plasminogère (**Altéplase**/*Actilyse*). Des thrombolytiques plus anciens comme la streptokinase ou l'urokinase ne sont pratiquement plus utilisés en France, ils sont en revanche encore utilisés dans certains pays d'Europe de l'Est pour des raisons économiques.

Leur mode d'action est une activation du plasminogène, qui aboutit à la formation de plasmine. La plasmine est une protéine qui dissout les molécules de fibrine, constituant principal du thrombus.

PHARMACOLOGIE

DÉRIVÉS NITRÉS INJECTABLES

Dénomination	Conditionnement	Posologie
Trinitrine/*Lenitral* injectable	Amp. à 3 mg pour 2 mL et 15 mg pour 10 mL	0,5 à 4 mg/heure
Isosorbide dinitrate/*Risordan* injectable	Amp. à 10 mg pour 10 mL	1 à 8 mg/heure

ACTION

Effet vasodilatateur mixte, artériel et veineux puissant, délai d'action rapide.

INDICATIONS

– Angor instable, notamment spastique.
– Infarctus du myocarde au stade aigu.
– Œdème aigu pulmonaire.

CONTRE-INDICATIONS

– Collapsus (pression artérielle systolique inférieure à 90 mmHg).
– Cardiomyopathie obstructive.
– Glaucome, hypertension intracrânienne.

EFFETS SECONDAIRES

– Chute tensionnelle pouvant aller jusqu'au collapsus, tachycardie.
– Céphalées.

SURVEILLANCE

Médicaments à utiliser de préférence en USIC, sous surveillance continue de la pression artérielle et de la fréquence cardiaque. Parfois, on surveille en continu les pressions de remplissage, par une sonde de Swan-Ganz.

PHARMACOLOGIE

ACTIVATEURS DES CANAUX POTASSIQUES

Dénomination	Conditionnement	Posologie
Nicorandil/*Adancor*	Comp. à 10 et 20 mg	20 mg/24 h
Nicorandil/*Ikorel*	Comp. à 10 et 20 mg	20 mg/24 h

ACTION

Effet vasodilatateur artériel et antispastique coronaire.

INDICATIONS

Angor d'effort stable.

CONTRE-INDICATIONS

– Collapsus (pression artérielle systolique inférieure à 90 mmHg).
– Hypersensibilité au produit.

EFFETS SECONDAIRES

– Céphalées transitoires en début de traitement.
– Chute tensionnelle, tachycardie.

SURVEILLANCE/ÉDUCATION DU PATIENT

Posologie progressive à cause du risque d'hypotension.

PHARMACOLOGIE

THROMBOLYTIQUES		
Dénomination	**Conditionnement**	**Posologie**
Altéplase/ *Actilyse*	Flacons de 50 mg, solvant fourni à part	Bolus d'héparine IV (5 000 UI) avant le début de la thrombolyse. Dose totale = 1,5 mg/kg, sans dépasser 100 mg. Bolus de 15 mg IVL, le reste en perfusion/SE sur 90 min.

INDICATIONS
- L'infarctus aigu du myocarde jusqu'à la 12e heure en fonction du contexte.
- L'embolie pulmonaire grave.

CONTRE-INDICATIONS
- Maladie de l'hémostase incontrôlable.
- Hémorragie évolutive ou récente.
- Ulcère gastro-duodénal en poussée.
- Antécédent d'accident vasculaire cérébral hémorragique.
- Néoplasie ou malformation vasculaire cérébrale connue.
- Chirurgie datant de moins d'un mois.
- Ponction-biopsie hépatique ou rénale, ponction d'une artère ou d'une veine non compressible datant de moins de 10 jours.
- Injection intramusculaire récente.
- HTA sévère non contrôlée.

EFFETS SECONDAIRES
Complications hémorragiques, notamment cérébrales.

SURVEILLANCE
Produits utilisés en USIC, sous stricte surveillance médicale. Rechercher l'apparition de symptômes d'allergie, détecter un saignement ou un accident neurologique. En cas d'accident grave : antagoniste de la thrombolyse.

UNE FOIS INJECTÉ, le thrombolytique entraîne la lyse de tous les caillots frais de l'organisme, d'où le risque hémorragique (notamment cérébral) lié à ce traitement.

Activateur tissulaire du plasminogène

L'activateur tissulaire du plasminogène (Altéplase/*Actilyse*) est pratiquement le seul thrombolitique utilisé en France actuellement. Ce produit est très efficace en termes de reperméabilisation artérielle coronaire au stade aigu de l'infarctus. L'*Actilyse* est également utilisée dans les embolies pulmonaires graves.

- **Protocole dans l'infarctus du myocarde** : on utilise les flacons dosés à 50 mg d'*Actilyse*. La dose totale injectée est de 1 mg/kg.

– On injecte 15 mg en IV lente, puis le reste de la dose est perfusé à la seringue électrique sur 90 minutes. On ne dépasse pas une dose totale de 100 mg.

Antagonistes de la thrombolyse

En cas de complication hémorragique de la thrombolyse, on peut être amené à antagoniser l'action du fibrinolytique. Le produit utilisé est l'aprotinine (*Antagosan*). Les flacons sont dosés à 50 mL, correspondant à 500 000 unités inhibi-trices de kallikréine (UIK). On perfuse un flacon de 50 mL en traitement d'attaque, puis un flacon toutes les 6 heures en fonction du syndrome hémorragique.

Antagonistes des récepteurs GP II b/III a

Les antagonistes des récepteurs GP II b/III a sont de puissants antiagrégants plaquettaires, utilisés uniquement par voie intraveineuse et réservés à l'usage hospitalier. Ces médicaments sont indiqués au stade aigu de l'infarctus du myocarde ou dans les syndromes coronaires aigus. Ils sont prescrits en salle de cathétérisme lors d'une angioplastie coronaire ou en Unité de soins intensifs cardiologiques (USIC). Seul le produit le plus utilisé en USIC (**Tirofiban**/*Agrastat*) sera détaillé ici.

Antiagrégants plaquettaires

L'aspirine et le **clopidogrel**/*Plavix* sont utilisés en pathologie cardiovasculaire pour leur effet antiagrégant plaquettaire. Ils inhibent l'agrégation des plaquettes, qui est le premier stade de la formation du caillot. Plusieurs études cliniques prospectives ont démontré l'effet protecteur de l'aspirine et du clopidogrel en termes de mortalité/morbidité au décours d'un infarctus ou d'une angioplastie coronaire, et en prévention secondaire de la maladie coronaire.

PHARMACOLOGIE

ANTI-GP II B/III A

Dénomination	Conditionnement	Posologie
Tirofiban/*Agrastat*	Solution à diluer pour perfusion : 0,25 mg à diluer dans un flacon de 50 mL.	Bolus d'héparine non fractionnée (5000 UI en IV) puis perfusion d'héparine concomitante. *Agrastat* perfusion initiale à 0,4 µg/kg/min pendant 30 min, puis perfusion d'entretien à 0,1 µg/kg/min pendant une durée de 12 à 48 h.

L'aspirine à petites doses inhibe l'agrégation des plaquettes, qui est un des premiers stades de la formation du thrombus.

PHARMACOLOGIE

ASPIRINE

Dénomination	Conditionnement	Posologie
Acétylsalicylate de lysine/*Aspégic*	Sachets à 100 et 250 mg	1 sachet/jour
Acétylsalicylate de lysine/*Kardégic*	Sachets à 75, 160 et 300 mg	1 sachet/jour
Clopidogrel/*Plavix*	Comp. à 75 mg	1 comp./jour

ACTION
Prévention des thromboses intravasculaires par effet antiagrégant plaquettaire.

INDICATIONS
- Infarctus du myocarde, au stade aigu et en prévention secondaire.
- Angor instable.
- Angioplastie coronaire (le clopidogrel est débuté avant l'angioplastie).
- Aspirine : arythmie complète, en cas de contre-indication aux AVK.
- Clopidogrel : prévention d'accident vasculaire cérébral, dans certains cas.

CONTRE-INDICATIONS
- Allergie à l'aspirine ou au clopidogrel.
- Clopidogrel : insuffisance hépatique sévère.
- Saignement en cours.
- Ulcère gastro-duodénal en poussée.
- Allaitement.

SURVEILLANCE
- Apparition d'un saignement clinique.
- Signes cliniques et biologiques d'anémie.
- Pour le clopidogrel (*Plavix*), en dehors des 6 mois qui suivent la pose d'un stent coronaire, ce traitement peut être interrompu temporairement en cas de soins dentaires potentiellement hémorragiques (extractions notamment). Dans ce cas, le *Plavix* est interrompu 8 jours avant l'intervention et repris 2 jours après.

Tableau 3.2 Seringue électrique d'héparine : vitesse de en fonction de la dose prescrite/24 h (dilution = 12 000 UI d'héparine QSP 48 cc).

Dose : UI/24 h	Vitesse : cc/h	Dose : UI/24 h	Vitesse : cc/h	Dose : UI/24 h	Vitesse : cc/h
5 000	0,8	21 000	3,5	37 000	6,2
6 000	1	22 000	3,7	38 000	6,3
7 000	1,2	23 000	3,8	39 000	6,5
8 000	1,3	24 000	4	40 000	6,7
9 000	1,5	25 000	4,2	41 000	6,8
10 000	1,7	26 000	4,3	42 000	7
11 000	1,8	27 000	4,5	43 000	7,2
12 000	2	28 000	4,7	44 000	7,3
13 000	2,2	29 000	4,8	45 000	7,5
14 000	2,3	30 000	5	46 000	7,7
15 000	2,5	31 000	5,2	47 000	7,8
16 000	2,7	32 000	5,3	48 000	8
17 000	2,8	33 000	5,5	49 000	8,2
18 000	3	34 000	5,7	50 000	8,3
19 000	3,2	35 000	5,8		
20 000	3,3	36 000	6		

PROTOCOLE DE SOINS

MISE EN ROUTE D'UNE SERINGUE D'HÉPARINE

PRÉPARATION DU MATÉRIEL

- Une autopousseuse (SAP) électrique.
- Une seringue de 50 cc, tubulure, aiguilles, ampoules d'héparine et excipient pour la dilution.

PRÉPARATION DE LA DOSE D'HÉPARINE

- Diluer 12 000 unités internationales (UI) d'héparine, QSP 48 cc.
- Raccorder la tubulure, mettre la seringue en place sur la SAP.

MISE EN ROUTE DE LA PERFUSION

- Il faut obtenir du médecin la prescription écrite d'une dose d'héparine en UI par 24 heures.
- La dilution 12 000 UI dans 48 cc permet de régler le débit de la seringue en fonction de la dose prescrite (voir tableau 3.2).

Exemple : *une dose de 24 000 UI/24 heures est obtenue en réglant la vitesse sur 4 cc/heure.*

- En cas de modification de la dose par le médecin, il suffit de changer le débit, sans avoir à refaire la seringue.

Exemple : *pour augmenter à 28 000 UI/24 heures, il suffit d'augmenter la vitesse de perfusion à 4,7 cc/heure sans avoir à changer la seringue.*

Anticoagulants

Les anticoagulants inhibent certaines étapes de la coagulation. Ils sont largement utilisés en pathologie cardio-vasculaire.

- On distingue trois grandes classes : les **héparines non fractionnées** (HNF), les **héparines de bas poids moléculaire** (HBPM) et les **antivitamines K** (AVK).

– Les héparines non fractionnées (héparines « classiques ») agissent sur la formation de la thrombine par activation de l'antithrombine III ; leur surveillance biologique repose sur le TCA (temps de céphaline activée) et sur le dosage de l'activité anti-IIa.

– Les héparines de bas poids moléculaire agissent en inhibant le facteur Xa, et de ce fait la formation de thrombine. La surveillance du traitement par HBPM se fait par dosage de l'activité anti-Xa.

– Les AVK agissent en inhibant la synthèse par le foie de 4 facteurs de la coagulation : les facteurs II, VII, IX et X en se substituant à la vitamine K. La surveillance d'un traitement par les AVK consiste en un dosage de l'INR (*International Normalized Ratio*).

- **On n'utilise de moins en moins aujourd'hui le TP** (taux de prothrombine), dont les résultats sont mal standardisés d'un laboratoire à l'autre.

Héparines non fractionnées

Les héparines non fractionnées (standard) sont les plus anciennes. On distingue deux sous-classes d'héparines non fractionnées :

– L'héparine sodique est utilisée par voie intraveineuse uniquement. Elle est généralement dosée à 5 000 unités internationales (UI) par mL. La dose prescrite d'héparine intraveineuse est exprimée en UI par 24 heures. Le mode d'administration quasi exclusif est la perfusion intraveineuse à la seringue électrique.

– L'héparine calcique est utilisée par voie sous-cutanée, elle est généralement dosée à 25 000 UI/mL. La dose prescrite est généralement exprimée en mL, répartis en 2 ou 3 injections sous-cutanées par 24 heures.

PHARMACOLOGIE

HÉPARINES NON FRACTIONNÉES

Dénomination	Conditionnement	Posologie
Héparine sodique Roche	Flacons de 5 mL/25 000 UI.	**Perfusion IV** à la seringue électrique : 300 à 500 UI/kg/24 h.
Héparine calcique Léo	Ampoules à : 0,3/0,5/0,8 et 1 mL. **dosage = 25 000 UI/mL.**	0,1 mL/10 kg en 2 à 3 injections SC/j.

ACTION

Anticoagulant d'action immédiate par activation de l'antithrombine III.

INDICATIONS

- Infarctus du myocarde au stade aigu.
- Angor instable.
- Embolie pulmonaire.
- Embolie artérielle.

CONTRE-INDICATIONS

- Antécédent d'allergie ou de thrombopénie sous héparine.
- Syndrome hémorragique en cours.
- Accident vasculaire cérébral hémorragique.
- Endocardite infectieuse, hormis les endocardites sur prothèse mécanique.

EFFETS SECONDAIRES

- Hémorragie extériorisée ou occulte.
- Thrombopénie immuno-allergique.

SURVEILLANCE

- Surveillance clinique : dépistage des saignements.
- Surveillance biologique par le TCA (qui doit être compris entre 2 et 3 fois le témoin), ou l'héparinémie anti-IIa, qui doit être entre 0,4 et 0,6 UI/l.
- Surveillance du taux de plaquettes, dès le 5e jour de traitement, puis deux fois par semaine.

ANTAGONISTE

En cas de syndrome hémorragique grave sous héparine, on antagonise son effet par l'injection de *Protamine* intraveineuse. Cent unités d'héparine sont antagonisées par 1 mg de protamine.

PROTOCOLE DE SOINS

INJECTION D'UNE HÉPARINE SOUS-CUTANÉE (*CALCIPARINE* OU HÉPARINE DE BAS POIDS MOLÉCULAIRE)

Prescription médicale

La prescription médicale **écrite** doit préciser :
- Le nom exact du produit (exemples : *Lovenox*, *Calciparine*...).
- La posologie à injecter en millilitres (mL) ou en unités internationales (UI).
- Le rythme des injections : une, deux ou trois injections/24 heures.

Préparation de la dose

La plupart des produits actuellement disponibles sont présentés en seringues prêtes à l'emploi, qu'il suffit de vider partiellement pour obtenir la dose prescrite exacte.

Technique d'injection

- Le patient est allongé sur son lit, il faut choisir la région d'injection sur la face antérieure de l'abdomen ou des cuisses.
- Désinfecter la peau à l'alcool, pincer fermement la peau et le tissu sous-cutané entre le pouce et l'index de la main gauche.
- Planter l'aiguille perpendiculairement jusqu'à la garde, en ***maintenant la peau pincée***.
- Injecter doucement l'héparine ***en maintenant toujours le pli cutané avec les deux doigts de la main gauche.*** L'injection ne doit pas être douloureuse, en cas de douleur, arrêter immédiatement d'injecter et retirer l'aiguille.
- Retirer l'aiguille, puis relâcher la pince du pli cutané.
- Vérifier l'absence de saignement, nettoyer éventuellement la peau.

HÉPARINES DE BAS POIDS MOLÉCULAIRE (HBPM)

Dénomination	Conditionnement
Daltéparine sodique/*Fragmine*	Seringues remplies à 2 500, 5 000 et 10 000 UI, voie sous-cutanée 1 à 2 fois/jour
Nadroparine calcique/*Fraxiparine*	Seringues remplies à 0,2 mL/0,4 mL/0,8 mL 0,1 mL = 1 000 UI, voie sous-cutanée 1 à 2 fois/jour
Enoxaparine/*Lovenox*	Seringues remplies à 0,2 mL/0,4 mL/0,8 mL 0,1 mL = 1 000 UI, voie sous-cutanée 1 à 2 fois/jour
Tinzaparine sodique/*Innohep*	– TT Curatif : seringues remplies : – 0,5 mL/10 000 UI anti Xa ; – 0,7 mL/14 000 UI anti Xa ; – 0,9 mL/18 000 anti Xa. Flacon de 2 mL/40 000 UI anti Xa, voie sous-cutanée, une seule injection par jour.

ACTION
Effet anticoagulant puissant par inhibition du facteur Xa.

INDICATIONS/POSOLOGIE
– Traitement préventif de la thrombose veineuse : 0,2 à 0,4 mL en une injection sous-cutanée par jour.
– Traitement curatif de la thrombose veineuse : 100 UI/kg de poids par voie sous-cutanée toutes les 12 heures.

CONTRE-INDICATIONS/EFFETS SECONDAIRES
Les mêmes que pour les héparines standard.

SURVEILLANCE
– Surveillance clinique : survenue d'une hémorragie ou d'un syndrome anémique.
– Biologie : pas de surveillance pour le traitement préventif, le traitement curatif est surveillé par l'héparinémie anti-Xa, qui doit être comprise entre 0,5 et 1 UI/l ; risque de thrombopénie ; surveillance des plaquettes à partir du 3e jour de traitement, puis à un rythme de 2 fois par semaine.

ANTAGONISTE
On utilise également la *Protamine*, qui n'antagonise jamais à 100 % les héparines de bas poids moléculaire.

PHARMACOLOGIE

ANTIVITAMINE K

Dénomination	Conditionnement	Posologie
Fluindione/*Préviscan*	Comp. à 20 mg, sécables en 4	débuter à 1 comp./jour
Acénocoumarol/*sintrom*	Comp. à 20 mg, sécables en 4	débuter à 3/4 ou 1 comp./jour

ACTION
Effet anticoagulant retardé par inhibition de la synthèse des facteurs vitamine K-dépendants.

INDICATIONS
– Arythmie complète chronique ou paroxystique.
– Prévention de la récidive de phlébite ou embolie pulmonaire.
– Thrombus intracavitaire cardiaque.
– Prothèses valvulaires cardiaques mécaniques.
– Embolies artérielles récidivantes.

CONTRE-INDICATIONS
– Syndrome hémorragique, lésion organique susceptible de saigner.
– Injections intramusculaires interdites sous AVK.

ASSOCIATIONS INTERDITES
– Aspirine à forte dose.
– Anti-inflammatoires.
– *Daktarin* (antifongique).
– *Diflurex* (diurétique).

EFFETS SECONDAIRES
– Syndrome hémorragique en cas de surdosage.
– Manifestations cutanées.

SURVEILLANCE BIOLOGIQUE
L'INR doit être mesuré tous les mois, une fois le traitement équilibré.

ANTAGONISTE
Vitamine K intraveineuse, ou fraction PPSB.

Héparines de bas poids moléculaire

Les héparines de bas poids moléculaire (HBPM) sont plus récentes que l'héparine standard.

On les utilise par voie sous-cutanée uniquement, en une ou deux injections par jour. La stabilité de l'effet anticoagulant est meilleure qu'avec l'héparine non fractionnée, ce qui permet de limiter les tests biologiques.

Le risque de thrombopénie existe également avec les HBPM.

Antivitamine K

Les antivitamines K (AVK) sont utilisées uniquement par voie orale et permettent un traitement anticoagulant au long cours. Elles nécessitent une surveillance biologique régulière par la mesure de l'INR (voir *Démarche infirmière*, page 4). Leur mécanisme d'action est l'inhibition de la synthèse de certains facteurs de la coagulation par le foie (facteurs II, VII, X, IX), d'où un délai d'action de quelques jours. Le temps d'équilibration du traitement est de 3 à 5 jours pour le *Sintrom* et de 4 à 8 jours avec le *Préviscan*.

EN L'ABSENCE DE TRAITEMENT ANTIVITAMINE K, L'INR EST À 1 (ce qui correspond à un TP de 100 %).

LORSQU'ON AUGMENTE LES DOSES D'AVK, l'INR augmente progressivement : 2, 3, 4, etc. (alors que le TP baisse).

POUR LES PROTHÈSES VALVULAIRES CARDIAQUES ET LES EMBOLIES ARTÉRIELLES À RÉPÉTITION, l'INR souhaité est entre 3 et 4,5.

TOUTES LES AUTRES INDICATIONS (arythmie complète, suites de phlébite ou d'embolie pulmonaire) nécessitent un traitement moins fort, avec un INR entre 2 et 3.

Diurétiques

Les diurétiques ont pour effet une élimination urinaire accrue d'eau et d'ions (surtout sodium et potassium). On les utilise pour lutter contre la rétention hydrosodée dans l'insuffisance cardiaque, et comme antihypertenseurs.

LES TROIS FAMILLES DE DIURÉTIQUES LES PLUS UTILISÉES SONT :

- diurétiques de l'anse ;
- antialdostérones ;
- thiazidiques.

Il existe des formes injectables pour les diurétiques de l'anse et les antialdostérones ; il existe également des associations de diurétiques en forme orale, surtout employées dans l'hypertension.

Diurétiques, formes orales

Diurétiques de l'anse

Cette famille doit son nom à son mode d'action, au niveau de l'anse de Henlé du tubule rénal. Les diurétiques de l'anse sont les plus puissants, ils entraînent une déplétion en eau, sodium (Na^+) et potassium (K^+).

Ce sont les seuls à pouvoir être utilisés en cas d'insuffisance rénale. On les emploie couramment dans l'insuffisance cardiaque.

Antialdostérone

L'aldostérone est une hormone qui agit sur la formation de l'urine dans le tubule rénal. Son action est de retenir le sodium et d'excréter le potassium. Un antialdostérone possède un faible pouvoir diurétique, mais permet d'épargner le potassium, évitant ainsi l'hypokaliémie (déplétion en potassium).

ON UTILISE LES ANTIALDOSTÉRONES en association avec les diurétiques « perdeurs de K^+ » afin d'éviter l'hypokaliémie.

Thiazides

Les thiazides sont moins puissants que les diurétiques de l'anse ; comme ces derniers ils entraînent une perte en eau, Na^+ et K^+.

ON UTILISE LES THIAZIDES surtout pour le traitement de l'hypertension artérielle modérée.

Associations de diurétiques

Utilisées surtout dans l'hypertension artérielle, les associations comportent généralement un thiazide ou un diurétique de l'anse, associé avec un épargneur de potassium (antialdostérone), afin de réduire le risque d'hypokaliémie.

Diurétiques injectables

Les diurétiques de l'anse et un antialdostérone existent en forme injectable. Par voie intraveineuse, leur action est rapide (en 5 à 10 minutes) et encore plus puissante. On les utilise en cas d'œdème pulmonaire, ou d'insuffisance cardiaque sévère.

PHARMACOLOGIE

DIURÉTIQUES

Diurétiques de l'anse	Forme orale	Posologie
Furosémide/*Lasilix*	Comp. à 20/40/60 mg, conditionnement spécial : comp. à 500 mg.	20 à 120 mg/j ; 500 mg/j voire plus en cas d'insuffisance rénale
Bumétamide/*Burinex*	Comp. à 1 et 5 mg.	1 à 5 mg/j ; plus en cas d'insuffisance rénale
Diurétiques de l'anse	**Forme injectable**	**Posologie**
Furosémide/*Lasilix*	Ampoules à 20 et 125 mg.	120 à 1 000 mg/24 h.
Bumétamide/*Burinex*	Ampoules à 5 mg.	5 à 20 mg/24 h.
Thiazides	**Forme orale**	**Posologie**
Hydrochlorothiazide/*Esidrex*	Comp. à 25 mg.	1 comp./j.
Antialdostérone	**Forme orale**	**Posologie**
Spironolactone/*Aldactone*	Comp. à 50 et 75 mg.	50 à 100 mg/j.
Association	**Forme orale**	**Posologie**
Aldactazine	Comp. à 15 mg d'Altizide + 25 mg de Spironolactone.	1 comp./j.

SURVEILLANCE
Surveillance quotidienne du poids et de la diurèse des 24 heures.

Du fait de l'ototoxicité accrue à forte dose, on emploie la perfusion à la seringue électrique sur 30 à 60 min pour les doses dépassant 120 mg de *Lasilix* et 3 mg de *Burinex*.

Effets secondaires/surveillance

TOUS LES DIURÉTIQUES EXPOSENT AU RISQUE DE DÉSHYDRATATION, et impliquent une surveillance rapprochée de la courbe de diurèse, du poids et de la pression artérielle, si possible en position debout.

Une diminution franche de la diurèse des 24 heures, une hypotension orthostatique, ou une diminution trop importante du poids traduisent une déshydratation sous diurétiques.

L'hypotension orthostatique est la baisse de la pression artérielle en position debout. C'est un signe précoce de déshydratation.

AU PIRE, en cas de déshydratation importante, peut survenir une insuffisance rénale aiguë, réversible si le patient est réhydraté à temps.

L'HYPOKALIÉMIE est à dépister, et si possible à prévenir, sous diurétiques de l'anse et sous thiazidiques. Elle peut se manifester par des crampes musculaires, l'ionogramme sanguin la confirme.

L'hypokaliémie est une chute du taux de potassium sanguin.

LES DIURÉTIQUES DE L'ANSE sont toxiques pour l'oreille interne, à fortes doses et en cas d'insuffisance rénale.

Digitaliques

Définitions.
Les digitaliques sont les seuls médicaments inotropes positifs utilisables par voie orale. Leurs effets sont :
- inotrope positif (renforcent la contractilité myocardique) ;
- chronotrope négatif (ralentissent la fréquence cardiaque).

Il existe des formes orales (*Digoxine*, *Hémigoxine*) utilisées dans l'insuffisance cardiaque et l'arythmie complète. Les formes injectables (*Digoxine* injectable) sont utilisées en cas d'arythmie complète rapide.

Formes orales

LA DIGOXINE, SEUL DIGITALIQUE ACTUELLEMENT SUR LE MARCHÉ, EST ÉLIMINÉE PAR LE REIN, et doit être utilisée avec la plus grande prudence en cas d'insuffisance rénale.

PHARMACOLOGIE

DIGITALIQUES

Formes orales	Conditionnement	Posologie
Digoxine/*Digoxine Nativelle*	Comp. à 0,25 mg.	1/2 à 1 comp./j.
Digoxine/*Hémigoxine Nativelle*	Comp. à 0,125 mg.	1 comp./j.
Formes injectables	**Conditionnement**	**Posologie**
Digoxine injectable adulte	Ampoules à 0,5 mg/2 mL.	1 à 2 ampoules par 24 heures

ACTION
Renforcent la contractilité du myocarde, ralentissent la fréquence cardiaque.

INDICATIONS
- Insuffisance cardiaque par anomalie de contraction VG.
- Arythmie complète/flutter chroniques.

CONTRE-INDICATIONS
- Insuffisance rénale.
- Hypokaliémie.

EFFETS SECONDAIRES
- Surdosage : nausées, vomissements, pertes d'appétit, céphalées, hyperexcitabilité ventriculaire.

SURVEILLANCE
- Dosages des taux sanguins systématiques (7e jour pour la *Digoxine*, 21e jour pour la *Digitaline*).
- Dosage en urgence si nausées, perte d'appétit ou vomissements.

TRAITEMENT DE L'INTOXICATION
Risque vital, nécessite une hospitalisation d'urgence en USIC, pour surveillance et traitement approprié.

La perte d'appétit et les nausées sont des signes précoces de surdosage digitalique.

– Lorsqu'on débute un traitement par *Digoxine*, on dose le taux sanguin du médicament (digoxinémie) après 7 jours de traitement.

– Avant un choc électrique externe (CEE), la *Digoxine* doit être arrêtée depuis 2 à 3 jours.

La diogoxine expose au risque de surdosage (**intoxication digitalique**).

– Les premiers signes cliniques sont la **perte d'appétit** et les **vomissements**.

– À un stade avancé, l'intoxication donne une hyperexcitabilité ventriculaire et une bradycardie, elle peut être mortelle en l'absence de traitement.

– L'hypokaliémie augmente le risque d'intoxication digitalique.

Forme injectable

LA DIGOXINE EST UTILISABLE PAR VOIE INTRAVEINEUSE. Le risque d'intoxication est le même qu'avec les formes orales, également favorisé par l'hypokaliémie.

Vasodilatateurs artériels

Prazozine

LA PRAZOZINE (*Minipress, Alpress*) est un vasodilatateur artériel puissant, qui agit par blocage des récepteurs alpha périphériques. On l'utilise pour le traitement des HTA sévères.

– Les premières prises doivent se faire le soir au coucher, pour éviter les malaises dus à une chute tensionnelle.

– L'augmentation des doses doit être très progressive.

Inhibiteurs de l'enzyme de conversion

LES INHIBITEURS DE L'ENZYME DE CONVERSION (IEC) bloquent la synthèse de l'angiotensine II (AT II), qui est un vasoconstricteur artériel puissant. L'AT II permet également la synthèse de l'aldostérone, qui favorise la rétention urinaire d'eau et de sodium.

PHARMACOLOGIE

VASODILATATEURS ARTÉRIELS

IEC	Conditionnement	Posologie
Captopril/*Lopril*	Comp. à 25 et 50 mg	25 à 150 mg/24 h.
Enalapril/*Rénitec*	Comp. à 5 et 20 mg	5 à 20 mg/24 h.
Lisinopril/*Zestril*	Comp. à 5 et 20 mg	5 à 20 mg/24 h.
Ramipril/*Triatec*	Comp. à 1,25 mg/2,5 mg/5 mg	1,25 à 10 mg/24 h.
ARA II	**Conditionnement**	**Posologie**
Losartan/*Cozaar*	Comp. à 50 mg	50 à 100 mg/j.
Irbésartan/*Aprovel*	Comp. à 75, 150 et 300 mg/j.	150 mg/j.
Valsartan/*Tareg*	Comp. à 40, 80 et 160 mg	40 à 160 mg/j.
Candesartan/*Kenzen*	Comp. à 4,8 et 16 mg	4 à 16 mg/j.
Prazozine	**Conditionnement**	**Posologie**
Prazozine/*Alpress*	Comp. à 2,5 mg et 5 mg	2,5 à 20 mg/24 h en 1 à 2 prises
Prazozine/*minipress*	Comp. à 1 mg et 5 mg	2 à 20 mg/24 h.

ACTION
- Vasodilatateurs artériels puissants.
- **IEC :** inhibition de l'enzyme de conversion de l'angiotensine.
- **Inhibiteurs AT II :** antagonisme direct de l'angiotensine II.

INDICATIONS
- Hypertension artérielle.
- **IEC :** HTA et insuffisance cardiaque.

CONTRE-INDICATIONS

IEC/inhibiteurs AT II : insuffisance rénale évoluée, sténose bilatérale des artères rénales, hyperkaliémie, grossesse.

EFFETS SECONDAIRES
- Hypotension artérielle sévère.
- **IEC/inhibiteurs AT II :** hyperkaliémie, aggravation d'une insuffisance rénale.
- **IEC :** toux sèche nécessitant l'arrêt du traitement.

PRÉCAUTIONS SURVEILLANCE
- Débuter le traitement à faible dose, augmenter progressivement.
- **IEC/inhibiteurs AT II :** surveillance de la fonction rénale et de la kaliémie.

– Les IEC sont donc vasodilatateurs artériels, et diminuent la rétention hydrosodée.

– Ils sont utilisés très largement dans l'insuffisance cardiaque, et comme antihypertenseurs.

– Les utiliser de manière très prudente en cas d'insuffisance rénale, du fait du risque d'aggravation aiguë.

– En cas de sténose bilatérale des artères rénales ou de déshydratation, les IEC peuvent entraîner une insuffisance rénale aiguë.

– En cas d'association avec les antialdostérones ou de fortes doses de potassium, on peut observer des hyperkaliémies.

Antagonistes des récepteurs de l'angiotensine II

Les antagonistes des récepteurs de l'angiotensine II (ARA II) se fixent directement sur les récepteurs de l'AT II ce qui entraîne un effet vasodilatateur puissant.

Ces médicaments sont actuellement indiqués dans l'HTA ; ils présentent l'avantage par rapport aux IEC de ne pas donner de toux.

Antiarythmiques

LES ANTIARYTHMIQUES SONT UTILISÉS COMME TRAITEMENT PRÉVENTIF DES TROUBLES DU RYTHME VENTRICULAIRES ET SUPRAVENTRICULAIRES

– Les indications de la plupart des antiarythmiques sont de plus en plus réduites, du fait de l'effet pervers de certaines classes : augmentation de la mortalité, notamment en cas d'antécédent d'infarctus.

– La classification de Vaughan-Williams regroupe tous les antiarythmiques en quatre classes de I à IV. Nous étudierons brièvement les médicaments les plus prescrits de chaque classe.

Classe I

Classe I a : quinidines (hydroquinidine/ Sérécor*)*

Médicaments utilisés comme traitement préventif de la récidive d'arythmie complète par fibrillation auriculaire (AC FA).

– Risque de torsades de pointes, favorisé par une hypersensibilité ou l'hypokaliémie. Risque de réaction allergique (idiosyncrasie), prévenu par l'administration d'un comprimé-test.

Classe I b : Xylocaïne

Utilisé uniquement par voie intraveineuse, pour la prévention des arythmies ventriculaires au stade aigu de l'infarctus du myocarde.

– Risque de convulsions en cas de surdosage.

Classe I c : propafénone/ Rythmol, *flécaïnide/* Flécaïne

Ces médicaments sont le plus souvent prescrits comme traitement préventif de la récidive d'AC FA. Ils sont contre-indiqués en cas de cardiopathie, notamment d'origine ischémique. La *Flécaïne* est également utilisée dans la maladie de Bouveret.

Classe II

CETTE CLASSE COMPREND TOUS LES BÊTA-BLOQUANTS, pour leurs effets antiarythmiques.

– Les β-bloquants les plus utilisés comme anti-arythmiques sont le *Sectral* (**Acébutolol**), le *Sotalex* (**Sotalol**) et le *Corgard* (**Nadolol**).

Classe III

CLASSE PRATIQUEMENT LIMITÉE À L'AMIODARONE (*Cordarone*), qui reste un des antiarythmiques les plus prescrits.

– La *Cordarone* est utilisable au décours de l'infarctus.

– Son utilisation au long cours expose à des complications cutanées (photosensibilisation) et thyroïdiennes (hypo/hyperthyroïdie).

Classe IV

CE SONT LES INHIBITEURS CALCIQUES BRADYCARDISANTS. Seule l'*Isoptine* est utilisée couramment, comme traitement préventif des rechutes de

PHARMACOLOGIE

ANTIARYTHMIQUES

Dénomination	Conditionnement	Posologie
Hydroquinidine/*Sérécor* (I a)	Gélules à 300 mg.	1 gél. matin et soir.
Lidocaïne/*Xylocard 5 %* (I b)	Flacons de 20 mL/1 000 mg.	perfusion SE : 800 à 2 000 mg/24 h.
Propafénone/*Rythmol* (I c)	Comp. à 300 mg.	2 à 3 comp./j.
Flécaïnide/*Flécaïne* (I c)	Comp. à 100 mg.	1 à 3 comp./j.
Amiodarone/*Cordarone* (III)	Comp. à 200 mg.	1 à 2 comp./j après dose de charge.

tachycardies supraventriculaires, voire certaines formes de tachycardie ventriculaire du sujet jeune.

Hypolipidémiants

Les hypolipidémiants sont couramment utilisés en pathologie cardio-vasculaire. Les médicaments les plus prescrits sont les inhibiteurs de l'HMG-Coenzyme A réductase ou statines, pour lesquels le bénéfice est le plus évident, à titre de prévention primaire ou secondaire, notamment au décours d'un infarctus du myocarde. Les fibrates, médicaments plus anciens, sont actuellement en retrait par rapport aux statines. Le but du traitement hypolipidémiant est d'abaisser le taux de cholestérol plasmatique, notamment de LDL cholestérol (« mauvais » cholestérol) et de triglycérides, sans abaisser le HDL cholestérol (« bon » cholestérol). De nombreuses études ont prouvé que la prescription d'une statine, en prévention primaire ou secondaire, a un effet bénéfique à long terme avec diminution du taux d'accidents cardio-vasculaires et abaissement significatif de la mortalité d'origine cardiaque.

PHARMACOLOGIE

HYPOLIPIDÉMIANTS

Dénomination	Conditionnement	Posologie
Simvastatine/*Zocor*	Comp. à 20 mg	20 à 40 mg/j.
Pravastatine/*Elisor*, *Vasten*	Comp. à 20 et 40 mg	20 à 80 mg/j.
Atorvastatine/*Tahor*	Comp. à 10, 20 et 40 mg	10 à 40 mg/j.
Fénofibrate/*Lipanthyl*	Comp. à 67, 160 et 200 mg	60 à 200 mg/j.

ACTION

– Statines : inhibition de l'HMG co-A réductase, entraînant une forte baisse du LDL cholestérol et des triglycérides.

– Fénofibrate : diminution du taux de cholestérol par augmentation de la lipolyse.

INDICATIONS

– Hypercholestérolémie (prévention primaire).

– Prévention secondaire après infarctus du myocarde.

CONTRE-INDICATIONS

– Insuffisance hépatique sévère.

– Insuffisance rénale sévère.

– Grossesse, allaitement.

– Co-prescription fénofibrate/statine fortement déconseillée.

EFFETS SECONDAIRES

– Élévation des enzymes hépatiques, arrêt si > à 3X normale.

– Toxicité musculaire, élévation des CPK, myalgies, rares cas de rhabdomyolyse.

PRÉCAUTIONS SURVEILLANCE

– Conseils diététiques : éviter les aliments favorisant la hausse du « mauvais » cholestérol : beurre, huile d'arachide, graisses animales, charcuterie et viandes en sauce ; favoriser les huiles contenant des acides gras poly-insaturés (Olive, Tournesol), les viandes grillées et le poisson 2 fois par semaine. La consommation de fruits et légumes au moins 2 fois par jour est également bénéfique.

– Surveillance biologique : ASAT, ALAT, CPK.

– Le bilan lipidique sera contrôlé après 2 mois de traitement ; en cas d'atteinte des objectifs visés par les recommandations internationales, un bilan lipidique annuel est suffisant.

Examen clinique et principaux examens complémentaires

4

Examen clinique

L'examen clinique s'effectue sur un patient dévêtu, idéalement ne gardant que son slip. Parfois, en consultation, pour gagner du temps, on ne fait déshabiller les patients que jusqu'à la ceinture, en leur demandant d'enlever chaussures et chaussettes. L'examen cardio-vasculaire comporte un interrogatoire, l'inspection, la palpation, l'auscultation du cœur et des gros vaisseaux, et se termine par la prise de pression artérielle.

Interrogatoire

C'est un temps essentiel de l'examen clinique, il permet :

– de préciser les antécédents médicaux et chirurgicaux ;

– de noter les facteurs de risque cardio-vasculaires (tabac, HTA, diabète, dyslipidémie, surpoids, hérédité, stress) ;

– de préciser les symptômes dont se plaint le patient (douleur, essoufflement).

Le degré de gêne ressentie par le patient est important à préciser, une gêne importante justifiant des examens contraignants, voire un traitement lourd (chirurgie).

Inspection

On évalue l'état général du patient : surpoids ou amaigrissement. L'examen de la peau sert à rechercher une cyanose, une pâleur, des marbrures. On recherche un essoufflement au moindre effort (déshabillage).

Auscultation/palpation

Examen cardiaque

L'auscultation perçoit normalement les premier et deuxième bruits cardiaques (B1 et B2) qui doivent être réguliers.

B1 EST PLUS SOURD (BOUM) QUE B2 (TAC)

– L'intervalle de temps entre B1 et B2 (la systole) est plus court que de B2 à B1 (diastole).

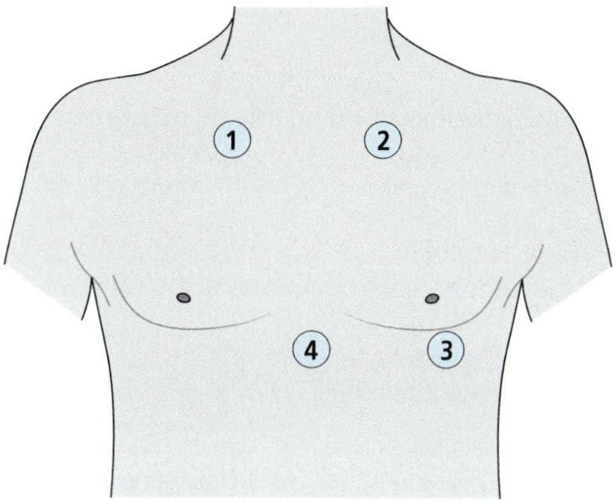

Fig. 4.1 Foyers d'auscultation :
1 foyer aortique : 2e espace intercostal (EIC) droit ;
2 foyer pulmonaire : 2e EIC gauche ;
3 foyer mitral : sous le mamelon gauche (pointe du cœur) ;
4 foyer tricuspide : sous l'apophyse xiphoïde.

– La systole, comme la diastole sont libres : on ne doit entendre aucun son entre les deux bruits du cœur. On ausculte systématiquement tous les foyers cardiaques (figure 4.1).

On recherche une irrégularité du rythme cardiaque, ou l'existence d'un bruit anormal, et des signes d'insuffisance cardiaque droite et gauche.

Définitions

– Un *galop* est un troisième bruit cardiaque (B3). Il donne un rythme à trois temps, qui évoque un cheval au galop (ca-ta-clop). Un bruit de galop s'entend en cas d'insuffisance cardiaque.

– Un *souffle* est un bruit anormal qui occupe un temps plus ou moins long pendant la systole ou la diastole. Les souffles peuvent traduire des anomalies des valves cardiaques telles qu'une fuite ou un rétrécissement valvulaire.

– Un *roulement diastolique* est un souffle dont le timbre évoque le roulement du tambour. On peut l'entendre au cours du rétrécissement mitral.

– Un *frottement* est un bruit qui se rapproche du crissement du cuir neuf. On l'entend en cas d'inflammation du péricarde.

Examen vasculaire

On recherche tous les pouls artériels, de façon symétrique, on peut ausculter l'aorte abdominale, les artères fémorales et carotides. On inspecte la circulation veineuse des membres inférieurs, à la recherche de varices ou de signes de phlébite.

DÉMARCHE INFIRMIÈRE

A PRESSION ARTÉRIELLE

Buts, techniques

La prise de pression artérielle (PA) est un acte important dans la surveillance des patients en cardiologie. La prise de PA au stéthoscope est préférable, permettant de mesurer la PA systolique et diastolique.

Prise de PA au stéthoscope

- Mettre en place le brassard, qui doit être bien ajusté au bras du patient, sans trop le serrer.
- Repérer au pouls le trajet de l'artère humérale, vers la moitié interne du pli du coude.
- Poser le stéthoscope sur le trajet de l'artère.
- Gonfler le brassard jusqu'à 200 mmHg, et le dégonfler très doucement en auscultant l'artère.
- L'apparition du pouls correspond à la PA systolique.
- La disparition du pouls correspond à la PA diastolique.

Prise de PA au pouls (PA systolique uniquement)

- Mise en place du brassard comme précédemment, repérer le pouls radial.
- Gonfler le brassard jusqu'à disparition du pouls.
- Le dégonfler très doucement en surveillant la réapparition du pouls qui correspond à la PA systolique.

Noter le résultat

Après toute prise de pression artérielle, prendre également la fréquence cardiaque et noter le tout, avec la date et l'heure sur la feuille de surveillance du patient.

Prise de la pression artérielle

Un examen se termine toujours par la prise de la pression artérielle, chez un patient calme et au repos en position couchée, puis éventuellement en position debout.

Information du patient

Le médecin doit au patient une information claire en fin d'examen, sur ses conclusions, les éventuels examens à prévoir et le traitement prescrit. L'information doit être la plus claire et éventuellement la plus rassurante possible.

Électrocardiogramme

L'électrocardiogramme (ECG) sert à enregistrer l'activité électrique du cœur. Par un système d'électrodes placées à l'extrémité des quatre membres et sur le thorax, on enregistre la dépolarisation et la repolarisation des oreillettes et des ventricules.

Rappel électrophysiologique

Nous avons vu que l'onde de dépolarisation naît du nœud sinusal, situé dans le toit de l'oreillette droite. Le rythme cardiaque physiologique s'appelle donc rythme sinusal. L'influx dépolarise ensuite les oreillettes, le nœud auriculo-ventriculaire puis les ventricules. Toutes les cellules se repolarisent ensuite dans le même ordre (voir chapitre *Physiologie*).

Définitions.

L'ECG d'un patient en rythme sinusal comporte 3 accidents électriques : l'onde P, le complexe QRS, et l'onde T.

- L'onde P traduit la dépolarisation des oreillettes ;
- le complexe QRS correspond à la dépolarisation des ventricules ;
- l'onde T correspond à la repolarisation des ventricules.

– À noter que la repolarisation des oreillettes est cachée par le complexe QRS.
– Le temps de conduction électrique entre les oreillettes et les ventricules est représenté par l'espace PR, qu'on mesure du début de l'onde P au début du QRS.

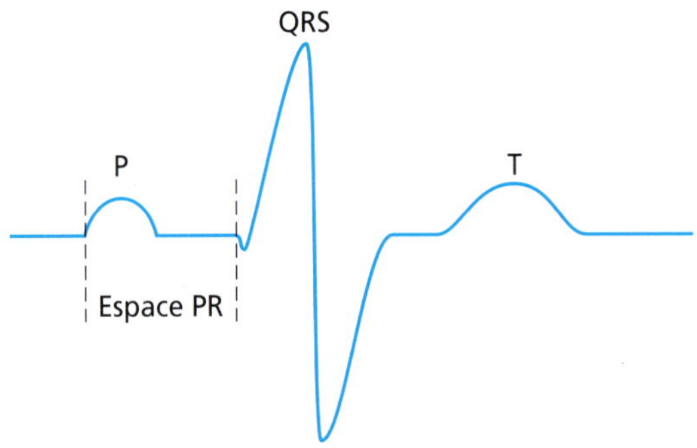

Fig. 4.2 P, QRS, T.

Les 12 dérivations de l'ECG de base

Le tracé de base comporte douze dérivations : 6 dérivations standards et 6 dérivations précordiales.

Les dérivations standards

On les nomme : **D1, D2, D3**, et **AVR, AVL, AVF**. On les enregistre grâce aux électrodes fixées à l'extrémité des quatre membres.

Les dérivations standards permettent de :

– préciser le rythme cardiaque et compter la fréquence cardiaque ;

PROTOCOLE D'EXAMEN

ENREGISTREMENT D'UN ECG

Buts, indications

L'ECG est un examen fondamental de surveillance d'un patient en cardiologie. L'ECG est enregistré sur prescription médicale, ou sur l'initiative de l'infirmier(e) en cas de malaise, douleur thoracique ou dyspnée aiguë.

Préparation du matériel

• Un flacon d'antiseptique (type *Stérilium*), compresses non stériles.

• Six électrodes précordiales (patchs autocollants à usage unique) et quatre pinces en plastiques pour les membres.

Préparation du patient

– Rassurer le patient : examen indolore, l'appareil enregistre un courant électrique et n'en produit pas.

– Le patient est torse-nu, de préférence sans chaussures ni chaussettes, en position allongée, le plus à plat possible.

– Humidifier avec l'antiseptique la partie métallique des 4 électrodes standard et les fixer à l'extrémité des 4 membres.

Pour les couleurs, utiliser le moyen mnémotechnique suivant :

• Côté gauche, « le soleil sur la prairie » (jaune en haut, vert en bas).
• côté droit, « le soleil couchant sur la terre » (rouge en haut, noir en bas).

Pour les électrodes précordiales, on les place dans l'ordre suivant (voir figure 4.4) :

– V1 (rouge) : 4 e espace intercostal (EIC) droit.
– V2 (jaune) : 4 e EIC gauche.
– V4 (marron), (avant V3) : sous le mamelon, dans le 5 e EIC gauche.
– V3 (vert) : entre V2 et V4.
– V5 (noir) : dans le prolongement de V4, sur la même ligne horizontale.
– V6 (bleu) : sur la même ligne que V4 et V5, à la verticale de l'aisselle.

Déroulement de l'examen

– Vérifier la vitesse de déroulement du papier : 25 mm/sec.
– Vérifier l'étalonnage : 1 mVolt = 1 cm.
– Commuter les filtres sur l'appareil.
– Débuter l'enregistrement en demandant au patient un relâchement musculaire complet, et de respirer le plus doucement possible.
– Vérifier qu'on possède une longueur de tracé suffisante pour chacune des 12 dérivations, que la qualité de l'enregistrement est bonne.
– Une fois le tracé terminé, il faut **l'analyser**, et être capable de déceler une anomalie qui impliquerait de prévenir immédiatement le médecin, exemples :
  - infarctus en voie de constitution (figure 4.3) ;
  - bradycardie importante, inférieure à 40/min ;
  - tachycardie importante, supérieure à 120/min.
– En dehors de ces situations d'urgence, débrancher le matériel, essuyer le patient, et l'aider éventuellement à se rhabiller.

Un ECG n'est jamais enregistré de façon systématique, Il doit toujours être vu par un médecin ou un cardiologue dans les meilleurs délais.

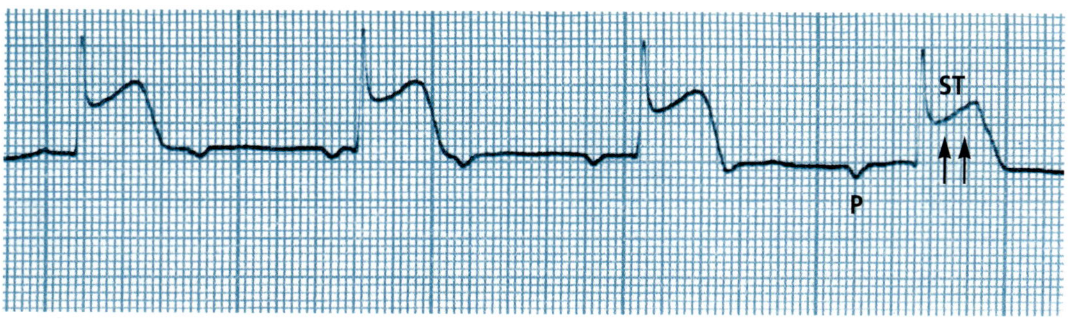

Fig. 4.3 Onde de Pardee, infarctus en voie de constitution.
Noter la surélévation importante du segment ST (flèches entre QRS et l'onde T).

– détecter une anomalie de conduction à l'étage auriculaire (allongement de l'espace PR) ou ventriculaire (élargissement du QRS);
– calculer l'axe de QRS, (somme des vecteurs de dépolarisation des 2 ventricules).

Les dérivations précordiales

Elles vont de V1 à V6, on les enregistre par les électrodes « à ventouses » placées sur la face antérieure du thorax (figure 4.4).

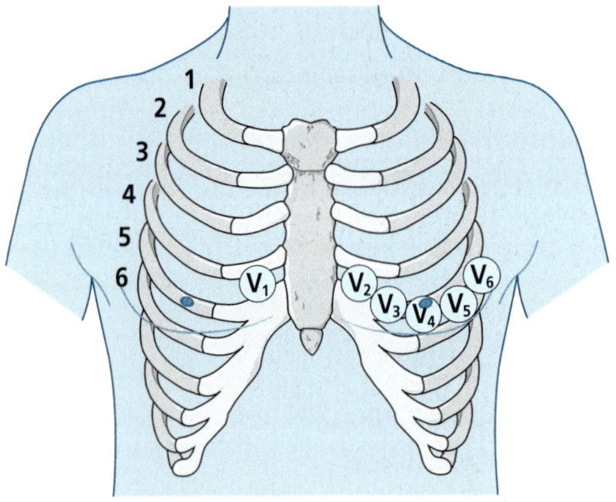

Fig. 4.4 Place des électrodes précordiales pour l'ECG :
V_1 = 4e espace intercostal (EIC) droit
V_2 = 4e EIC gauche
V_3 = entre V2 et V4
V_4 = sous le mamelon gauche
V_5 = sur la même ligne horizontale que V4
V_6 = sur la même ligne que V4 et V5, à la verticale de l'aisselle.

Les dérivations précordiales permettent l'étude de l'activité électrique des parois antérieure, latérale, et de la pointe du ventricule gauche.

Les signes d'ischémie myocardique sont détectés par l'analyse de la repolarisation ventriculaire : segment ST et onde T.

Territoires ECG

Chaque paroi du ventricule gauche correspond à un groupe de dérivations ECG. Ces territoires électriques permettent de préciser la topographie et l'étendue d'une souffrance ischémique, en cas de menace d'infarctus par exemple. Les territoires ECG sont listés dans le tableau 4.1. En dehors des 12 dérivations de base, il existe 6 dérivations supplémentaires :
– V7, V8, V9 analysent la paroi latéro-basale du VG;
– V3R, V4R, et VE analysent le ventricule droit.

Tableau 4.1 Territoires ECG.

Dérivations ECG	*Territoire myocardique*
D2, D3, AVF	Face inférieure du VG
V1, V2, V3, V4	Face antérieure du VG
V5, V6, et D1, VL	Face latérale du VG
V7 à V9	Face latéro-basale du VG
V3R, V4R, VE	Ventricule droit

Pathologie

L'ECG de surface aide au diagnostic d'un grand nombre de pathologies cardiaques :
– troubles du rythme : tachycardies supraventriculaire et ventriculaire;
– troubles de la conduction;
– ischémie myocardique : menace d'infarctus, cicatrice d'infarctus ancien;
– péricardite;
– anomalies congénitales des voies de conduction : syndrome de Wolf-Parkinson-White.

Radio de thorax

Le cliché de thorax de face est un examen de routine très utile en cardiologie. Il peut être pratiqué en salle de radio, si le patient se déplace. Parfois la radio est demandée au lit du malade, notamment en réanimation.

La demande de radio doit être remplie avec des renseignements concis mais précis. Il n'est pas rare que l'infirmier(e) remplisse un carton de radio : il suffit d'y inscrire le motif de la demande (exemple : suspicion d'œdème pulmonaire).

Les renseignements apportés par la radio de thorax concernent la silhouette cardiaque, le médiastin, les poumons et les plèvres.

Le cœur

– Rapport cardio-thoracique (RCT) : c'est le rapport entre la plus grande largeur de l'ombre cardiaque et la largeur du thorax. Normalement, le RCT est inférieur à 0,5. Dans le cas contraire, les cavités cardiaques sont dilatées ou leurs parois hypertrophiées (photo 4.1).
– On peut ensuite détailler, en fonction de la silhouette cardiaque, quelle cavité est dilatée plutôt

qu'une autre. Exemple : une dilatation du ventricule gauche fait plonger la pointe du cœur dans le diaphragme, un ventricule droit dilaté donne une pointe retroussée « en sabot ».

Le médiastin

– Un élargissement du médiastin peut être dû à une dissection, à un anévrisme aortique, ou à un paquets de ganglions médiastinaux.
– Les hiles pulmonaires peuvent être hypertrophiés en cas de de dilatation des artères pulmonaires.

Les poumons et les plèvres

– On peut observer des images d'œdème interstitiel, ou alvéolaire en cas d'insuffisance cardiaque gauche. Ces images ont généralement une répartition symétrique.
– Les images d'infection pulmonaire ne touchent souvent qu'une partie d'un (ou des deux) poumon(s), on dit qu'elles sont systématisées.
– Un épanchement pleural donne une image opaque dont le contour est une ligne courbe, concave vers l'intérieur (photo 4.1).

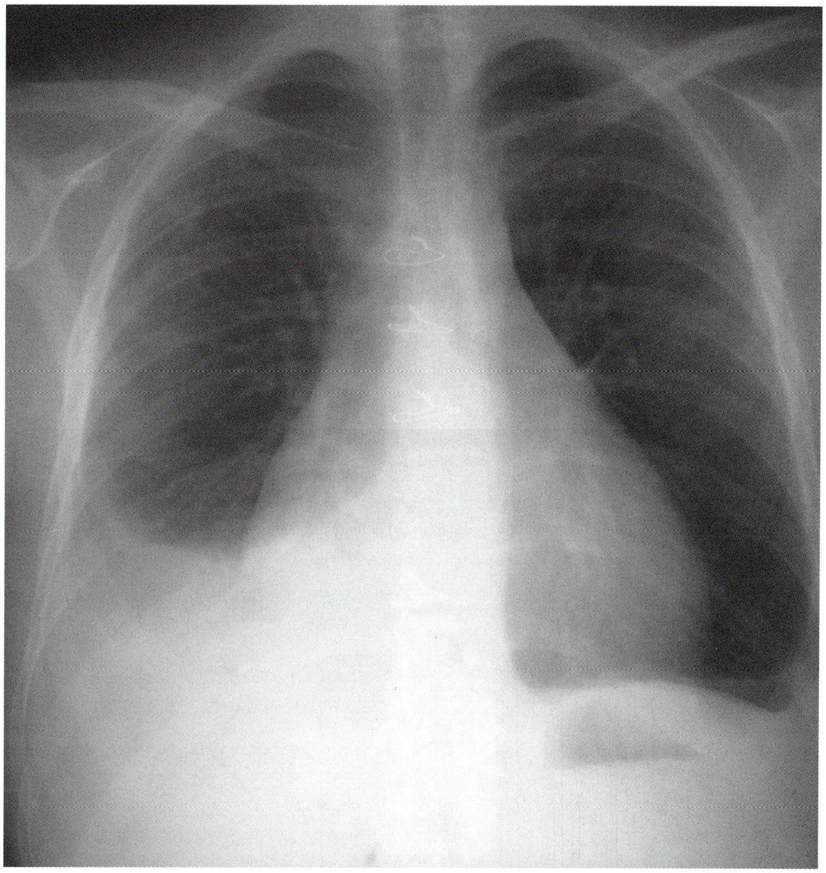

Photo 4.1 Radio de thorax de face : cardiomégalie (augmentation de la taille de l'ombre cardiaque) et épanchement pleural droit (opacité basale du champ pulmonaire droit avec une ligne supérieure concave vers le haut).

Gaz du sang artériel

Cet examen consiste en un prélèvement de sang artériel afin d'en mesurer les pressions partielles en oxygène et gaz carbonique, et de préciser l'équilibre acido-basique.

TECHNIQUE. Ponction d'une artère radiale (plus rarement fémorale), avec une seringue spéciale dont le piston remonte sous la pression du sang artériel.

BUTS. Mesurer :
– la pression partielle en oxygène (PO_2), normale : **≥ 80 mmHg** ;
– pression en gaz carbonique (PCO_2), normale : **de 38 à 42 mmHg** ;
– le **pH**, qui reflète l'équilibre acido-basique, normale : **de 7,38 à 7,42** ;
– la réserve alcaline (bicarbonates : HCO_3^-), normale : de **25 à 30 mmole/L** ;
– **saturation** en oxygène, en pourcentage, normale : **supérieure à 90 %**.

INDICATIONS :
– toute phlébite, embolie pulmonaire suspectée ou diagnostiquée ;
– dyspnée non expliquée, détresse respiratoire ;
– insuffisance cardiaque gauche, œdème pulmonaire ;
– infection pulmonaire, pneumothorax.

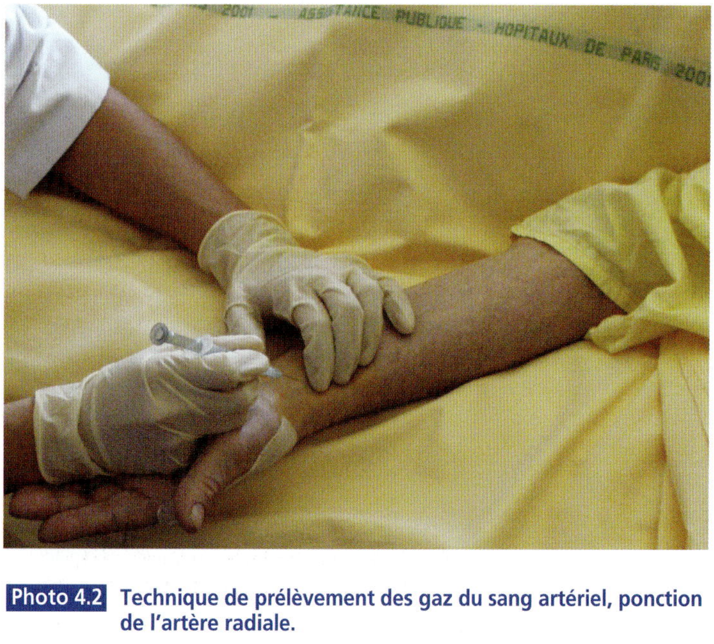

Photo 4.2 Technique de prélèvement des gaz du sang artériel, ponction de l'artère radiale.

DÉMARCHE INFIRMIÈRE

PONCTION ARTERIELLE POUR ANALYSE DES GAZ DU SANG (ARTÈRE RADIALE)

DÉFINITION

Prélèvement d'un échantillon de sang artériel par ponction de l'artère radiale.

BUTS, INDICATIONS

Le but est de mesurer les gaz du sang artériel. Les principales indications sont l'œdème aigu du poumon, l'insuffisance cardiaque décompensée, l'embolie pulmonaire ou la présence d'un shunt intra-cardiaque.

PRÉPARATION DU MATÉRIEL

Prendre un champs de protection non stérile, un plateau dans lequel on place une seringue à gaz du sang, une aiguille sécurisée, un flacon d'antiseptique (*Bétadine* jaune en l'absence d'allergie à l'iode), des compresses et du sparadrap. Un patch d'anesthésique local sera très apprécié si disponible et hors situation d'extrême urgence (la ponction est légèrement plus douloureuse qu'une ponction veineuse). Prendre également une étiquette du patient.

PRÉPARATION DU PATIENT

– Nettoyage de la peau et mise en place du patch d'anesthésique local si possible (hors urgence). Dans tous les cas, rassurer le patient : la piqûre est tout à fait supportable.
– Désinfection soigneuse de la région à piquer avec l'antiseptique.
– Ouverture du sachet stérile contenant la seringue, adaptation de l'aiguille sécurisée.

TECHNIQUE DE PRÉLÈVEMENT

– Repérer le pouls radial, 2 travers de doigt au dessus du pli du poignet.
– Maintenir la pulpe de l'index sur le pouls radial, pendant qu'on pique avec l'autre main, aiguille orientée à 45° par rapport au poignet du patient. **La pointe de l'aiguille fait face au courant artériel** (photo 4.2).
– Piquer en enfonçant très progressivement l'aiguille. Quand on touche l'artère, le sang rouge et pulsatile remonte dans la seringue, ne plus bouger l'aiguille.
– Une fois que la seringue contient 2 cc de sang, retirer l'aiguille, et comprimer l'artère radiale à l'aide d'une compresse pliée pendant 3 minutes.
– Avec la main libre (ou à faire par un aide, si présent), désadapter l'aiguille et obturer la seringue avec le bouchon spécial après avoir vérifié l'absence de bulle d'air.
– Une fois la compression terminée, mettre une compresse sèche et un sparadrap sur le point de ponction.

ACHEMINEMENT DU PRÉLÈVEMENT

– Jeter dans un container spécial pour aiguilles.
– Coller l'étiquette du patient sur la seringue et envoyer le plus vite possible quelqu'un porter le prélèvement au laboratoire des gaz du sang.

RÉCUPÉRER LE RÉSULTAT

Les gaz du sang peuvent être récupérés en 10 à 15 minutes par téléphone et notés sur une feuille spéciale, préparée à l'avance et comportant : nom du patient, date, heure et conditions du prélèvements (débit d'une éventuelle oxygénothérapie en l/min).

Épreuve d'effort

Principes généraux

L'épreuve d'effort consiste à enregistrer l'ECG d'un patient au cours d'un effort standardisé, sous la surveillance d'un(e) infirmier(e) et d'un cardiologue. On utilise deux types d'appareillage :
– la bicyclette ergométrique, qui permet une augmentation progressive de l'effort par un système de frein automatique;
– le tapis roulant dont on règle la vitesse de déroulement et l'inclinaison.

L'intensité d'un effort se mesure en watts.
– Un effort maximal chez un patient non sportif de plus de 50 ans représente de 120 à 150 watts.
– Pour un sujet jeune et sportif, une performance de 250 watts, voire plus, n'est pas rare.

La progression de l'effort est graduée selon un protocole précis, adapté à l'âge et à la condition physique du patient. Sur bicyclette ergométrique, on utilise couramment des paliers de 25 à 30 watts, espacés de 2 à 3 minutes.

À LA FIN DE CHAQUE PALIER, ON NOTE :
– l'état d'essoufflement et de fatigue du patient;
– l'apparition d'une douleur thoracique;
– la pression artérielle et la fréquence cardiaque;
– un ECG complet (12 dérivations) est enregistré et comparé au tracé de repos.

Critères d'arrêt

Un test d'effort est arrêté en cas de :
– douleur angineuse s'accompagnant de modifications de l'ECG;
– atteinte de la fréquence maximale théorique (FMT) pour l'âge; la FMT est calculée selon la formule : FMT = 220 moins l'âge du patient;
– chute de la pression artérielle systolique supérieure à 30 mmHg;
– hypertension artérielle d'effort : PAS > 230 mmHg ou PAD > 120 mmHg;
– survenue d'extrasystoles ventriculaires nombreuses à l'effort.

Indications

– À titre diagnostique en cas de douleur thoracique, pour affirmer (ou écarter) une origine coronarienne.
– Pour surveiller un coronarien connu sous traitement (test annuel).
– Au décours d'un infarctus, pour décider d'une éventuelle coronarographie.
– Pour rechercher un trouble du rythme cardiaque à l'effort.

PROTOCOLE D'EXAMEN

ÉPREUVE D'EFFORT

Personnel requis

Un cardiologue et un(e) infirmier(e).

Préparation du matériel

– Tester le défibrillateur au début de chaque séance, afin de vérifier s'il est bien chargé.
– Vérifier que le chariot de réanimation comporte le matériel et les médicaments nécessaires.
– Mettre en marche les différents appareils, les programmer, et rentrer les données du patient sur l'ordinateur.

Préparation du patient

– Le patient a mangé normalement, il est, si possible, en tenue sportive.
– Il se met torse nu, et garde ses chaussures.
– Mise en place des patchs autocollants pour enregistrer l'ECG, après éventuel rasage chez l'homme.
– Les électrodes précordiales sont placées aux endroits habituels, les électrodes des membres sont dans le dos, sur les deux épaules et les fosses lombaires.
– Le brassard tensionnel est laissé en place pendant toute l'épreuve.
– Pendant l'installation, l'infirmière explique au patient le déroulement du test, dans quel but il est pratiqué, et les événements qu'il devra immédiatement signaler s'ils surviennent au cours du test (douleur, dyspnée, malaise).

Déroulement du test (exemple sur bicyclette)

– Prendre la tension artérielle au repos, la noter ainsi que la fréquence cardiaque.
– Enregistrer l'ECG de repos, qui est contrôlé par le cardiologue, avant le départ du test.
– Le patient commence à pédaler, un compteur se trouve sous ses yeux, qui lui permet de fournir un effort constant.
– Toutes les trois minutes, on prévient le patient que le frein de la machine augmente, ce qui oblige à fournir un effort supplémentaire.
– À la fin de chaque palier, on contrôle la pression artérielle, l'ECG, et on demande au patient comment il se sent.
– Quand le cardiologue décide d'arrêter l'effort, la charge est brusquement diminuée, et le patient continue à pédaler « en roue libre » pendant quelques minutes. Ceci pour éviter un arrêt brutal de l'effort, qui pourrait provoquer un malaise vagal.
– À l'arrêt complet de l'effort, le patient est encore surveillé (PA, ECG) sur la bicyclette pendant au moins 6 minutes.

Fin du test

Aider le patient à s'habiller, lui conseiller de se reposer un quart d'heure en salle d'attente avant de rentrer chez lui.

En cas de problème

L'infirmier(e) doit rester vigilant(e) pendant tout le test, prêt(e) à intervenir en cas de malaise, de chute tensionnelle, douleur ou trouble du rythme. Chacune de ces circonstances impose l'arrêt du test, d'allonger le patient sur le lit, la conduite à tenir est ensuite dirigée par le médecin.

Contre-indications

– Âge physiologique avancé.
– Au décours immédiat d'un angor instable (< 3 jours) ou d'un infarctus du myocarde (< 7 jours).
– Rétrécissement aortique serré.
– Cardio-myopathie obstructive.

Complications

Un certain nombre d'accidents peuvent survenir lors d'un test d'effort :

– angor instable, voire infarctus du myocarde ;
– mort subite ;
– tachycardie ou fibrillation ventriculaire.

Ces risques justifient la pratique exclusive de l'épreuve d'effort dans une structure disposant des moyens de réanimation adéquats. Dans la salle d'épreuve d'effort se trouvent un défibrillateur et un chariot de réanimation, plus un lit où le patient peut être étendu en cas de problème.

Enregistrement Holter

Principe de l'examen

Le Holter consiste à enregistrer l'ECG d'un patient pendant 24 heures ou plus grâce à un appareil portable de la taille d'un baladeur, relié à des électrodes autocollantes fixées sur la poitrine. Le nom de Holter est celui du médecin qui a mis au point la technique.

Analyse des résultats

L'enregistrement sur cassette ou sur disquette est analysé sur ordinateur par un cardiologue afin de détecter d'éventuelles anomalies du rythme cardiaque, troubles du rythme ventriculaires ou supraventriculaires ou anomalies de la conduction entraînant des épisodes de bradycardie (voir *Troubles du rythme et de la conduction*).

Indications

– Recherche de troubles du rythme ou de la conduction paroxystiques.
– Évaluation de l'efficacité d'un traitement antiarythmique.
– Recherche d'anomalies ECG en faveur d'une ischémie myocardique (avec ou sans douleur).

PROTOCOLE D'EXAMEN

POSE D'UN HOLTER

Préparation du matériel

– Vérifier le bon fonctionnement du boîtier enregistreur et l'état des piles (neuves ou rechargées).
– Préparer le boîtier et une cassette neuve ou une disquette vierge selon le type de matériel (analogique ou numérique), des patchs autocollants, un solvant dégraisseur, du sparadrap large hypoallergénique, des ciseaux.

Préparation du patient

– Expliquer le principe et les buts de l'examen : enregistrement continu de l'ECG sur 24 heures à la recherche d'une anomalie rythmique.
– Nettoyer et dégraisser la peau, raser éventuellement chez l'homme.

Pose de l'appareil

– Mettre en place les patchs selon le schéma inscrit sur l'appareil, raccorder les câbles et fixer le tout avec le sparadrap.
– Montrer au patient le bouton « marqueur d'événements » sur le boîtier. Il sert à localiser sur l'enregistrement la survenue d'une douleur, d'un malaise, de palpitations…

Aider le patient à se revêtir

Lui donner l'heure à laquelle il doit rapporter le matériel le lendemain ou le surlendemain (enregistrement de 48 heures).

Échographie cardiaque

Principes physiques

Définitions.

– Les ultrasons (US) sont des vibrations acoustiques dont la fréquence se situe au-delà des fréquences audibles (supérieure à 20 000 Hz).

– L'image échographique est construite à partir de la réflexion des US sur les différentes structures cardiaques (myocarde, valves).

– L'effet Doppler est une variation de fréquence des US lorsqu'ils se réfléchissent sur les globules rouges en mouvement. Cette différence permet de calculer la vitesse du flux sanguin et d'en déduire la différence de pression de part et d'autre d'un orifice.

Imagerie bidimensionnelle

– Les ultrasons émis par la sonde traversent facilement la peau, les muscles et les vaisseaux, ils sont arrêtés par l'air et l'os. Chaque structure traversée entraîne une reflexion partielle des US qui sont renvoyés vers la sonde.

– L'échographe reconstruit les images en deux dimensions. La distance des structures cardiaques par rapport à la sonde est calculée en fonction du temps écoulé entre l'émission et la réception.

– L'imagerie bidimensionnelle permet de visualiser le muscle cardiaque, les valves, le péricarde et les gros vaisseaux en mouvement.

Imagerie temps/mouvement (TM)

– Le TM consiste à enregistrer le mouvement des structures traversées sur une ligne précise, en fonction du temps. La « ligne de tir » TM est positionnée à partir de l'imagerie bidimensionnelle. On obtient un tracé qui permet de mesurer de façon précise l'épaisseur du myocarde et le diamètre des cavités (photo 4.3).

Effet Doppler

– Le Doppler permet de calculer la vitesse du flux sanguin à travers un orifice valvulaire. D'après les vitesses, on déduit les différences de pression (gradients de pression) de part et d'autre de l'orifice, et on calcule la surface de l'orifice valvulaire.

– Le Doppler couleur visualise en temps réel les flux sanguins à l'intérieur des cavités cardiaques. La couleur se superpose à l'image des parois et des valves cardiaques en noir et blanc (voir photo 4.4).

On détecte ainsi facilement une fuite valvulaire, qui apparaît comme une flammèche traversant une valve, à un moment où elle devrait être étanche (photo 4.5).

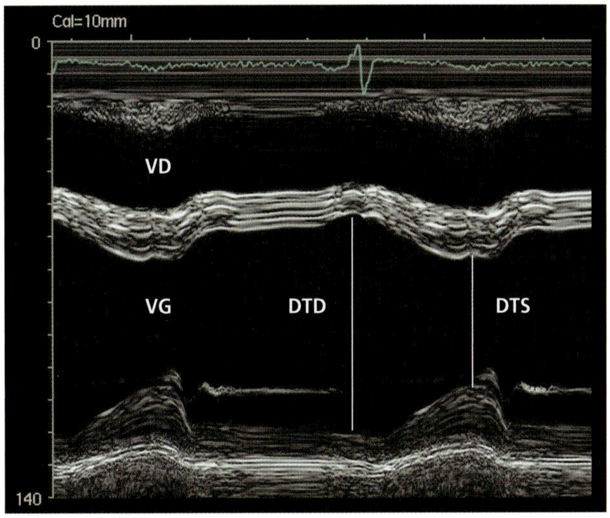

Photo 4.3 Échocardiographie en mode TM (Temps/Mouvement) : mesure des diamètres ventriculaires gauches en télédiastole (DTD) et télésystole (DTS).
VG : ventricule gauche
VD : ventricule droit.

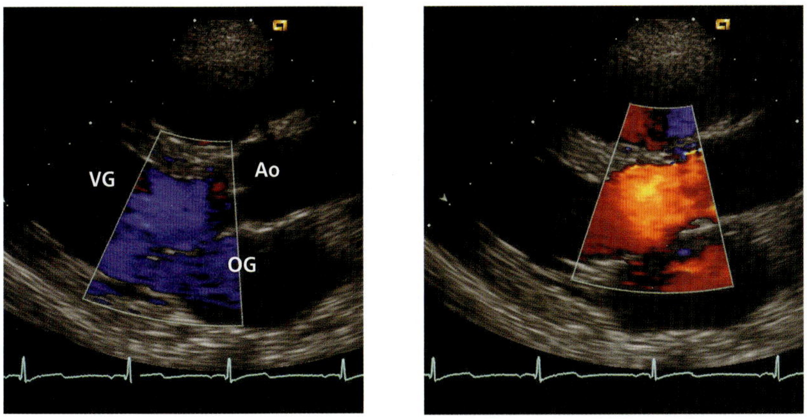

Photo 4.4 Échocardiographie bidimensionnelle associée au Doppler couleur, coupe parasternale grand-axe en diastole et systole :
a. Le flux diastolique s'éloigne du capteur, vers la pointe du ventricule gauche, il est codé en bleu.
b. Le flux systolique se rapproche de l'aorte et du capteur, il est codé en rouge.

Photo 4.5 a. Échographie bidimensionnelle et Doppler couleur, vue apicale 5 cavités centrée sur la voie d'éjection aortique : flux Doppler couleur d'insuffisance aortique (flèches) apparaissant comme une flamme régurgitant dans le ventricule gauche en diastole.
b. Doppler continu à travers la valve aortique chez le même patient permettant d'identifier 2 flux :
– un flux systolique négatif (car s'éloignant du capteur), à haute vitesse (6 m/s), caractéristique d'un rétrécissement aortique serré (RAC);
– un flux diastolique positif (se rapprochant du capteur) correspondant à l'insuffisance aortique (I Ao) visualisée en Doppler couleur.

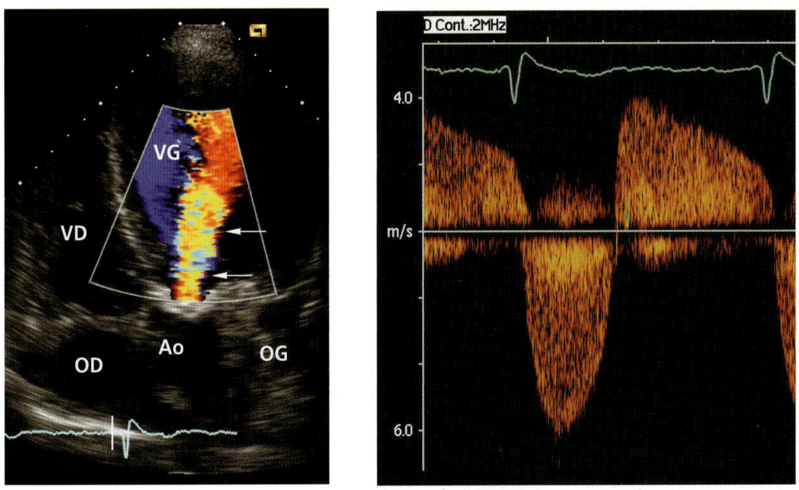

Échographie transthoracique (ETT)

Indications

La voie transthoracique donne des renseignements complets sur :

– le fonctionnement des ventricules, leur taille, leur épaisseur ;

– l'état des valves cardiaques : rétrécissement ou fuite valvulaire, avec une quantification précise du degré d'atteinte de la valve ;

– le débit cardiaque mesuré de façon fiable et rapide ;

– le péricarde également bien analysé.

Déroulement de l'examen

– Le patient se met torse nu, en gardant ses chaussures. Il s'allonge sur le lit d'examen en se tournant sur son côté gauche.

– On met 3 électrodes autocollantes : une sur chaque épaule, la dernière sur le flanc droit, afin d'enregistrer l'ECG du patient (on se repère sur l'ECG pour les mesures TM).

– Le médecin s'assied à côté du patient et débute l'examen. On utilise un gel aqueux pour faciliter la transmission des ultrasons entre la sonde et la peau du patient.

– Une fois l'examen terminé, le patient s'essuie, se rhabille et le compte rendu lui est donné immédiatement.

PROTOCOLE D'EXAMEN

ÉCHOGRAPHIE TRANSŒSOPHAGIENNE

Personnel requis

Un échographiste et un(e) infirmier(e).

Préparation du matériel

– La sonde œsophagienne doit avoir été décontaminée et désinfectée, rincée et séchée. Vérifier qu'on dispose d'un cale dents stérile ou à usage unique (photo 4.6).

– Chez un patient suspect de contamination par la maladie de Creutzfeldt-Jakob, la sonde œsophagienne doit être recouverte par une enveloppe de protection à usage unique.

– Un chariot d'urgence doit se trouver dans la salle d'écho comportant un défibrillateur et le matériel de ventilation.

Préparation du patient

– Vérifier que le patient est bien à jeun depuis au moins 4 heures.

– Vérifier qu'il n'a jamais eu de problème particulier à l'œsophage (diverticule, sténose), ni de problème de déglutition.

– Le rassurer en insistant sur le caractère indolore de l'examen, sur le fait que la gorge va être anesthésiée, et que la sonde passe facilement.

– Lui demander de retirer ses éventuelles prothèses dentaires et les entreposer afin qu'elles ne soient ni abîmées ni perdues.

– Le patient peut être perfusé en vue d'une neuroleptanalgésie pratiquée par un anesthésiste, ou d'une épreuve de contraste.

Anesthésie locale

– La gorge est pulvérisée à l'aide d'un spray de *Xylocaïne*, en insistant sur le fond de la gorge, et la base de la langue.

– La qualité de l'anesthésie locale est vérifiée en introduisant un doigt au fond de la gorge du patient : le réflexe nauséeux doit avoir disparu.

– On met une alèse autour du cou du patient afin qu'il laisse couler la salive pendant l'examen. Bien lui expliquer de respirer par le nez et de ne pas chercher à avaler sa salive, ce qui provoquerait des fausses routes.

Déroulement de l'examen

– Le médecin introduit la sonde (photo 4.7), l'examen dure en tout de 5 à 15 minutes, la plus grande partie est enregistrée sur bande vidéo.

– En cas d'épreuve de contraste, l'infirmière injecte en IV 9 cc de *Plasmion* mélangé avec 1 cc d'air afin d'obtenir des microbulles.

Fin de l'examen

– Rappeler au patient qu'il ne doit rien manger ni boire pendant 2 heures après la fin de l'examen. Passé ce délai, il pourra tester sa déglutition en commençant par un verre d'eau, puis manger si tout passe bien.

– La sonde est décontaminée et désinfectée selon le protocole en vigueur avant d'être rincée et séchée pour l'examen suivant ou stockée dans une housse à usage unique.

Échographie transœsophagienne (ETO)

La voie œsophagienne consiste à introduire par la bouche une sonde d'échographie miniaturisée, fixée à l'extrémité d'un fibroscope. L'œsophage passe au contact direct de l'oreillette gauche, les structures cardiaques postérieures sont donc très proches de la sonde, ce qui donne des images d'une qualité supérieure à la voie transthoracique.

Indications

– La visualisation précise des oreillettes et des auricules, notamment à la recherche d'un thrombus intracardiaque.

– Description précise de la valve mitrale en cas de rétrécissement ou d'insuffisance mitrale.

– Visualisation « par l'arrière » d'une prothèse valvulaire mitrale, car c'est sur la face postérieure que sont situées les thromboses de prothèse.

– Pathologie de l'aorte thoracique, notamment en cas de suspicion de dissection aortique.

– Analyse des veines caves, des artères pulmonaires.

Contre-indications

L'ETO est contre-indiquée en cas de pathologie de l'œsophage :

– varices œsophagiennes, à cause du risque hémorragique ;

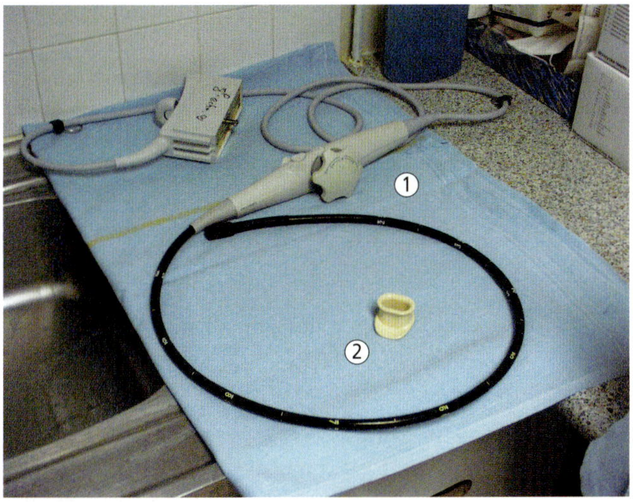

Photo 4.6 Sonde d'échographie transœsophagienne ① et cale dents ②.

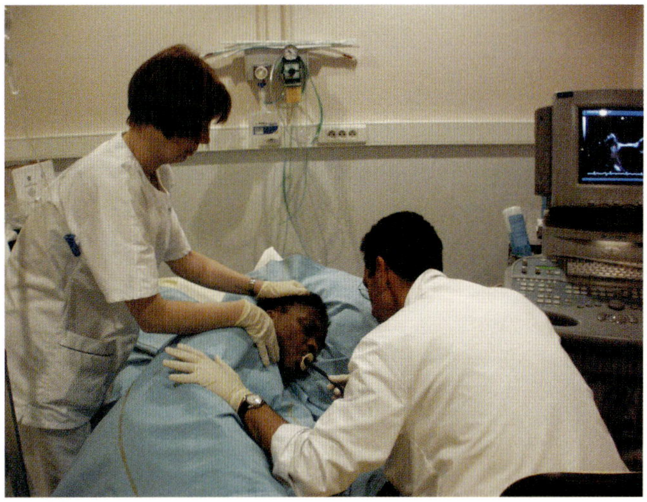

Photo 4.7 Échographie transœsophagienne : introduction de la sonde œsophagienne par le médecin; l'infirmière rassure le patient et lui maintient la tête en légère flexion pour faciliter l'introduction de la sonde et l'écoulement de la salive.

– sténoses ou diverticules œsophagiens, à cause du risque de rupture de l'œsophage.

Échocardiographie de stress

Définition.

– L'échographie de stress permet une évaluation dynamique de la fonction cardiaque pendant l'effort ou pendant une perfusion de dobutamine.

– L'analyse précise de la contraction segmentaire du ventricule gauche lors des différentes étapes du stress est possible grâce à la numérisation des images d'échographie par un logiciel indépendant de l'échographe ou intégré à celui-ci sur les machines les plus récentes.

Différentes modalités d'échographie de stress

Les deux principales modalités d'échographie de stress en France sont l'échographie d'effort et l'échographie dobutamine.

L'ÉCHOGRAPHIE D'EFFORT consiste à faire pédaler le patient sur une bicyclette ergométrique intégrée dans un véritable fauteuil multiréglable et inclinable sur le côté gauche (photo 4.8). Le patient peut fournir un effort maximal dans une position relativement stable qui permet d'enregistrer l'échographie cardiaque tout au long de l'examen; l'ECG, la pression artérielle et la fréquence cardiaque sont monitorés de façon continue comme au cours d'un ECG d'effort. L'intérêt de l'échographie d'effort est d'ajouter une technique d'imagerie cardiaque dynamique à l'ECG d'effort, ce qui améliore la sensibilité de l'examen et permet de localiser les anomalies éventuelles dans un

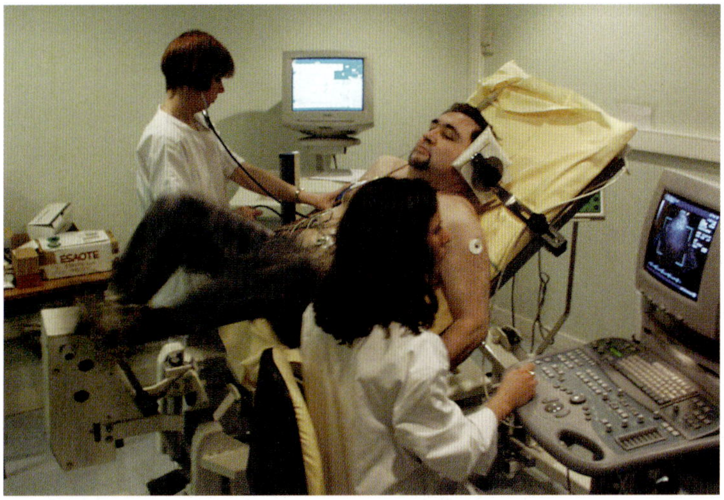

Photo 4.8 Échocardiographie d'effort : l'infirmière surveille le déroulement du test : survenue d'une éventuelle douleur, monitoring de la pression artérielle et de la fréquence cardiaque toutes les 2 minutes. L'infirmière surveille également l'ECG 12 dérivations sur l'ordinateur dédié à l'ECG (écran au centre de la photo) avec enregistrement automatique d'un tracé ECG toutes les 2 minutes.

territoire ventriculaire gauche, ce que l'ECG d'effort ne permet pas.

L'ÉCHOGRAPHIE DOBUTAMINE consiste à enregistrer une échographie bidimensionnelle au repos et à répéter l'enregistrement sur les mêmes incidences toutes les 3 à 5 minutes sous perfusion de doses croissantes de dobutamine. La dobutamine a d'abord un effet inotrope positif, ce qui permet de voir la contraction ventriculaire gauche s'améliorer dans certains territoires ; à fortes doses l'accélération de la fréquence cardiaque peut provoquer une ischémie myocardique, comme au cours de l'épreuve d'effort, ce qui se traduit par des anomalies de contraction segmentaire du ventricule gauche.

Indications

L'ÉCHOGRAPHIE D'EFFORT est indiquée pour la détection et la localisation d'éventuelles sténoses coronaires, ou en cas de suspicion de resténose coronaire après une angioplastie.

PROTOCOLE D'EXAMEN

ÉCHOGRAPHIE DOBUTAMINE

Personnel requis

Un cardiologue spécialisé en échographie de stress et un(e) infirmier(e).

Préparation du matériel

- Tester le défibrillateur au début de chaque séance, afin de vérifier qu'il est bien chargé.
- Vérifier que le chariot de réanimation comporte le matériel et les médicaments nécessaires.
- Mettre en marche les différents appareils, rentrer les données du patient sur l'échographe et la console ECG.
- Préparation de la seringue de dobutamine en fonction du poids du patient selon le protocole habituel (voir chapitre 3 *Pharmacologie*).

Préparation du patient

- Le patient a mangé normalement, il est allongé torse nu sur le côté gauche.
- Mise en place des patchs autocollants pour monitoring ECG, scope et signal ECG pour la numérisation.
- Les électrodes précordiales sont placées aux endroits habituels, les électrodes des membres sont dans le dos, sur les deux épaules et les fosses iliaques.
- Brassard tensionnel relié à un appareil automatique type Dynamap pour monitorer la PA.
- Pendant l'installation, l'infirmier(e) explique au patient le déroulement du test, dans quel but il est pratiqué, et les événements qu'il devra immédiatement signaler s'ils surviennent au cours du test (douleur, dyspnée, malaise).

Déroulement du test

– Prendre la tension artérielle au repos, la noter ainsi que la fréquence cardiaque.
– Enregistrer l'ECG de repos, qui est contrôlé par le cardiologue, avant le début du test.
– Enregistrement des images de repos par l'échographiste.
– La perfusion de dobutamine est débutée à 5 μg/kg/min, puis augmentée à 10/20/30 et 40 μg/kg/min au maximum, éventuellement avec adjonction d'atropine (0,25 mg répété 3 fois à intervalles d'une minute, soit une dose totale de 1 mg). À la fin de chaque palier, l'échographiste numérise une série d'images, l'infirmier(e) note la FC et la PA.
Le cardiologue peut interrompre précocement l'examen en cas de douleur, chute tensionnelle ou modifications ECG/échographiques franches.
– Après l'arrêt de la dobutamine, surveillance ECG, échographique et tensionnelle jusqu'au retour à l'état basal, injection éventuelle d'un bêta-bloquant IV (*Ténormine* : 1 à 5 mg sur 5 minutes) décidée par le médecin.

Fin du test

Aider le patient à s'habiller, lui conseiller de se reposer un quart d'heure en salle d'attente avant de rentrer chez lui s'il vient en externe.

En cas de problème

La principale complication de l'échographie-dobutamine est la survenue (rare, < 2 % des cas) de troubles du rythme : arythmie complète, tachycardie ventriculaire non soutenue ou soutenue. La réduction de ces arythmies est obtenue par injection de bêta-bloquants, exceptionnellement par choc électrique externe.

PROTOCOLE D'EXAMEN

ÉCHOGRAPHIE D'EFFORT

PERSONNEL REQUIS

Un cardiologue spécialisé en échographie de stress et un(e) infirmier(e).

PRÉPARATION DU MATÉRIEL

– Tester le défibrillateur au début de chaque séance, afin de vérifier qu'il est bien chargé.

– Vérifier que le chariot de réanimation comporte le matériel et les médicaments nécessaires.

– Mettre en marche les différents appareils, rentrer les données du patient sur l'échographe et la console ECG.

PRÉPARATION DU PATIENT

– Le patient a mangé normalement, il est idéalement en tenue sportive (survêtement ou short et chaussures de sport).

– Mise en place des patchs autocollants pour monitoring ECG, scope et signal ECG pour la numérisation.

– Installation du patient sur la table d'échographie d'effort, qui se présente comme un fauteuil multiréglable avec pédalier incorporé (photo 4.8, page 63).

– Brassard tensionnel relié à un appareil automatique type Dynamap pour monitorer la PA.

– Pendant l'installation, l'infirmière explique au patient le déroulement du test, dans quel but il est pratiqué, et les événements qu'il devra immédiatement signaler s'ils surviennent au cours du test (douleur, dyspnée, malaise).

DÉROULEMENT DU TEST

– Prendre la tension artérielle au repos, la noter ainsi que la fréquence cardiaque.

– Enregistrer l'ECG de repos, qui est contrôlé par le cardiologue, avant le début du test.

– Enregistrement des images de repos par l'échographiste.

– Début de l'effort selon un protocole préétabli, par exemple paliers de 30 watts toutes les 2 minutes. En fin de test, la charge est relâchée et l'arrêt de l'effort est progressif afin d'éviter la survenue d'un malaise vagal.

Le cardiologue peut interrompre précocement l'examen en cas de douleur, chute tensionnelle ou modifications ECG/échographe franches.

FIN DU TEST

Aider le patient à s'habiller, lui conseiller de se reposer un quart d'heure en salle d'attente avant de rentrer chez lui s'il vient en externe.

EN CAS DE PROBLÈME

La survenue d'arythmies cardiaques est beaucoup plus rare en échographie d'effort qu'en échographie-dobutamine. Les autres complications sont exceptionnelles : douleur angineuse prolongée, malaise vagal ou œdème pulmonaire.

L'ÉCHOGRAPHIE DOBUTAMINE est indiquée pour rechercher une viabilité myocardique dans un territoire d'infarctus, ou pour la détection et la localisation des territoires ischémiques lorsque l'effort est impossible.

Cathétérisme cardiaque

Définitions.

– Un cathéter est une sonde, à usage unique, que l'on introduit dans une artère ou une veine après ponction artérielle ou veineuse.

– Un cathétérisme droit consiste à monter un ou plusieurs cathéters par voie veineuse pour arriver dans les cavités cardiaques droites, et éventuellement passer dans l'artère pulmonaire.

– Un cathétérisme gauche comporte l'abord d'une artère (radiale, humérale ou fémorale), pour remonter par voie rétrograde vers le cœur gauche.

Technique de Seldinger

La technique de Seldinger est utilisée pour mettre en place un cathéter dans un vaisseau central ou dans les cavités cardiaques. Elle consiste à mettre en place un cathéter souple et court (le Désilet) dans le vaisseau qu'on aborde. Le Désilet, muni d'un système de valve anti-reflux, est laissé en place et sert de « voie de passage » pour tout autre cathéter plus long, qu'on peut positionner jusque dans les cavités cardiaques (figure 4.5).

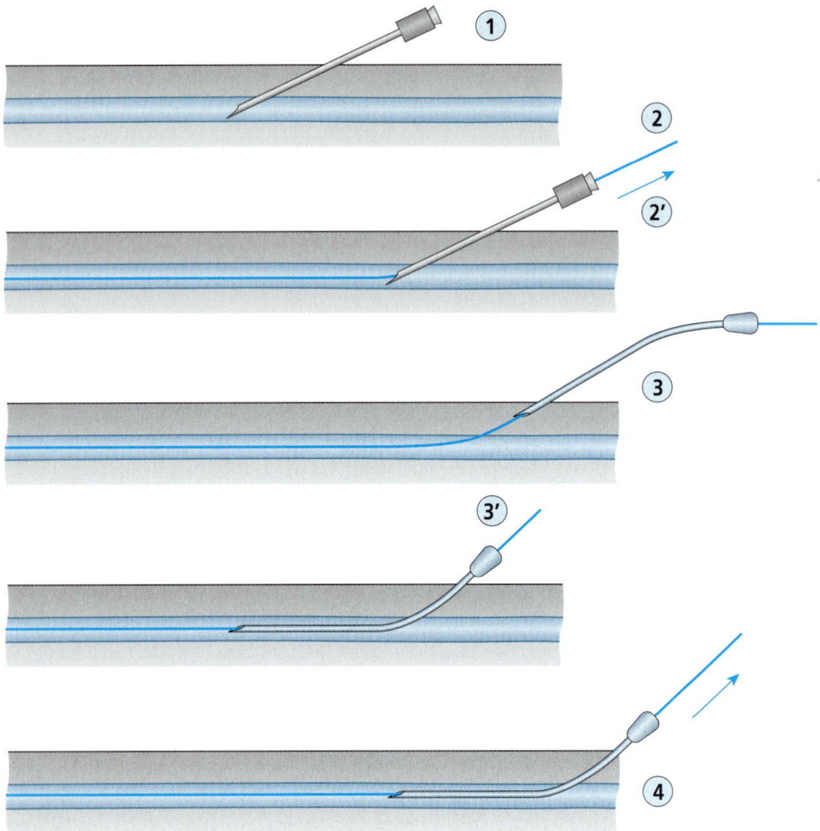

Fig. 4.5 **Technique de Seldinger, exemple d'une ponction veineuse :**

(1) Ponction de la veine par un trocart métallique.

(2) Passage d'un guide métallique souple à travers le trocart, dont l'extrémité est placée dans la veine. L'autre extrémité du guide dépasse largement à travers la peau.

(2') Retrait du trocart.

(3) (3') Le Désilet est enfilé sur le guide, dont il suit le trajet pour se positionner dans la veine.

(4) Une fois le Désilet en place dans le vaisseau, on retire le guide métallique.

Cathétérisme droit (sonde de Swan-Ganz)

Buts de l'examen

– Mettre en place un cathéter dans une artère pulmonaire, par une voie d'abord veineuse, en passant par les cavités droites.

– Mesure des pressions droites : oreillette et ventricule droit, artère pulmonaire et pression capillaire pulmonaire.

– Mesure le débit cardiaque par méthode de thermodilution.

Technique

– Une sonde de Swan-Ganz peut être montée en salle de cathétérisme sous amplificateur de brillance, au bloc opératoire ou au lit du malade en réanimation.

– Les préliminaires habituels comprennent le rasage éventuel de la zone entourant le point de ponction, la désinfection large par un antiseptique, la mise en place de champs stériles, le médecin qui monte la sonde est habillé stérilement avec casaque, masque et gants.

– On ponctionne une grosse veine selon la technique de Seldinger, avec mise en place d'un Désilet, à travers lequel va passer la sonde de Swan. Les veines qu'on aborde le plus fréquemment sont la jugulaire interne et la sous-clavière, plus rarement la veine fémorale.

– La sonde de Swan est ensuite montée en suivant la circulation veineuse, soit sous contrôle visuel par radioscopie, soit sous contrôle de la courbe de pression, qui permet de reconnaître l'endroit où se trouve l'extrémité de la sonde : veine cave, oreillette droite, ventricule droit, puis artère pulmonaire.

Matériel

Sonde de Swan-Ganz (figure 4.6).

Indications

– Le cathétérisme droit est indiqué en réanimation chez un patient en état hémodynamique instable, dont on veut connaître précisément les pressions dans les cavités droites et le débit cardiaque, afin d'adapter au mieux le traitement.

– Chez les patients valvulaires, ou porteurs d'une insuffisance cardiaque sévère, le cathétérisme droit permet un bilan précis de l'hémodynamique, en vue de discuter une éventuelle chirurgie, de remplacement valvulaire ou une transplantation cardiaque.

Complications

Le cathétérisme veineux est un geste invasif qui présente certains risques :

– thrombose de la veine ponctionnée, plus ou moins extensive, pouvant éventuellement être surinfectée (thrombophlébite septique) ;

– perforation de l'oreillette droite par la sonde, responsable d'un saignement dans le péricarde (hémopéricarde), pouvant évoluer vers la tamponnade (voir paragraphe *Péricardites*) ;

– troubles du rythme (tachycardie ventriculaire) ou de la conduction (bloc auriculo-ventriculaire) lors du passage des sondes dans les cavités droites.

Ces complications doivent faire peser l'indication du cathétérisme et la pose d'une sonde de Swan-Ganz doit se faire dans des conditions d'asepsie parfaite. Une fois en place, l'extrémité proximale de la Swan est emballée dans un système de protections stériles, et toute manipulation se fait avec des gants stériles.

Sonde d'entraînement électro-systolique (SEES)

Principe de fonctionnement

– L'entraînement électro-systolique est un pacemaker externe temporaire, qui sert à accélérer la fréquence cardiaque, en attendant la récupération d'un rythme cardiaque adéquat, ou la pose d'un pacemaker définitif.

Le matériel comporte :

– un boîtier de stimulation (photo 4.9) qui détecte les impulsions cardiaques spontanées et stimule le cœur en cas de fréquence cardiaque trop lente ;

– un raccord, qui relie le boîtier à la sonde de stimulation ;

– la sonde de stimulation : c'est un cathéter électrique bipolaire, qui détecte les impulsions cardiaques et stimule sous la commande du pacemaker.

Technique de pose

La technique est la même que pour un cathétérisme droit :

– une sonde d'EES est posée en salle de cathétérisme, sous contrôle visuel par amplificateur de brillance ;

– la voie d'abord est généralement la veine fémorale droite, parfois la veine jugulaire interne droite ;

– après les préparatifs d'asepsie habituels (voir cathétérisme droit), mise en place d'un Désilet veineux, selon la méthode de Seldinger ;

– montée de la sonde d'entraînement sous amplificateur de brillance, l'extrémité du cathéter est positionnée à la pointe du ventricule droit ;

– raccordement de la sonde au boîtier, test de la qualité de stimulation, la sonde est ensuite fixée à la peau, le tout emballé dans un pansement stérile ;

– le patient est ensuite porté dans son lit, à plusieurs, en prenant les précautions nécessaires pour éviter le déplacement de la sonde ;

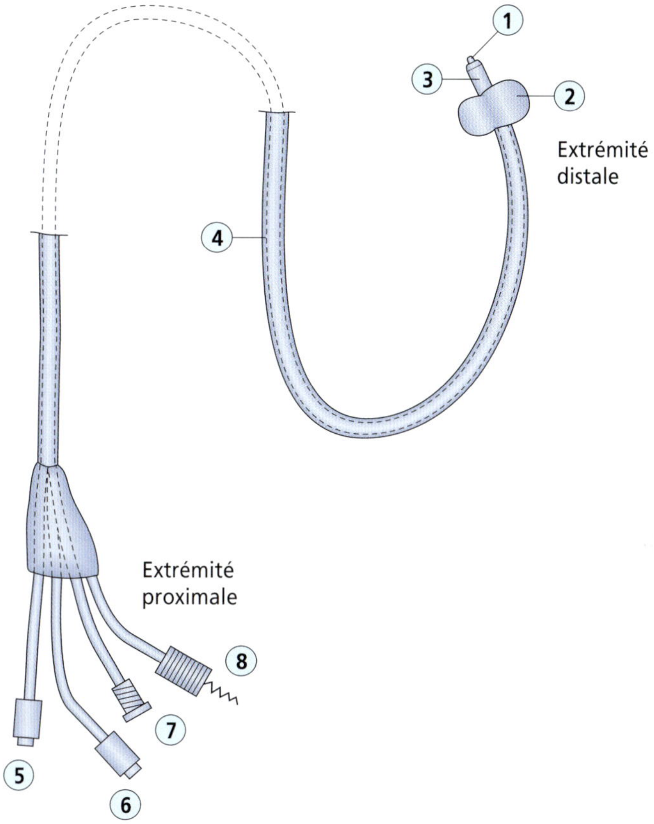

Fig. 4.6 Sonde de Swan-Ganz.

• La sonde de Swan-Ganz est un cathéter souple de couleur jaune, mesurant 110 cm de long pour un diamètre de 2,3 mm. L'extrémité distale comporte :

(1) Un orifice distal, qui sert à mesurer les pressions dans l'artère pulmonaire.

(2) Un ballonnet gonflable à l'air, qui sert à positionner la sonde dans l'artère pulmonaire en suivant le flux sanguin, et à mesurer la pression capillaire pulmonaire par l'orifice distal (ballonnet gonflé).

(3) Un capteur de température (thermistance) qui sert pour mesurer le débit cardiaque.

(4) À quinze centimètres en amont de l'orifice distal se trouve l'orifice proximal (4) qui sert à mesurer les pressions dans l'oreillette droite et à injecter du liquide pour la mesure du débit cardiaque. Le canal proximal peut également servir comme voie centrale de perfusion pour des solutés ou des médicaments.

• L'extrémité proximale de la sonde comporte quatre voies :

(5) Entrée du canal distal (artère pulmonaire), généralement de couleur jaune.

(6) Entrée du canal proximal (oreillette droite), de couleur bleue.

(7) Entrée du canal pour gonfler le ballonnet, de couleur rouge, sur lequel s'adapte une seringue à air de 1,5 cc.

(8) Raccord de la thermistance pour l'ordinateur qui fait le calcul du débit cardiaque.

DÉMARCHE INFIRMIÈRE

RÔLE DE L'INFIRMIER(E) EN SALLE DE CATHÉTÉRISME

Personnel requis

Un ou deux cardiologues spécialisés en cathétérisme cardiaque, un(e) infirmier(e) en salle pour servir le matériel stérile, une dernière personne aux commandes des ordinateurs pour l'acquisition des images, des tracés ECG et courbes de pression.

Préparation du matériel

– Matériel de réanimation et défibrillateurs doivent être prêts à l'emploi.
– Champs stériles pour recouvrir le patient et la table, casaques et gants stériles.
– Plateaux contenant les divers instruments, cupules, seringues, aiguilles, Désilets, et cathéters.

Installation du patient

– Le patient est allongé nu sur la table d'examen, mettre les patchs pour la surveillance ECG.
– Vérifier que la zone de ponction a bien été nettoyée et rasée, sinon le faire.

Déroulement de l'examen

– Le patient est recouvert de champs stériles autour de la zone de ponction.
– L'infirmier(e) assiste le (ou les) médecins qui pratiquent le cathétérisme, en donnant stérilement le matériel au fur et à mesure.
– Il faut également surveiller les réactions du patient, le tracé ECG sur le scope.
– En cas de trouble du rythme avec arrêt cardio-circulatoire (TV, FV) l'infirmier(e) peut être amené(e) à pratiquer un choc électrique externe, il participe activement à la réanimation.

Fin de l'examen

– En cas d'ablation du Désilet, la compression manuelle est effectuée par le médecin.
– Pansement compressif sur le point de ponction.
– En cas de Désilet laissé en place, il doit être fixé à la peau par un point de suture, et recouvert par un pansement occlusif stérile.
– Le patient est porté dans son lit (à plusieurs) en lui faisant maintenir la jambe raide, du côté ponctionné.

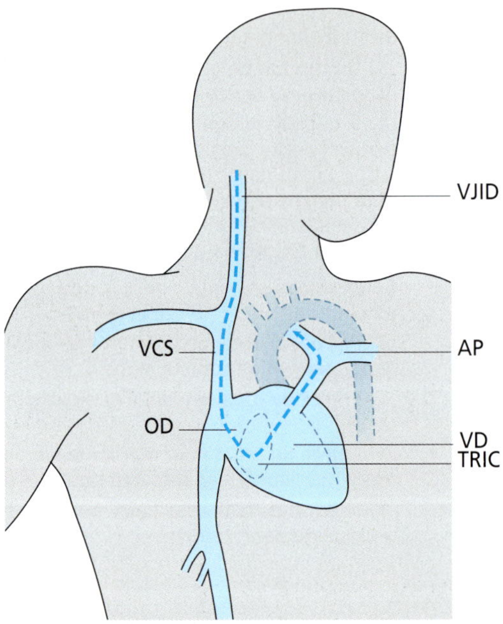

VJID : veine jugulaire interne droite
VCS : veine cave supérieure
OD : oreillette droite (*Atrium droit*)
VD : ventricule droit
TRIC : tricuspide
AP : artère pulmonaire

Fig. 4.7 Trajets de la sonde lors du cathétérisme droit.

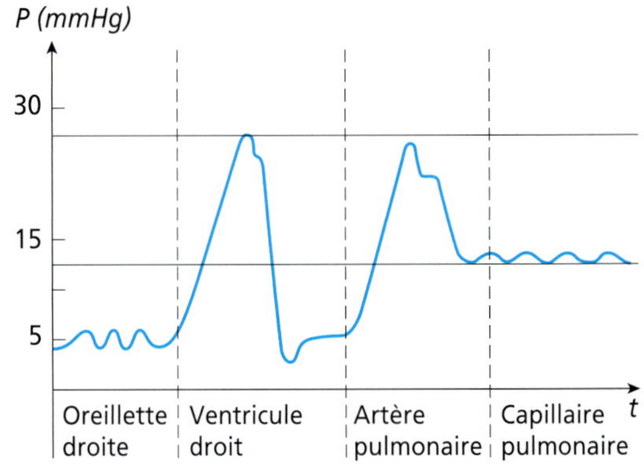

Fig. 4.8 Courbes de pressions droites.

– la position de la sonde est contrôlée par une radio du thorax (photo 4.10).

Indications

– Bradycardie extrême (inférieure à 35/min) par bloc sino-auriculaire ou bloc auriculo-ventriculaire, ne répondant pas à l'atropine.
– Torsade de pointes.
– Infarctus du ventricule droit : on stimule à la fois l'oreillette et le ventricule droits (une sonde dans chaque, boîtier de stimulation double-chambre).

Complications

Ce sont les mêmes que tout cathétérisme droit, auxquelles s'ajoute le déplacement de la sonde, qui peut entraîner une pause cardiaque.

Cathétérisme cardiaque interventionnel

À l'origine, le cathétérisme cardiaque était essentiellement une technique diagnostique dont les objectifs étaient la mesure des pressions intra-cardiaques, la quantification des valvulopathies et la coronarographie. En deux décennies, l'écho-Doppler cardiaque s'est imposé comme la méthode de référence pour la quantification des valvulopathies et de la fonction ventriculaire gauche. De ce fait, le cathétérisme diagnostique est pratiquement abandonné actuellement, sauf pour la coronarographie, bien que cet examen soit concurrencé par l'avènement du scanner coronaire. Actuellement, le cathétérisme cardiaque s'est réorienté vers les méthodes interventionnelles telles que l'angioplastie coronaire, la valvuloplastie mitrale percutanée ou la fermeture des shunts intra-cardiaques (communication inter-auriculaire ou foramen ovale perméable, voir chapitre sur les cardiopathies congénitales).

Technique de cathétérisme artériel

– Ponction d'une artère radiale, fémorale (plus rarement humérale).

– Mise en place d'un Désilet selon la méthode de Seldinger.

– Montée de sondes par voie artérielle rétrograde dans l'aorte initiale, en regard des ostiums coronaires et dans le ventricule gauche.

But de l'examen

- **Coronarographie** : injection de produit de contraste dans les artères coronaires par des sondes spéciales, positionnées en regard des artères coronaires (voir figures 2.13 et 2.14, page 23).
- **Angioplastie coronaire** : après la coronarographie, un guide est avancé dans l'artère coronaire afin de franchir une sténose ou une occlusion coronaire. L'artère est ensuite dilatée à l'aide d'un ballonnet passé sur le guide, avec éventuelle mise en place d'un stent (photo 4.11) afin de garder l'artère largement ouverte.
- **Angiographie ventriculaire gauche** : pour apprécier la contractilité du muscle, mesurer les volumes de la cavité ventriculaire ou quantifier une fuite mitrale.
- **Angiographie sus-sigmoïdienne** : injection de produit de contraste par une sonde placée dans l'aorte initiale, pour quantifier une insuffisance aortique.

– Plus rarement, en cas d'échec des techniques non invasives, franchissement d'une sténose aortique afin de calculer le gradient de pression ventricule gauche-aorte et la surface aortique (nécessite également un cathétérisme droit).

Indications

CORONAROGRAPHIE :

- **à but diagnostique et thérapeutique** (angioplastie coronaire) : ischémie myocardique étendue lors d'un test d'effort (ECG d'effort, échographie de stress ou scintigraphie myocardique), au décours d'un syndrome coronaire aigu ou d'un infarctus du myocarde ;
- **à but diagnostique** : bilan pré-opératoire d'une valvulopathie, en cas de facteurs de risque vasculaires.

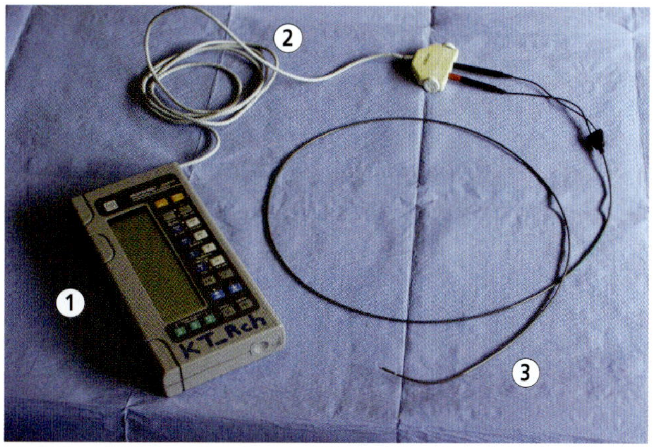

Photo 4.9 Sonde d'entraînement électro-systolique. ① Boîtier de stimulation. ② Raccord. ③ Sonde de stimulation.

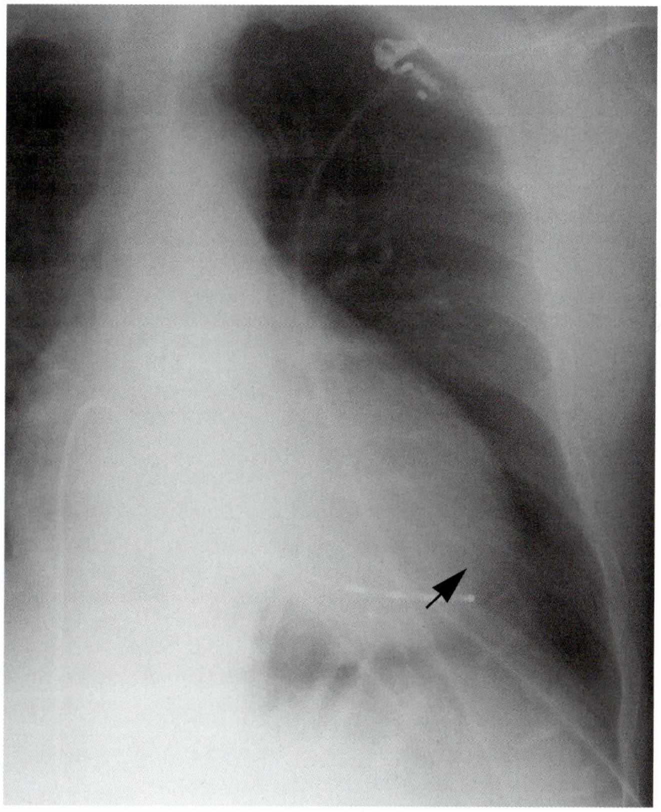

Photo 4.10 Radio de contrôle de la position de la sonde. Flèche : extrémité de la sonde dans la pointe du VD.

Contre-indications

– Âge physiologique avancé.

– Contre-indication à la chirurgie cardiaque.

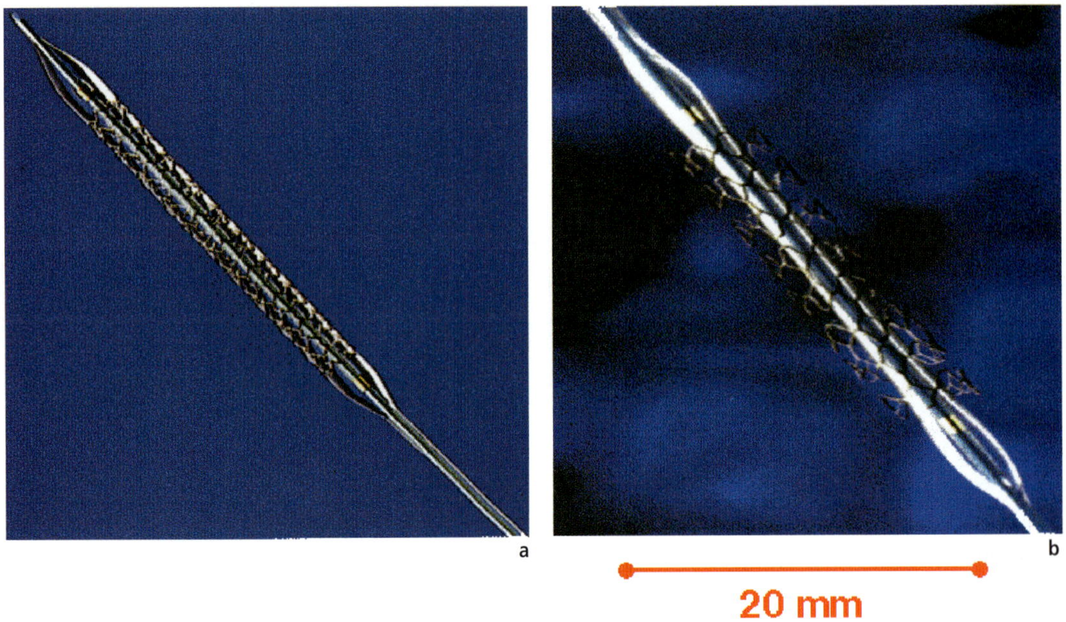

Photo 4.11 Stent coronaire. a. Le stent est prêt à l'emploi, monté sur un ballonnet d'angioplastie, en position « repliée ». b. Aspect du stent après déploiement : le stent reste déployé dans l'artère qu'il maintient largement ouverte.

DÉMARCHE INFIRMIÈRE

SURVEILLANCE D'UN PATIENT AU RETOUR D'UN CATHÉTÉRISME ARTÉRIEL

Comment ça va ?

– Demander comment s'est passé l'examen, répondre aux éventuelles questions du patient.

– Prendre la pression artérielle et le pouls, les noter sur la feuille de surveillance.

Point de ponction

– Vérifier le point de ponction : absence d'hématome, de saignement, ***toute douleur locale est anormale et doit faire craindre la constitution d'un hématome.***

– Vérifier la présence des pouls d'aval (pédieux, tibial postérieur).

ECG, enzymes cardiaques

– L'ECG est systématique au retour d'une coronarographie ou d'une angioplastie coronaire. Il doit être vu par le médecin qui le compare avec le tracé de référence.

– Les enzymes cardiaques ne sont faites que sur prescription écrite, et non systématiquement.

Rythme de surveillance

– Le point de ponction, les pouls d'aval, et pouls/tension sont répétés toutes les heures les 3 premières heures, puis toutes les 3 heures jusqu'à la 12e heure.

– La surveillance diffère en fonction de la voie d'abord artérielle : en cas de ponction radiale, le patient peut se lever d'emblée, un pansement compressif reste en place 24 h sur l'artère radial. Pour une ponction fémorale, le lever est autorisé entre la 12e, et la 24e h, en fonction du calibre des sondes utilisées ; le droit au lever est systématiquement précisé sur la prescription médicale de retour de cathétérisme. La compression manuelle par l'infirmier(e) n'est pratiquée qu'en cas de saignement au point de ponction.

Prévenir le médecin

Dès que vous suspectez la survenue d'un évènement :

– Disparition d'un pouls d'aval antérieurement perçu.

– Saignement, gonflement ou douleur au point de ponction.

– Chute tensionnelle, bradycardie : un malaise vagal n'est pas une chose rare au décours d'un cathétérisme, il est rapidement réversible sous *Atropine* plus ou moins remplissage vasculaire (macromolécules), prescrits par le médecin.

– Anomalie de conscience, trouble neurologique.

Complications

Allergie à l'iode, contrôlée par l'injection IV de corticoïdes.

IL EXISTE DES COMPLICATIONS LOCALES, au point de ponction : hématome, fistule artério-veineuse, faux anévrisme artériel.

PLUS GRAVES SONT LES COMPLICATIONS :

- **cardiaques** : dissection coronaire, infarctus ;
- **cérébrales** : accident vasculaire embolique, par migration d'une plaque d'athérome ou d'un thrombus ;
- **décès du patient** : cette éventualité représente 1 à 2 cas tous les mille examens et doit faire garder à l'esprit que cet examen dangereux dont l'indication repose toujours sur l'analyse du rapport bénéfice-risque pour chaque patient.

Valvuloplastie mitrale percutanée

Un rétrécissement mitral peut être dilaté par voie de cathétérisme, sous certaines conditions (absence de calcification massive, de fuite mitrale importante ou de thrombus dans les cavités cardiaques). La voie d'abord est veineuse (veine fémorale), un cathéter est positionné dans l'oreillette droite et le septum inter-auriculaire est perforé (cathétérisme trans-septal) afin d'arriver dans l'oreillette gauche. Un ballon est ensuite monté sur guide dans l'oreillette gauche (ballon d'Inoué), puis gonflé progressivement à travers la valve mitrale afin de libérer les commissures fusionnées, élargissant ainsi l'orifice mitral. La procédure est suivie en permanence par échographie cardiaque afin de contrôler l'absence de complication (déchirure de la valve mitrale par le ballon) et le résultat de la dilatation (mesure de la surface mitrale).

Rythmologie interventionnelle

Comme toutes les disciplines de cathétérisme cardiaque, la rythmologie a évolué vers des procédures interventionnelles thérapeutiques. Il s'agit essentiellement de l'ablation par radiofréquence : destruction par application d'un courant électrique de circuits intra-cardiaques anormaux permettant un traitement radical de certains troubles du rythme (Bouveret, flutter auriculaire et certains cas de fibrillation auriculaire). L'activité de cathétérisme en rythmologie englobe également la pose des pacemakers et des défibrillateurs implantables.

Exploration électro-physiologique

C'est l'étape diagnostique du cathétérisme en rythmologie : introduction d'un ou plusieurs Désilets par voie veineuse fémorale, montée de sondes de détection/stimulation dans les cavités droites (oreillette droite, ventricule droit, trajet du faisceau de His).

Buts de l'examen

– Localisation d'une voie de conduction anormale avant ablation par radiofréquence.
– Reproduction d'un trouble du rythme, à titre diagnostique ou pour juger de l'efficacité d'un traitement antiarythmique.
– Caractérisation d'un trouble de la conduction à l'étage sinusal ou auriculo-ventriculaire.

Indications

– Recherche de l'étiologie d'une syncope.
– Évaluation de l'efficacité d'un traitement anti-arythmique.
– Exploration d'un syndrome de Wolf-Parkinson-White, d'une maladie de Bouveret.

Contre-indications

– Âge physiologique avancé.
– Absence de conséquence thérapeutique pour le patient.

Complications

Ce sont les mêmes que pour le cathétérisme droit, auxquelles s'ajoutent :
– troubles du rythme mal tolérés imposant le choc électrique externe (TV, FV) ;
– trouble de la conduction non réversible, imposant de laisser en place une sonde d'entraînement électro-systolique.

Explorations isotopiques

Scintigraphie de perfusion myocardique

La scintigraphie myocardique est une technique d'imagerie permettant d'évaluer la perfusion du myocarde à l'aide d'un traceur intraveineux.

DÉMARCHE INFIRMIÈRE

PRÉPARATION D'UN PATIENT AVANT UNE SCINTIGRAPHIE CARDIAQUE

Avant l'examen

– S'assurer que la demande est bien remplie et parvenue en médecine nucléaire.
– Compte tenu de la longueur de l'examen, et des acquisitions tardives (4e heure), il ne faut pas que d'autres rendez-vous interfèrent avec la scintigraphie cardiaque.
– Le patient doit prendre un petit déjeuner léger, ne comportant ni thé, ni chocolat, ni café. Toutes ces substances sont à éviter car elles antagonisent la *Persantine* fréquemment utilisée en scintigraphie cardiaque.

Après l'examen

Le thallium est éliminé dans les urines en 48 heures, les patients sont donc porteurs d'une faible radioactivité pendant ce délai.

Il est donc important pour le personnel soignant et les proches (femmes enceintes) de ne pas rester trop longtemps au contact rapproché du patient dans les 24 heures suivant une scintigraphie cardiaque.

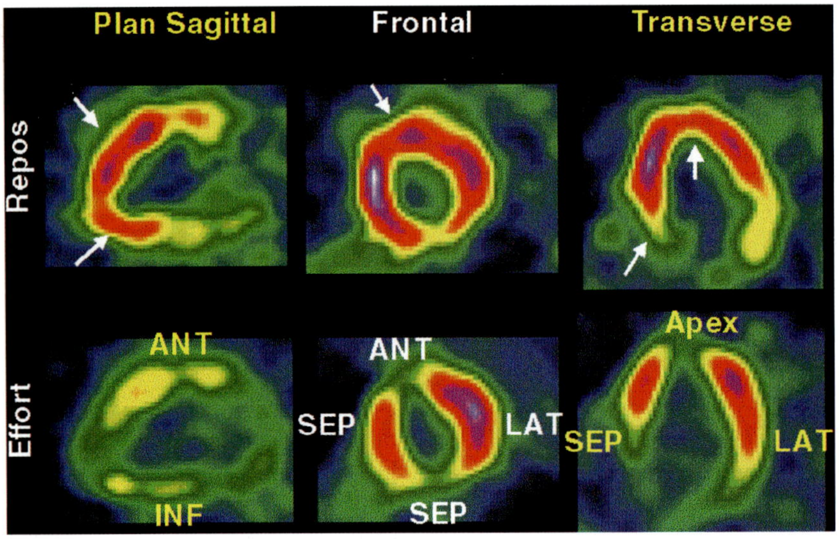

Photo 4.12 Scintigraphie de perfusion myocardique : ischémie myocardique étendue avec normalisation de la perfusion au repos. Les 3 incidences sagittale, frontale et transverse sont superposées au repos (ligne du haut) et à l'effort (en bas). On note une très faible fixation du traceur à l'effort sur les parois antérieure (ANT), inférieure (INF), sur l'apex et la partie basse du septum (SEP). La paroi latérale (LAT) est normalement perfusée. La plupart des territoires sont normalement perfusés au repos (flèches).

Principe

– On injecte en intraveineux un traceur très faiblement radio actif : le **thallium** qui diffuse ensuite dans toute la circulation. Le traceur se distribue par voie vasculaire dans de nombreux organes (tube digestif, poumons) et dans le muscle cardiaque.

– La distribution du thallium aux cellules myocardiques est dépendante du flux coronaire. En cas de sténose coronaire, le myocarde en aval recevra moins de thallium que le muscle normalement perfusé.

– L'hypoperfusion se traduit par un défaut de fixation du thallium par rapport au reste du myocarde. L'information est ensuite recueillie par une gamma-caméra qui prend une « photo » du cœur, sur laquelle n'apparaissent que les zones fixant le thallium. Une zone hypoperfusée apparaît donc comme un « trou » de fixation.

– D'autres traceurs que le thallium sont utilisés en scintigraphie myocardique, notamment le MIBI, qui est moins cher et donne de meilleures images dans certaines indications (photo 4.12).

Le but de la scintigraphie myocardique est de mettre en évidence un défaut de perfusion d'un territoire, qui fait suspecter une sténose ou une occlusion coronaire. Les anomalies de perfusion se manifestent initialement à l'effort, avec l'absence d'augmentation du débit en aval d'une sténose serrée. L'injection de thallium est donc faite au maximum d'un effort (sur bicyclette ergométrique) afin de mieux mettre en évidence les disparités de perfusion.

Quand le patient ne peut pas faire d'effort, on augmente artificiellement le débit cardiaque global par l'injection d'un vasodilatateur : la *Persantine*. On parle donc de thallium-*Persantine* ou de thallium d'effort.

Indications

La scintigraphie de perfusion myocardique est utilisée schématiquement dans deux indications :

La recherche de sténoses coronaires significatives, qui se traduisent par une hypofixation du myocarde en aval. Le thallium permet ainsi d'estimer l'importance de l'hypoperfusion, et de suspecter l'artère responsable.

La recherche de territoires « viables » dans la zone d'un infarctus du myocarde. En effet, la prise de clichés tardifs peut montrer une fixation du thallium dans des zones initialement muettes. Le thallium ne se fixe que dans les cellules myocardiques vivantes que l'on détecte ainsi.

Avantages/inconvénients

- **Les avantages** : la scintigraphie myocardique est un examen non invasif, qui donne des renseignements plus précis qu'une simple épreuve d'effort.

▶ **Les inconvénients** : la scintigraphie nécessite un appareillage lourd et coûteux, des techniciens, des traceurs radioactifs. Ajoutons que le personnel soignant est exposé à une irradiation (très faible) au contact des patients pendant les quelques heures après une scintigraphie. Ce risque doit être pris en compte, notamment chez les femmes enceintes.

Angioscintigraphie cavitaire (fraction d'éjection)

L'angioscintigraphie permet de mesurer la performance à l'éjection des ventricules, en mesurant la fraction d'éjection isotopique.

Principe

– Le traceur isotopique (radioactif) est injecté par voie veineuse. Il se fixe sur les globules rouges et marque donc le sang circulant. La caméra photographie les ventricules en systole et en diastole, et permet de calculer la variation de volume sanguin en fonction de l'intensité de la radioactivité émise.

– Le pourcentage du volume éjecté est ainsi calculé, on l'appelle la fraction d'éjection (FE) du ventricule. La fraction d'éjection donne une idée de la performance systolique globale du ventricule. Pour le ventricule gauche, la FE est normalement de 60 à 70 %.

Indications

La fraction d'éjection est un examen utilisé pour le suivi des patients après un infarctus du myocarde, ou en cas d'insuffisance cardiaque quelle qu'en soit la cause. Cet indice est utilisé pour sa valeur pronostique, et afin de décider de certaines options thérapeutiques, notamment poser l'indication d'une greffe cardiaque en cas de fraction d'éjection effondrée chez un sujet jeune.

POINTS CLÉS

1. ▶ **L'ECG est enregistré par l'infirmier(e)** sur prescription médicale, sauf en cas de douleur thoracique survenant à l'hôpital; dans ce cas l'ECG doit être enregistré le plus tôt possible sans attendre la prescription du médecin. Attention à la place des électrodes, notamment les électrodes périphériques des membres supérieurs, ne pas inverser le bras gauche (jaune) et le bras droit (rouge), l'interprétation de l'ECG en serait faussée.
2. ▶ **L'épreuve d'effort** nécessite une collaboration étroite entre le cardiologue et l'infirmier(e), la surveillance clinique (survenue d'une éventuelle douleur, malaise, pâleur, chute tensionnelle) est généralement dévolue à l'infirmier(e) pendant que le cardiologue surveille la progression des paliers d'effort et l'ECG.
3. ▶ **L'échographie de stress** nécessite une collaboration étroite entre le cardiologue et l'infirmier(e). La surveillance clinique (survenue d'une éventuelle douleur, malaise, pâleur, chute tensionnelle) et ECG est généralement dévolue à l'infirmier(e) pendant que le cardiologue enregistre en continu les séquences échocardiographiques à chaque palier du test.
4. ▶ **L'exploration isotopique** : la scintigraphie myocardique permet d'évaluer et de quantifier la perfusion myocardique régionale correspondant aux différents territoires artériels coronaires; cet examen est indiqué pour la recherche, la localisation et la quantification d'une ischémie ou d'une viabilité myocardique dans un (ou plusieurs) territoire(s) donné(s). La fraction d'éjection isotopique permet de quantifier la fonction systolique globale du ventricule gauche, ou du ventricule droit.

Principaux symptômes en cardiologie

5

Douleur thoracique

La douleur thoracique est un symptôme fréquent dont les causes sont très diverses et la gravité variable. Une douleur intercostale n'a évidemment pas la même gravité qu'un infarctus du myocarde, mais la différenciation des deux n'est pas toujours évidente. Nous détaillerons pour chaque cause de douleur thoracique :
– le degré de gravité ;
– les mécanismes de la douleur ;
– la sémiologie, qui est l'étude des signes cliniques précis qui permettent d'évoquer un diagnostic.

Angine de poitrine

GRAVITÉ POTENTIELLE : évolution vers l'infarctus du myocarde.

Mécanisme

La douleur d'angor est provoquée par la souffrance ischémique du myocarde (voir *Physiopathologie de l'angor*).

La cause de cette ischémie peut être :

- **l'occlusion, le spasme,** ou rarement **la dissection d'une artère coronaire** ;
- **une diminution du débit coronaire** par trouble du rythme : AC/FA rapide ;
- **la diminution du débit coronaire** liée à une valvulopathie : RAC serré.

Sémiologie

– La douleur angineuse typique est rétrosternale, médiane, large, désignée par la main posée à plat sur le sternum.
– L'impression ressentie est celle d'un « serrement » du thorax, comme dans un étau (douleur constrictive).
– La douleur se répercute (irradie) dans le bras gauche, la mâchoire inférieure, voire le dos.

LES DEUX ARGUMENTS IMPORTANTS EN FAVEUR D'UNE DOULEUR ANGINEUSE SONT :
– La survenue lors des efforts (marche sur terrain en pente, par temps froid), la douleur impose l'arrêt de l'effort et disparaît alors en 5 à 10 minutes.
– La sensibilité à la trinitrine sublinguale, qui fait céder la douleur en 2 à 3 minutes.

- **Formes atypiques :**

– la douleur peut être à type de brûlure et siéger au creux de l'estomac ;
– la recherche de facteurs de risques cardio-vasculaires et d'éventuels antécédents d'angor, ou d'infarctus, aide le médecin en cas de douleur atypique.

Infarctus du myocarde

GRAVITÉ : risque vital, prise en charge urgente par le SAMU pour transfert en unité de soins intensifs cardiaques.

Mécanisme

Le mécanisme de loin le plus fréquent à l'origine d'un infarctus du myocarde est l'occlusion d'une artère coronaire par thrombose (caillot).

Sémiologie

– Typiquement, il s'agit d'une douleur angineuse très intense, angoissante, qui irradie largement dans les bras, le dos et la mâchoire.
– Toute douleur angineuse qui dure depuis plus de 20 minutes fait suspecter un infarctus en voie de constitution.

FORMES ATYPIQUES
– Tout est possible, de la douleur hyperalgique à la gêne discrète siégeant dans le dos, dans le bras gauche ou à l'épigastre. Parfois l'infarctus est indolore et diagnostiqué fortuitement lors d'un ECG systématique.
– Ce qui aide le médecin, c'est encore le contexte clinique : la présence de facteurs de risque et/ou d'antécédents cardio-vasculaires.

Dissection aortique

GRAVITÉ EXTRÊME, nécessité de transfert immédiat dans un hôpital disposant d'un service de chirurgie cardio-vasculaire.

Mécanisme

La douleur est due à la déchirure de la paroi aortique, la progression de cette déchirure explique le caractère « migrateur » de la douleur. Si la dissection débute sur l'aorte ascendante, la douleur est initialement thoracique antérieure, puis au fur et à mesure que la dissection progresse vers la crosse et l'aorte descendante, la douleur se déplace dans le dos.

Sémiologie

– C'est une douleur violente, volontiers syncopale. Le patient décrit une douleur thoracique très intense, très angoissante, avec un grand malaise général, et l'impression que la douleur se déplace, généralement d'avant en arrière (les dissections rétrogrades sont plus rares).

– Les signes associés sont : un état de choc, et l'abolition d'un ou plusieurs pouls périphériques.

– Le contexte clinique est celui d'une hypertension artérielle sévère ou d'une maladie du tissu élastique (maladie de Marfan).

Embolie pulmonaire

GRAVITÉ : variable en fonction de l'importance de l'embolie, toutefois le **risque de récidive d'embolie pulmonaire massive, potentiellement mortelle,** impose un bilan urgent en milieu cardiologique.

– Typiquement, le patient ressent un « point de côté », à la base du thorax, accompagné d'un essoufflement et d'une angoisse.

– Le caractère le plus évocateur d'une embolie est la **brutalité** des symptômes : survenue d'une seconde à l'autre.

– L'intensité de la douleur est très variable. Il existe des formes hyperalgiques et des formes quasi asymptomatiques, où le patient se plaint de façon répétitive de malaises discrets et indéfinissables.

– Le contexte clinique est celui d'un(e) patient(e) alité(e), au décours d'une chirurgie, d'un accouchement, d'un infarctus du myocarde, ou d'une poussée d'insuffisance cardiaque. Les autres facteurs favorisants sont les circonstances d'apparition d'une phlébite des membres inférieurs : immobilisation du membre inférieur dans un plâtre, voyage prolongé, les jambes repliées.

Péricardite

GRAVITÉ : habituellement bénigne, toutefois le risque de tamponnade impose un examen par échocardiographie et éventuellement la surveillance quelques jours en milieu cardiologique.

Mécanisme

L'inflammation locale et la mise sous tension du péricarde par le liquide sécrété sont responsables de la douleur.

Sémiologie

– Douleur rétrosternale, à type de brûlure ou constrictive, plus ou moins intense. Elle s'accompagne d'un certain degré d'essoufflement.

– Le caractère évocateur de péricardite est l'**augmentation de la douleur à l'inspiration profonde.** L'inspiration augmente le retour veineux, donc la pression dans les cavités droites, ce qui renforce la tension du péricarde et exacerbe la douleur.

– La position assise, penchée en avant, diminue classiquement la douleur (par diminution du retour veineux).

– L'auscultation cardiaque recherche un frottement péricardique.

– Le contexte clinique est celui d'un syndrome grippal, avec fièvre et malaise général.

Douleurs non cardiologiques

Tous les autres viscères intrathoraciques peuvent être à l'origine de douleurs, les organes digestifs sus-mésocoliques (estomac, duodénum) peuvent également être responsables. Citons les principales causes à différencier d'une origine cardio-vasculaire :

– l'ulcère gastro-duodénal : la douleur est rythmée par les repas ;

– le reflux gastro-œsophagien : douleur en position penchée vers l'avant ;

– les douleurs articulaires chondro-costales : déclenchées par la pression des côtes ;

– les douleurs péri-mammaires « en coups d'épingle », du sujet anxieux, neurotonique.

Dyspnée

Définition. La dyspnée est la sensation de manquer d'air, l'impression d'un essoufflement anormal.

MÉCANISMES : les principaux facteurs déclenchants sont :

- **l'hypoxie :** désaturation du sang artériel en oxygène ;

- **l'hypercapnie :** augmentation de la concentration artérielle en gaz carbonique;
- **l'acidose :** augmentation de la concentration sanguine en ions acides;
- **l'anxiété.**

Insuffisance cardiaque gauche

La dyspnée est le symptôme essentiel de l'insuffisance cardiaque gauche. Initialement, l'essoufflement survient à l'effort, puis pour des efforts de plus en plus minimes voire au repos.

Un caractère très évocateur de dyspnée d'origine cardiaque est l'orthopnée : c'est l'augmentation de l'essoufflement en position allongée. Ceci s'explique par l'augmentation de pression hydrostatique dans les capillaires pulmonaires dans cette position.

On utilise une classification américaine pour quantifier la dyspnée, celle de la *New York Heart Association (NYHA)* :
- *stade 1* : pas de dyspnée;
- *stade 2* : dyspnée pour des efforts inhabituels;
- *stade 3* : essoufflement pour des efforts de la vie courante (se laver, s'habiller);
- *stade 4* : dyspnée permanente, y compris au repos.

Œdème pulmonaire

C'est la décompensation aiguë de l'insuffisance cardiaque gauche. L'augmentation importante de la pression capillaire pulmonaire provoque l'irruption de plasma dans les alvéoles pulmonaires, d'où l'impossibilité d'oxygénation du sang dans les alvéoles « inondées », et un état asphyxique du patient.

SÉMIOLOGIE. Le patient est très essoufflé, avec une impression d'asphyxie, il est anxieux, agité. Les signes de gravité sont une cyanose, des sueurs, un épuisement, voire un collapsus.

L'AUSCULTATION DES POUMONS permet de retrouver des râles fins à l'inspiration, qu'on appelle râles crépitants, car ils rappellent le crépitement du sel qu'on jette dans une poêle.

Embolie pulmonaire

La dyspnée est liée à l'hypoxie provoquée par l'obstruction artérielle.

SÉMIOLOGIE. Le caractère brutal, voire répétitif, d'une dyspnée, évoque une embolie pulmonaire.

DÉMARCHE INFIRMIÈRE

CONDUITE À TENIR DEVANT UNE DYSPNÉE AIGUË

- Mettre le patient dans la position où il respire le mieux : si le patient étouffe en position allongée, le mettre assis (probable œdème pulmonaire).
- Faire appeler rapidement le médecin.
- Prendre le pouls et la pression artérielle, les noter.
- Rechercher des signes de gravité : cyanose, sueurs, signes de choc (marbrures, angoisse, torpeur).
- Poser une voie veineuse et faire amener le chariot de réanimation (matériel d'intubation).
- Brancher de l'oxygène par sonde nasale, à 4 litres/minute.
- Enregistrer un ECG.
- Attendre auprès du patient l'arrivée du médecin.

L'association à une angoisse et un point de côté thoracique également brutaux aident au diagnostic. Le contexte clinique (voir *Embolie pulmonaire*, page 125) est également important pour le diagnostic.

Causes non cardiologiques

Les principales étiologies sont :
- **pulmonaire** : insuffisance respiratoire chronique ou aiguë;
- **ORL** : compression laryngée par une tumeur ou un autre obstacle;
- **métabolique** : acidose, quelle qu'en soit la cause;
- **sans cause organique** : états d'anxiété.

Syncope/lipothymie

Définitions.
- La syncope est une perte de connaissance brutale, totale et brève, spontanément réversible en 1 à 2 minutes.
- Une lipothymie est un malaise brutal, avec sensation de perte de connaissance imminente, sans que celle-ci survienne. La lipothymie est un équivalent de syncope *a minima.*

GRAVITÉ : le risque d'arrêt cardiaque et de traumatisme grave lié à la chute concourt à la gravité des syncopes.

Mécanisme

Une syncope est due à l'effondrement brutal du débit sanguin cérébral, soit par hypotension artérielle sévère, soit par une pause cardiaque durant plus de 3 secondes.

Interrogatoire

Il est primordial, pour déterminer les circonstances de survenue de la syncope et sa durée éventuelle. La présence d'ecchymoses, voire un traumatisme crânien, atteste de la brutalité d'une syncope « à l'emporte-pièce ».

Étiologies

– Les pauses cardiaques par bloc auriculo-ventriculaire ou bloc sinusal donnent des syncopes à l'emporte-pièce.
– Les tachycardies ventriculaires et torsades de pointes donnent également des syncopes pratiquement sans prodromes (signes avant-coureurs).
– La quinidine, le *Rythmodan*, et le *Cordium*, peuvent provoquer des syncopes par torsades de pointes (voir *Troubles du rythme cardiaque*, page 97).
– L'hypotension orthostatique donne des lipothymies, voire des syncopes lors du passages de la position couché (ou assis) à la position debout.
– Le rétrécissement aortique serré donne des syncopes d'effort.

Autres causes de perte de connaissance plus ou moins brève :

Ce ne sont pas des syncopes, les étiologies sont essentiellement neurologiques :
– accident vasculaire cérébral, avec déficit neurologique au réveil ;
– crise d'épilepsie généralisée.

DÉMARCHE INFIRMIÈRE

CONDUITE À TENIR DEVANT UNE SYNCOPE

Le patient a perdu complètement connaissance, avec chute le plus souvent (sauf s'il était au lit), et il revient à lui en moins d'une minute.
– Faire appeler le médecin en urgence.
– S'assurer de la présence des pouls centraux, et d'une respiration spontanée; en l'***absence de pouls centraux*** le patient doit être considéré en ***arrêt cardio-circulatoire.*** Il faut donc débuter le ***massage cardiaque*** et la ***ventilation*** au masque ou au bouche-à-bouche.
– Si les pouls sont présents avec une ventilation spontanée, demander de l'aide pour porter le patient sur un lit, l'allonger.
– Surrélever les membres inférieurs.
– Prendre le pouls et la tension, les noter.
– Rechercher des signes de gravité : pâleur, sueurs, marbrures, polypnée, douleur thoracique.
– En présence de tels signes, faire amener le chariot d'urgence.
– Poser une voie veineuse et enregistrer un ECG dans tous les cas.
– Attendre l'arrivée du médecin au chevet du patient.

DÉMARCHE INFIRMIÈRE

CONDUITE À TENIR DEVANT DES PALPITATIONS

– Faire allonger la patient sur un lit.
– Prendre le pouls et la pression artérielle, les noter.
– En cas de tachycardie, de bradycardie, ou de tension anormale, faire appeler le médecin.
– Enregistrer un ECG le plus vite possible, afin de préciser un éventuel trouble du rythme.
– En cas de tachycardie à complexes larges (suspicion de tachycardie ventriculaire), faire amener le chariot de réanimation (défibrillateur) auprès du patient.
– Attendre l'arrivée du médecin auprès du patient.

Palpitations

Définition. Les palpitations sont la perception désagréable des battements cardiaques, parce qu'ils sont trop rapides ou irréguliers.

GRAVITÉ : variable en fonction de l'éventuel trouble du rythme sous-jacent.

CAUSES :

- **Tachycardie ventriculaire** : nécessite une hospitalisation d'urgence en unité de soins intensifs cardiologiques pour réduction et bilan approfondi ;
- **extrasystoles ventriculaires** : elles peuvent nécessiter un traitement antiarythmique en fonction de certains critères cliniques et du Holter ;
- **extrasystoles supraventriculaires** : bénignes le plus souvent, ne nécessitent pas de traitement propre ;
- **tachycardie sinusale** : il faut en trouver la cause pour la traiter ;
- **anxiété, sujet neurotonique** : on ne retrouve aucune cause organique décelable.

Hépatalgies

Définition. L'hépatalgie est une pesanteur douloureuse dans la région du foie (hypochondre droit). Elle survient d'abord à l'effort, puis éventuellement au repos.

MÉCANISME : distension de l'enveloppe du foie (capsule de Glisson) du fait de la stase sanguine hépatique.

CAUSES. C'est un des principaux symptômes de l'insuffisance cardiaque droite, avec les œdèmes.

Œdèmes

Définition. Les œdèmes sont un gonflement des parties molles, par infiltration d'eau et de sel dans le milieu interstitiel sous-cutané.

MÉCANISME : l'eau et le sel sont chassés vers le milieu interstitiel par augmentation de la pression hydrostatique dans les capillaires. Les œdèmes apparaissent quand la quantité d'eau stockée dans le secteur interstitiel dépasse 3 litres (prise de poids de 3 kg).

CAUSES :

– Insuffisance cardiaque droite.

CAUSES NON CARDIOLOGIQUES :

– Cirrhose hépatique ;

– compression veineuse ou lymphatique ;

– hypoprotidémie (causes rénales).

Pathologie cardio-vasculaire

6

Pathologie coronaire

Physiopathologie

Athérome coronarien

L'athérosclérose est liée à l'accumulation de lipides (graisses) dans les parois artérielles d'où la formation de plaques d'athérome qui rétrécissent la lumière des vaisseaux. Ces rétrécissements (ou sténoses) peuvent aboutir à l'occlusion de l'artère, généralement par un mécanisme de thrombose (formation d'un caillot).

Facteurs de risque cardio-vasculaires

Les facteurs de risques sont liés statistiquement à l'athérosclérose en général et à la maladie coronaire en particulier. Le risque d'atteinte coronaire est d'autant plus important que le nombre de facteurs de risque est élevé. Certains facteurs de risques « acquis » peuvent être supprimés (exemple : le tabac) ce qui a pour effet de ralentir la progression de la maladie (voir prévention secondaire, voir paragraphe « épidémiologie et prévention »). Rappelons les principaux facteurs de risque d'athérosclérose :

– hérédité : présence d'antécédents cardio-vasculaires familiaux ;

– âge ;

– sexe masculin ;

– tabagisme ;

– dyslipidémies : hypercholestérolémie ++ ;

– obésité, HTA, diabète insulinodépendant ou non insulinodépendant ;

– sédentarité, stress.

Physiopathologie de l'angor d'effort

Au cours d'un effort, les besoins en oxygène de l'organisme augmentent, ce qui entraîne une augmentation de la fréquence et du débit cardiaque. Normalement, le débit coronaire est multiplié par 3 ou 4 lors d'un effort maximum (réserve coronaire). En cas de sténose coronaire serrée, l'augmentation de débit à l'effort devient insuffisante et le myocarde en aval devient ischémique.

Définition

L'ischémie est la souffrance d'un organe par manque d'oxygène.

L'ischémie myocardique entraîne une série d'anomalies de fonctionnement qui surviennent toujours dans le même ordre :

1. Diminution de la contraction musculaire, visible en échocardiographie sous la forme d'une disparition de l'épaississement de la paroi ventriculaire.

2. Anomalies de l'ECG : modifications du segment ST et de l'onde T.

3. La douleur d'angine de poitrine (angor) ne survient qu'en dernier et elle est inconstante.

GÉNÉRALEMENT, LA DOULEUR ANGINEUSE IMPOSE L'ARRÊT DE L'EFFORT, ce qui fait cesser l'ischémie. Les accidents aigus sont dus à une ischémie prolongée, par thrombose coronaire, ou plus rarement par un spasme ou une dissection spontanée de l'artère.

LORSQUE LES DOULEURS ANGINEUSES deviennent répétitives et/ou prolongées, on parle d'**angor instable** (syndrome de menace d'infarctus). Cet état est susceptible d'évoluer vers la constitution d'une nécrose d'une partie du muscle cardiaque : c'est l'infarctus du myocarde.

Angor stable

Définition. L'angor d'effort est la survenue de douleurs d'angine de poitrine déclenchées par l'effort et cédant à l'arrêt. L'angor est dit stable chez un patient donné si la fréquence et la durée des épisodes douloureux sont constantes sur une longue période.

Examen clinique

L'interrogatoire constitue le temps essentiel : il précise les caractères de la douleur, note les facteurs

L'angine de poitrine (angor) est liée à la souffrance ischémique du muscle cardiaque.

de risque vasculaires et les éventuels antécédents cardiaques.

LA DOULEUR ANGINEUSE TYPIQUE :

– elle survient à l'effort et cède en quelques minutes à l'arrêt de l'effort. Le patient décrit une impression d'être serré comme dans un étau (douleur constrictive) ;

– la douleur siège au milieu du thorax, elle est large, désignée par la main posée à plat sur le sternum, et irradie (se répercute) volontiers vers la mandibule et/ou le bras gauche ;

– si le patient prend de la trinitrine en sublingual, la douleur cède généralement en 2 à 3 minutes.

PARFOIS, LA DOULEUR EST ATYPIQUE :

– *par son siège*, qui peut être épigastrique (région de l'estomac), ou latéro-thoracique gauche ; plus rarement, la douleur siège uniquement dans le bras gauche ;

– *par son type* : certains patients décrivent une brûlure plus ou moins intense, une simple gêne, voire un blocage respiratoire à l'effort (blockpnée d'effort).

DEUX ARGUMENTS SONT ÉVOCATEURS D'ANGOR, EN CAS DE DOULEUR ATYPIQUE :

– la douleur survient à l'effort et cède à l'arrêt de l'effort en 10 à 15 minutes ;

– la prise de trinitrine sublinguale fait disparaître la douleur en 2 à 3 minutes.

LE RESTE DE L'EXAMEN CLINIQUE EST GÉNÉRALEMENT SANS PARTICULARITÉ, on recherche une éventuelle cause d'angor fonctionnel (sténose aortique), ou des signes d'insuffisance cardiaque, surtout si le patient a déjà présenté un infarctus.

Examens complémentaires

L'ECG de base

– On recherche une séquelle d'infarctus ancien, sous la forme d'ondes Q larges (> 1 mm) et profondes (plus du tiers de l'onde R qui suit en amplitude). Le territoire de ces éventuelles ondes Q permet de préciser la topographie et l'étendue de la cicatrice d'infarctus.

– Les signes d'ischémie myocardique au repos ne sont pas très fréquents. On recherche un sous-décalage du segment ST, ou une onde T négative, pointue, symétrique (figure 6.1).

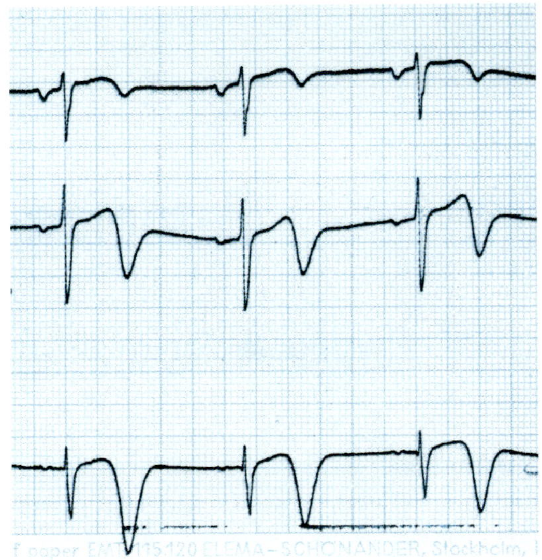

Fig. 6.1 Ondes T négatives, pointues, symétriques, évocatrices d'ischémie myocardique.

L'ECG d'effort

C'est un test d'effort programmé, avec augmentation progressive de la charge d'effort, qui peut se dérouler sur bicyclette ergométrique ou sur tapis roulant. L'ECG, la fréquence cardiaque, la pression artérielle et la survenue d'une éventuelle douleur ou dyspnée sont surveillés de manière continue pendant l'épreuve.

CE TEST RECHERCHE DES SIGNES D'ISCHÉMIE MYOCARDIQUE RÉVERSIBLE À L'EFFORT : survenue d'une douleur angineuse, de modifications électriques typiques (sous-décalage de ST), voire d'une chute tensionnelle, ou d'extrasystoles ventriculaires.

UN TEST D'EFFORT qui déclenche des signes d'ischémie myocardique est dit **positif**.

– En cas de test d'effort positif, on peut décider de débuter un traitement antiangineux dont on évaluera l'efficacité par un nouveau test d'effort sous traitement.

– L'autre possibilité, si l'on suspecte des lésions coronaires graves chez un sujet actif et en bon état général, est de pratiquer une coronarographie.

L'échocardiographie de stress/ la scintigraphie myocardique

L'ECG d'effort ne permet pas de localiser précisément le territoire myocardique ischémique, de même l'extension de la zone ischémique est relativement imprécise. Certaines anomalies de l'ECG de base (blocs de branche par exemple) rendent l'interprétation de l'ECG d'effort délicate. Pour ces raisons, on peut être amené à coupler l'épreuve d'effort avec une technique d'imagerie qui va permettre de localiser précisément le territoire ischémique et d'en préciser l'étendue. Les deux techniques le plus couramment utilisées sont la scintigraphie myocardique de perfusion ou l'échocardiographie de stress (voir chapitres correspondants). On peut coupler ces 2 techniques avec une épreuve d'effort (scintigraphie d'effort ou échographie d'effort) ou, lorsque le patient ne peut pas fournir un effort suffisant, on peut avoir recours à un stress pharmacologique (scintigraphie sous *Persantine* ou échographie dobutamine).

La coronarographie

Cet examen permet de préciser le nombre et la sévérité des sténoses coronaires, en vue de discuter un éventuelle revascularisation par angioplastie (dilatation) ou pontage aorto-coronarien.

Traitement de l'angor stable

Le traitement de l'angor stable comporte systématiquement la lutte contre les facteurs de risque vasculaire, plus un choix entre trois options :

– traitement médicamenteux;

– angioplastie coronaire (dilatation);

– pontage aorto-coronarien.

Lutte contre les facteurs de risque

Quelle que soit l'option thérapeutique choisie (médicaments, dilatation ou pontage), la correction des facteurs de risque cardio-vasculaire est indispensable. Ils sont la cause de la maladie coronaire; s'ils persistent, la maladie ne fera que progresser quoi qu'on fasse, et le patient décédera d'infarctus du myocarde ou d'insuffisance cardiaque à plus ou moins long terme.

LE CARDIOLOGUE DOIT OBTENIR LA SUPPRESSION DE TOUS LES FACTEURS DE RISQUE, il doit être aidé en cela par l'équipe soignante et par l'entourage du patient :

– arrêt total et définitif du tabac;

– perte d'un excès de poids, souvent illusoire, on se contente généralement d'une stabilisation du poids;

– équilibration parfaite d'un diabète, avec suivi régulier par un diabétologue;

– contrôle d'une hypertension artérielle;

– contrôle d'une dyslipidémie par régime approprié, plus ou moins traitement médicamenteux;

– lutte contre le stress, dans la mesure du possible, par une meilleure hygiène de vie ou la pratique d'un sport non violent.

Traitement médicamenteux

On utilise quatre classes d'antiangineux qu'on peut associer entre eux. Au maximum, le patient peut avoir un médicament de chaque classe (quadrithérapie). À cela s'ajoute l'aspirine qui est largement employée pour son action antiagrégante plaquettaire.

LES BÊTA-BLOQUANTS agissent en inhibant les à-coups sympathiques : ils ralentissent la fréquence cardiaque au repos et à l'effort, et diminuent les besoins myocardiques en oxygène. Les bêta-bloquants ont un effet protecteur concernant la récidive d'infarctus du myocarde, ils diminuent la fréquence des crises angineuses et préviennent la survenue de troubles du rythme à l'effort.

LES ANTICALCIQUES, dérivés nitrés, et activateurs des canaux potassiques ont un effet vasodilatateur coronaire et antispastique. Ces trois classes d'antiangineux diminuent également la fréquence des crises et améliorent la tolérance à l'effort.

LES ANTIAGRÉGANTS PLAQUETTAIRES (aspirine, clopidogrel) empêchent la formation d'un caillot sur une plaque d'athérome ulcérée, qui est probablement un mécanisme fréquent à l'origine de l'angor instable et de l'infarctus du myocarde.

Angioplastie coronaire percutanée

CE TRAITEMENT DE LA STÉNOSE CORONAIRE évite une intervention chirurgicale et donne le plus souvent de bons résultats immédiats.

– L'artère coronaire est cathétérisée par voie radiale ou fémorale rétrograde, comme pour la coronarographie. On monte un guide souple jusque dans l'artère, et on fait passer sur ce guide un ballonnet d'angioplastie qui est gonflé en regard de la sténose.

– La plaque d'athérome est ainsi écrasée et on « élargit le passage » afin d'améliorer le débit coronaire d'aval.

– Dans la plupart des cas l'angioplastie peut être complétée par la mise en place d'un stent. Le stent

La dilatation coronaire (angioplastie) comporte le risque de récidive de la sténose athéromateuse (resténose) dans 10 à 30 % des cas, dans un délai de quelques semaines à 6 mois.

PHARMACOLOGIE

MÉDICAMENTS DE L'ANGOR STABLE		
BÊTA-BLOQUANTS		
Acébutolol/*Sectral*	Comp. à 200 et 400 mg	100 à 400 mg/24 h
Aténolol/*Ténormine* Métoprolol/*Seloken*	Comp. à 100 mg Comp. à 100 et 200 mg	50 à 200 mg/24 h 50 à 200 mg/24 h
INHIBITEURS CALCIQUES		
Nifédipine/*Adalate LP*	Comp. à 20 mg LP	40 mg/24 h
Diltiazem/*Monotilidiem*	Comp. à 200 et 300 mg LP	1 comp./24 h
Diltiazem/*Bi-Tildiem*	Comp. à 90 et 120 mg LP	180 à 240 mg/24 h
Vérapamil/*Isoptine*	Comp. à 40 et 120 mg	120 à 240 mg/24 h
DÉRIVÉS NITRÉS/MOLSIDOMINE		
Isosorbide-Dinitrate/*Risordan*	Comp. à 20, 40, 60 mg	40 à 120 mg/24 h
Molsidomine/*Corvasal*	Comp. à 2 et 4 mg	8 à 12 mg/24 h
Trinitrine/*Nitriderm TTS*	Patch à 5 et 10 mg	1 patch pendant 12 h/j. soit de 8 h à 20 h par exemple
Trinitrine/*Natispray*	Spray à 0,15 mg, Spray fort à 0,40 mg	1 bouffée sous la langue en cas de crise
ACTIVATEURS DES CANAUX POTASSIQUES		
Nicorandil/*Adancor*	Comp. à 10 et 20 mg	20 mg/24 h
Nicorandil/*Ikorel*	Comp. à 10 et 20 mg	20 mg/24 h
ANTIAGRÉGANT PLAQUETTAIRE		
Aspirine/*Kardégic*	Sachets à 75, 160 et 300 mg	1 sachet/jour
Clopidogrel/*Plavix*	Comp. à 75 mg	1 comp./jour

est une sorte de ressort métallique qui est monté sur un ballon d'angioplastie et impacté en regard d'une sténose lors du gonflage du ballon, il est donc laissé en place dans l'artère et peu à peu est recouvert par l'endothélium. Le stent permet une expansion maximale de la lumière artérielle avec un meilleur résultat initial en terme de diamètre artériel qu'avec le ballon seul.

– L'angioplastie comporte peu de risques si l'indication est bien posée et les résultats immédiats sont souvent satisfaisants : il reste généralement un rétrécissement peu serré au site de l'ancienne sténose.

– Le principal problème de la dilatation est celui de la resténose : c'est-à-dire que, dans 10 à 30 % des cas, la lumière de l'artère se resserre en quelques semaines ou mois, pour aboutir à une récidive de sténose aussi serrée qu'avant la dilatation. Les stents actifs (stents recouverts d'un produit inhibant la prolifération des cellules) ont permis de diminuer notablement la fréquence de la resténose.

Dans ce cas, on peut tenter une deuxième angioplastie ou proposer une intervention chirurgicale (pontages coronaires), notamment si plusieurs artères sont atteintes.

Pontage coronaire

Les pontages coronaires sont indiqués en cas de sténoses coronaires multiples et/ou inaccessibles à l'angioplastie.

L'INTERVENTION CHIRURGICALE se déroule à thorax ouvert et sous circulation extracorporelle, le cœur étant arrêté et refroidi temporairement pour limiter au maximum les besoins en oxygène.

– Ce n'est pas une chirurgie « à cœur ouvert », car les artères coronaires cheminent à la surface du myocarde, il n'y a donc pas lieu d'ouvrir le cœur.

– Le chirurgien prélève des greffons veineux sur les veines superficielles des membres inférieurs, il peut aussi disséquer l'artère mammaire interne, qui est une branche de la sous-clavière.

– Une technique plus récente consiste à disséquer l'artère mammaire interne gauche en préservant son origine sur la sous-clavière gauche (greffon pédiculé). La mammaire interne peut être implantée sur l'IVA ou sur une grosse diagonale, ce qui donne un pontage artériel dont la longévité est *a priori* meilleure que pour les pontages veineux.

– La chirurgie de pontages coronaires est pratiquée depuis 1968, c'est une technique sûre dont les résultats sont le plus souvent satisfaisants. Lorsque l'intervention est programmée, le taux de complications est faible.

– Avec la chirurgie de pontages, il n'y a pas de risque de resténose, à la différence de l'angioplastie. Les résultats à moyen terme sont donc meilleurs qu'avec l'angioplastie. Mais la suppression des facteurs de risque vasculaires reste indispensable pour garantir un bon résultat à long terme.

POINTS CLÉS

1. ▶ **L'angine de poitrine**, ou **angor**, est une douleur thoracique liée à la souffrance ischémique du myocarde.
2. ▶ **La douleur angineuse** survient généralement à l'effort et cède à l'arrêt de l'effort.
3. ▶ **L'angine stable** est caractérisée par des douleurs anciennes dont la fréquence et la durée sont fixes.
4. ▶ **Les principaux examens** complémentaires dans l'angor stable sont l'ECG de repos et l'ECG d'effort, voire l'échographie de stress ou la scintigraphie myocardique.
5. ▶ **La coronarographie** est l'étape ultime de la démarche diagnostique, pouvant être complétée par un geste thérapeutique : l'angioplastie transluminale sur un ou plusieurs vaisseaux.
6. ▶ Lorsque **l'angioplastie** n'est pas réalisable, l'indication d'une **revascularisation chirurgicale** par **pontages coronariens** peut être retenue.

Angor instable

Définition. L'angor instable, ou syndrome de menace d'infarctus, se présente comme une aggravation des douleurs angineuses, qui deviennent plus fréquentes, plus longues et moins sensibles à la trinitrine sublinguale.

– Tout angor d'apparition récente est considéré comme un syndrome de menace.

– Toute douleur angineuse de repos est également classée comme angor instable.

Physiopathologie

La déstabilisation de l'angor correspond à des phénomènes de thrombose coronaire avec alternance d'occlusion et de réouverture de l'artère. Un phénomène de spasme coronarien peut éventuellement s'ajouter au mécanisme thrombotique.

Examen clinique

L'angor instable (syndrome de menace) impose une hospitalisation en urgence en unité de soins intensifs cardiologique (USIC).

Comme pour un patient angineux stable, l'interrogatoire est prépondérant. On précise la fréquence des crises angineuses, leur durée, la présence de signes accompagnateurs tels que nausées, vomissements, dyspnée.

UNE DOULEUR ANGINEUSE ayant duré plus de 30 minutes doit faire suspecter un infarctus du myocarde.

TOUTE SUSPICION D'ANGOR INSTABLE impose l'hospitalisation en urgence en unité de soins intensifs cardiologiques, pour surveillance et renforcement du traitement.

Examens complémentaires

À l'arrivée en USIC, sont pratiqués :

– un bilan biologique sanguin, avec notamment dosage des enzymes cardiaques (troponine, CPK, ASAT, LDH) ;

DÉMARCHE INFIRMIÈRE

PRISE EN CHARGE D'UN PATIENT EN ANGOR INSTABLE

- **Arrivée en unité de soins intensifs**

– Expliquer la nécessité du repos strict au lit.
– Rassurer le patient : les artères coronaires sont possiblement malades, le but du traitement et de la surveillance sont de prévenir la survenue d'un infarctus.

- **Mise en place de la surveillance**

– Prendre la pression artérielle, la fréquence cardiaque, noter les résultats sur la feuille de surveillance qui doit rester accessible, au lit du patient.
– Mettre en place le monitoring ECG continu (scope), vérifier la qualité du tracé, régler les alarmes du scope, **vérifier que les alarmes ne soient pas coupées.**

- **Enregistrement de l'ECG d'entrée**

Douze dérivations de base, plus ou moins les dérivations supplémentaires selon prescription médicale.

- **Prélever le bilan biologique d'entrée**

– Ionogramme plasmatique, enzymes cardiaques selon prescription médicale (troponine, CPK, ASAT, LDH).
– Numération-formule sanguine, plaquettes.
– Coagulation complète : TP, TCK ; préciser sur les demandes si le patient est sous anticoagulants.

- **Pose d'une voie veineuse périphérique**

La perfusion est entretenue par 500 cc de G_5 ou de sérum physiologique par 24 heures, selon prescription médicale.

- **Mise en route du traitement**

Selon prescription médicale : héparine à la seringue, trinitrine intraveineuse, aspirine, bêta-bloquants injectables ou *per os*, anticalciques.

- **Surveillance**

– Dire au patient qu'il doit prévenir immédiatement si survient une douleur thoracique.
– En cas de douleur thoracique, appeler le médecin, prendre la pression artérielle et débuter l'enregistrement d'un ECG.
– Surveillance continue de la PA, fréquence cardiaque, troubles du rythme (scope).

PHARMACOLOGIE

MÉDICAMENTS DE L'ANGOR INSTABLE

DÉRIVÉS NITRÉS INJECTABLES		
Trinitrine/*Lenitral injectable*	Amp. à 3 mg pour 2 mL et 15 mg pour 10 mL	0,5 à 4 mg/h
HÉPARINE NON FRACTIONNÉE		
Héparine sodique Roche	Flacons de 5 mL/25 000 UI	Perfusion IV à la seringue électrique : 300 à 500 UI/kg/24 h
HÉPARINES DE BAS POIDS (HBPM)		
Daltéparine sodique/*Fragmine*	Seringues remplies à 2 500, 5 000 et 10 000 UI	
Nadroparine calcique/*Fraxiparine*	Seringues remplies à 0,2 mL/0,4 mL/0,8 mL. 0,1 mL = 1 000 UI	
Enoxaparine/*Lovenox*	Seringues remplies à 0,2 mL/0,4 mL/0,8 mL. 0,1 mL = 1 000 UI	
ANTIAGRÉGANT PLAQUETTAIRE		
Aspirine/*Kardégic*	Sachets à 75, 160 et 300 mg	1 sachet/j.
Clopidogrel/*Plavix*	Comp. à 75 mg	1 comp./j.

– un ECG douze dérivations, plus ou moins les dérivations supplémentaires si l'on suspecte une souffrance latéro-basale ou du ventricule droit. L'ECG de repos peut montrer des anomalies de repolarisation, à type de sous-décalage du segment ST, ou d'inversion de l'onde T.

L'ECG d'effort est contre-indiqué en cas de suspicion d'angor instable, car il risquerait de provoquer un infarctus du myocarde.

Traitement

Le patient est hospitalisé d'urgence en USIC, où il doit rester au repos complet, au lit, pendant les deux premiers jours, le temps que le traitement stabilise les symptômes.

Les principes du traitement découlent des mécanismes de l'angor instable, thrombose et spasme coronarien :

- **traitement anticoagulant** par héparine à la seringue électrique et vérification de l'efficacité par le TCK ou l'héparinémie ;
- **traitement antiagrégant plaquettaire** par l'aspirine ;
- **traitement antispastique** par la trinitrine intraveineuse ;
- **renforcement des autres antiangineux** ; on donne généralement un traitement triple, par bêtabloquants et anticalciques, en plus de la trinitrine.

Évolution

– Si le diagnostic d'angor instable est confirmé, en cas de revascularisation coronaire envisageable, on pratique une coronarographie après quelques jours de stabilisation par le traitement médical.

– En l'absence de douleurs après 48 heures de surveillance, et en l'absence de critères diagnostiques formels à l'ECG, on pratique une épreuve d'effort pour confirmer ou infirmer le diagnostic.

– L'évolution d'un angor instable peut se faire vers la constitution d'un infarctus du myocarde qui est pris en charge comme tel.

Infarctus du myocarde

Définition. L'infarctus du myocarde (IDM) est la nécrose ischémique d'une partie du muscle cardiaque. Le mécanisme de loin le plus fréquent est l'occlusion d'une artère coronaire par un thrombus.

Physiopathologie

La lésion coronaire initiale est la plaque d'athérome qui entraîne un certain degré de rétrécissement de la lumière artérielle.

– La plaque athéromateuse peut s'ulcérer ou se fissurer ; cette blessure de la paroi artérielle est un point d'appel pour la formation d'une thrombose locale.

– Le caillot est donc le responsable de l'occlusion, ce qui explique que le premier but du traitement de l'infarctus consiste à essayer de lyser (dissoudre) ce thrombus, afin de reperméabiliser l'artère.

– Dès qu'une artère coronaire est occluse, le myocarde qu'elle vascularise souffre d'ischémie. Après 40 minutes d'occlusion, les premières cellules myocardiques commencent à nécroser. Si l'artère n'est pas réouverte, le maximum de nécrose cellulaire est généralement atteint à la 6e heure après le début de l'ischémie.

– Le pourcentage de cellules myocardiques nécrosées dans la zone de l'infarctus n'est pas toujours de 100 %, du fait de la présence possible de voies de suppléance (circulation collatérale) dans le territoire de l'artère occluse. Il peut donc rester un certain pourcentage de muscle vivant dans le territoire d'un infarctus, bien que l'artère reste occluse.

La thrombolyse est le traitement de première intention de l'infarctus, en dehors des contre-indications. Sa mise en œuvre doit être la plus précoce possible, afin de réouvrir l'artère coronaire le plus tôt possible.

Infarctus au stade aigu

Dans 50 % des cas, l'infarctus est la première manifestation de la maladie coronaire. L'autre moitié des patients est porteuse d'un angor connu, ce qui facilite le diagnostic.

La douleur

C'est une douleur thoracique, généralement large et intense, très angoissante : elle conduit plus ou moins rapidement le patient à appeler un médecin.

Parfois la douleur est moins intense, ou siège dans la région épigastrique. Devant une douleur thoracique, le médecin recherche des facteurs de risque cardio-vasculaires et des antécédents cardiaques, qui sont des arguments en faveur d'un infarctus.

- **Le reste de l'examen** recherche des signes d'insuffisance cardiaque et chiffre la pression artérielle initiale. Une chute de la pression artérielle et des signes d'insuffisance cardiaque sont en faveur d'un infarctus grave.

DÉMARCHE INFIRMIÈRE

PRISE EN CHARGE D'UN PATIENT POUR UN INFARCTUS EN DEHORS DE L'ANGIOPLASTIE

Accueil du patient

– L'accueil doit être le plus rassurant possible, tout en cherchant à évaluer rapidement l'état de gravité du patient : intensité de la douleur, pâleur, sueurs, vomissements, agitation, angoisse intense, essoufflement, sont des signes de gravité.
– Le premier geste doit être de prendre la pression artérielle, afin de rechercher un collapsus éventuel.
– Brancher rapidement le scope. Une tachycardie ou une fibrillation ventriculaire peuvent toujours survenir, surtout au moment où le patient arrive en réanimation et se voit entouré de blouses blanches et d'appareils multiples et inquiétants.
– Explications au patient. Il faut répondre à son angoisse : lui expliquer simplement qu'une artère du cœur est bouchée, et que le traitement qu'on met en œuvre a pour but de désobstruer cette artère pour éviter une aggravation.

Premiers gestes

– Calmer la douleur : le médecin prescrit un sédatif puissant, généralement un morphinique en injection sous-cutanée.
– Prélèvement du bilan sanguin initial : ionogramme plasmatique, enzymes cardiaques, coagulation, NFS.
– Pose d'une bonne voie veineuse, en cas d'insuffisance de l'abord posé par le SAMU.

Traitement – Surveillance

– Selon prescription médicale : thrombolyse associée à l'héparine IV, aspirine, ± trinitrine ± bêta-bloquants.
– Être attentif à une recrudescence de la douleur thoracique, un essoufflement, une angoisse du patient.
– Le scope permet de détecter rapidement une tachycardie ou fibrillation ventriculaire qui nécessitent un choc électrique externe rapide (300 joules).
– À l'opposé, une bradycardie extrême peut survenir ; en cas d'origine vagale, elle cède rapidement sous atropine IV.
– Surveiller les points de ponction veineuse à la recherche d'hématomes.
– En cas de maux de tête intenses, de paralysie ou de coma d'apparition brutale, on craint une hémorragie cérébrale sous-thrombolytique.
Malgré toutes les complications possibles et les nombreux gestes nécessaires, l'ambiance doit rester la plus calme et sereine possible pour le patient.

DÉMARCHE INFIRMIÈRE

PRISE EN CHARGE D'UN PATIENT APRÈS ANGIOPLASTIE CORONAIRE AU STADE AIGU DE L'INFARCTUS

Accueil du patient

– S'enquérir du résultat de la thrombolyse et de l'état hémodynamique du patient en salle de cathétérisme.
– Expliquer et rassurer : l'angioplastie a permis d'ouvrir l'artère occluse (si c'est bien le cas) ce qui limite les conséquences de l'infarctus.
– Le patient ne doit plus avoir mal (artère ouverte), l'infirmier(e) doit s'enquérir d'une éventuelle douleur résiduelle.

Ponction artérielle

– Après la prise des constantes hémodynamiques, inspection du point de ponction artérielle, recherche des pouls d'aval ; noter tous ces renseignements en précisant l'heure.

Traitement, surveillance

– Mise en route du traitement selon prescription (héparine, aspirine, ± trinitrine IV, ± bêta-bloquants).
– Rester vigilant : la réocclusion de l'artère est toujours possible, elle peut se traduire par une réapparition de la douleur, des signes d'insuffisance cardiaque, un trouble du rythme ou un BAV.

ECG

C'est le premier examen complémentaire utile en urgence.

Il montre typiquement un sus-décalage du segment ST, englobant l'onde T : c'est L'ONDE DE PARDEE (figure 6.2).

Le patient doit rapidement être pris en charge par le SAMU **(appel téléphonique par le 15)** qui l'amène en USIC.

Prise en charge médicale de l'infarctus

LE MÉDECIN DU SAMU reprend rapidement l'interrogatoire, pour préciser l'heure du début de la douleur et éliminer une contre-indication à la thrombolyse.

L'EXAMEN recherche des signes de gravité : insuffisance cardiaque, voire état de choc.

On enregistre un ECG qui confirme le diagnostic et permet d'estimer l'importance du territoire myocardique menacé. Deux attitudes sont possibles à ce stade :

- **En cas d'infarctus supposé étendu chez un patient en bon état général,** il peut être dirigé sur un centre hospitalier pratiquant l'angioplastie 24 h/24 pour une angioplastie directe (qui débouche l'artère en urgence avec un pourcentage de réussite > 95 %) : cette tendance est en voie d'expansion dans de nombreux centres.
- **Le SAMU peut débuter une thrombolyse « préhospitalière »** juste avant ou pendant le transport vers le centre hospitalier qui va recevoir le malade.

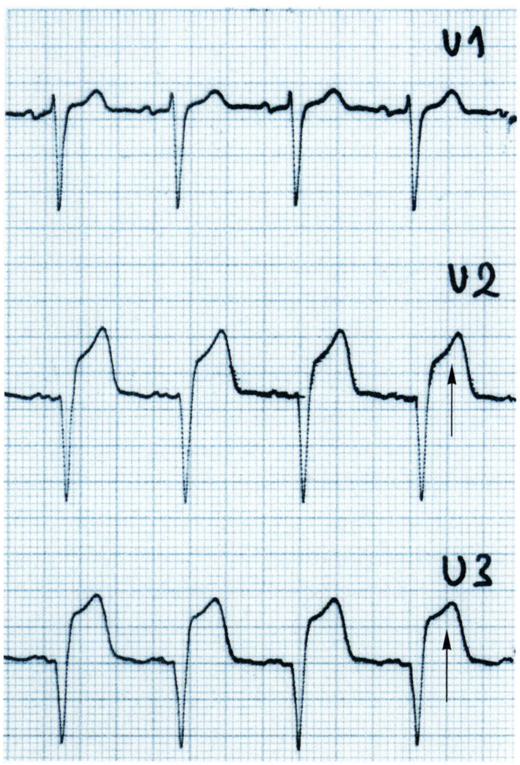

Fig. 6.2 **Onde de Pardee (stade aigu de l'infarctus du myocarde). Sus-décalage du segment ST englobant l'onde T, visible en V2 et V3 (flèches).**

Traitement médicamenteux

THROMBOLYSE **:** le thrombolytique est utilisé par voie intraveineuse, pour tenter de lyser le thrombus et réouvrir l'artère coronaire responsable de l'infarctus.

– La thrombolyse doit être la plus précoce possible afin de sauver le plus possible de myocarde. Idéalement, une thrombolyse doit être débutée avant la quatrième heure après le début de la douleur (en pratique jusqu'à la 12e heure).

– Les deux médicaments employés pour la thrombolyse de l'infarctus sont la streptokinase (*Streptase*) et surtout l'activateur tissulaire du plasminogène (*Actilyse*).

TRAITEMENT ANTICOAGULANT/ASPIRINE **:** une fois l'artère réouverte, le risque de récidive de la thrombose coronaire est très élevé. On associe donc un traitement anticoagulant, par héparine à la seringue électrique, à de l'aspirine intraveineuse puis orale, pour lutter contre les différentes étapes de la coagulation.

BÊTA-BLOQUANTS **:** leur rôle au stade aigu de l'infarctus est de limiter au maximum la consommation en oxygène du muscle cardiaque, afin de réduire la taille de la nécrose. Ils sont utilisés en intraveineux, puis *per os*.

TRINITRINE INTRAVEINEUSE **:** on l'utilise comme vasodilatateur coronaire, pour lutter contre tout phénomène spastique surajouté.

Complications au stade aigu de l'infarctus

- **Troubles du rythme ventriculaires** (tachycardie ventriculaire, fibrillation ventriculaire) : ils sont responsables de la mortalité pré-hospitalière de l'infarctus et justifient la prise en charge

PHARMACOLOGIE

TRAITEMENT MÉDICAL DE L'INFARCTUS EN PHASE AIGUE

THROMBOLYTIQUE		
Activateur tissulaire du plasminogène Alteplase/ *Actilyse*	Flacons de 50 mg, solvant fourni à part	Bolus d'héparine IV (5 000 UI) avant le début de la thrombolyse. Dose totale = 1,5 mg/kg, sans dépasser 100 mg. Bolus de 15 mg IVL, le reste en perfusion/SE sur 90 min
HÉPARINE		
Héparine sodique Roche	Flacons de 5 mL/25 000 UI	Perfusion IV à la seringue électrique : 300 à 500 UI/kg/24 h
ASPIRINE		
Aspirine/*Kardégic*	Sachets à 160 et 300 mg	1 sachet/jour
BÊTA-BLOQUANT INJECTABLE		
Métoprolol/*Seloken*	Amp. à 5 mg	1 amp. IV lente sur 5 min
DÉRIVÉS NITRÉS INJECTABLES		
Trinitrine/ *Lenitral injectable*	Amp. à 3 mg pour 2 mL et 15 mg pour 10 mL	0,5 à 4 mg/h

DÉMARCHE INFIRMIÈRE

PRISE EN CHARGE D'UN PATIENT À SA SORTIE DE L'USIC

SURVEILLANCE DU PATIENT

– Prise de la pression artérielle et du pouls avant de donner les médicaments.

– Se souvenir que les bêta-bloquants, anticalciques, dérivés nitrés, IEC font tous baisser la pression artérielle. Prévenir le médecin avant de donner le traitement si la PA systolique est inférieure à 100 mmHg.

– Les bêta-bloquants ralentissent la fréquence cardiaque : prévenir le médecin si la fréquence cardiaque est nettement inférieure à 50/min avant de les donner.

INFORMATION DU PATIENT

Sur la nécessité d'un traitement au long cours, sur les examens programmés et insister sur la lutte contre les facteurs de risque.

• ***La cicatrice d'infarctus :*** une partie du muscle est nécrosée, ce qui entraîne une perte d'efficacité de la pompe cardiaque. Dans le cas où une revascularisation est envisagée, le muscle touché peut partiellement récupérer.

• ***Le traitement médicamenteux est indispensable***

– Bêta-bloquants, aspirine, clopidogrel (*Plavix*) et statines préviennent la récidive d'un infarctus. L'arrêt brutal des bêta-bloquants, de l'aspirine et surtout du *Plavix* peut être très dangereux (récidive d'infarctus, mort subite).

– Inhibiteurs de l'enzyme de conversion (IEC) : ils permettent au cœur de s'adapter sans dilatation excessive du ventricule gauche.

EXPLICATION DES EXAMENS

– *L'épreuve d'effort* sert à vérifier que le traitement médical protège suffisamment.

– *L'échographie cardiaque* évalue la fonction cardiaque après l'infarctus.

– *Le Holter* recherche des épisodes de tachycardie, nécessitant éventuellement un traitement propre, les *potentiels tardifs* donnent des renseignements complémentaires.

– *La coronarographie* est indispensable pour rechercher une indication à dilater ou ponter une ou plusieurs artères coronaires.

• ***La rééducation cardiaque*** permet un réentraînement programmé à l'effort, sous contrôle d'un cardiologue.

• ***La lutte contre les facteurs de risque*** reste un but primordial, les mêmes causes produiront un jour ou l'autre les mêmes effets, si on ne les combat pas.

urgente par le SAMU pour transfert dans un centre hospitalier.

- **Blocs auriculo-ventriculaires :** parfois ils sont régressifs sous atropine, d'autres fois ils nécessitent la mise en place d'une sonde d'entraînement électro-systolique.
- **Sub-œdème pulmonaire, ou OAP, franc :** traités par les diurétiques et l'arrêt des bêta-bloquants.
- **Hémorragie sous-thrombolytique :** les plus redoutables sont les hémorragies cérébrales, souvent mortelles.
- **Rupture septale :** de mauvais pronostic, créant une communication interventriculaire dont le traitement est chirurgical.
- **Rupture du cœur, mort subite :** elle peut survenir à tout moment au stade aigu de l'infarctus, il ne faut jamais être trop optimiste vis-à-vis de la famille d'un patient tant qu'il n'est pas sorti de l'unité de soins intensifs.

Infarctus à la sortie des soins intensifs

Le séjour en USIC dure de 3 à 5 jours pour un infarctus non compliqué. En cas d'infarctus plus grave, la durée du séjour s'allonge.

La sortie des soins intensifs est une étape importante pour le patient. Il quitte l'état de dépendance plus ou moins totale de la réanimation et se retrouve dans un ambiance plus paisible (sous réserve qu'il s'entende avec son voisin de chambre).

Le séjour « en salle » reste une période de surveillance rapprochée, et une succession d'examens est pratiquée pour faire le bilan de gravité des lésions et définir le traitement ultérieur.

L'ECG

Il est répété tous les deux jours puis progressivement espacé. On surveille l'évolution électrique de l'infarctus. On recherche des signes d'ischémie indolore.

L'échocardiographie

L'échographie permet d'estimer la taille de l'infarctus, la fonction globale du cœur et rechercher d'éventuelles complications : épanchement péricardique, fuite mitrale.

L'épreuve d'effort

Elle peut être pratiquée après le 7e jour en cas d'infarctus non compliqué. Le test est pratiqué sous traitement sans chercher à atteindre un effort maximal. Un test d'effort positif dans ces conditions pousse à la pratique d'une coronarographie.

L'échographie dobutamine et la scintigraphie myocardique

L'étude de la viabilité myocardique au décours d'un infarctus consiste à rechercher et quantifier le myocarde viable dans la zone de l'infarctus. Ce point est important pour poser éventuellement l'indication d'une revascularisation myocardique par angioplastie ou par pontages coronaires. Le second intérêt est pronostique : c'est-à-dire que l'avenir du patient, sa fonction cardiaque et sa qualité de vie dépendent étroitement de l'étendue respective de la zone myocardique nécrosée et de la zone viable en territoire d'infarctus. Deux examens sont utilisés couramment pour étudier la viabilité myocardique : l'échographie sous perfusion de dobutamine et la scintigraphie myocardique de perfusion au thallium (voir chapitres correspondants).

La coronarographie

Elle est pratiquée de façon très large et précoce (1re semaine post-infarctus) avant même l'épreuve d'effort dans les CHU. Elle permet de faire le bilan complet des lésions coronaires afin de discuter rapidement une éventuelle revascularisation.

Le Holter et les potentiels tardifs

Ces deux examens sont pratiqués après le 12e jour, ils aident à dépister des troubles du rythme ventriculaires potentiellement graves.

La fraction d'éjection isotopique

C'est un examen de médecine nucléaire qui est utile en l'absence de ventriculographie au cours de la coronarographie, pour quantifier la fraction d'éjection globale du ventricule gauche.

POINTS CLÉS

1. ▶ **L'infarctus du myocarde** est une nécrose myocardique plus ou moins complète liée dans l'immense majorité des cas à l'occlusion thrombotique d'une artère coronaire.
2. ▶ L'infarctus est une **urgence thérapeutique** compte tenu du fait que le délai entre le début des symptômes et la reperfusion de l'artère responsable doit être le plus court possible.
3. ▶ Tout patient coronarien doit être régulièrement **informé** et **éduqué** afin de consulter rapidement en cas de douleur thoracique prolongée, c'est-à-dire durant **plus de 15 minutes**.
4. ▶ Toute douleur thoracique intense de plus de 15 minutes doit faire appeler le 15, c'est-à-dire le SAMU, pour une prise en charge médicale rapide.
5. ▶ Les 2 techniques de reperfusion actuellement utilisées au stade aigu de l'infarctus sont :
   - **la thrombolyse par voie intraveineuse**, qui peut être réalisée rapidement, dès la prise en charge par le SAMU ;
   - **l'angioplastie directe de reperfusion**, qui nécessite l'acheminement rapide (en moins de 2 heures) vers un centre pouvant réaliser ce geste 24 heures sur 24.

Arrêt cardio-circulatoire

Un arrêt cardio-circulatoire impose de débuter ***immédiatement*** *le massage cardiaque externe et une ventilation au masque ou par bouche-à-bouche.*

Définition.

– L'arrêt cardio-circulatoire se traduit par une abolition des pouls artériels centraux (carotidiens et fémoraux) et par un état de mort apparente.

– C'est une urgence vitale, les manœuvres de réanimation doivent être entreprises immédiatement.

APRÈS 4 MINUTES D'ARRÊT CARDIO-CIRCULATOIRE sans manœuvres de réanimation appropriées, les séquelles cérébrales sont le plus souvent gravissimes et irréversibles (mort cérébrale).

Diagnostic

LE PATIENT EST BRUTALEMENT INCONSCIENT, totalement inerte, ou agité de convulsions, parfois on observe des mouvements respiratoires saccadés : les « gasps ».

IL FAUT IMMÉDIATEMENT RECHERCHER UN POULS FÉMORAL OU CAROTIDIEN, l'absence certaine de pouls central confirme l'arrêt cardio-circulatoire.

Conduite à tenir

Trois choses à faire **dans l'ordre** :

1. Appeler à l'aide, faire prévenir un médecin de toute urgence (en milieu hospitalier) **tout en restant auprès du patient.**

En dehors de l'hôpital, tout en débutant les gestes de ressuscitation, appeler à l'aide et demander qu'une personne appelle le SAMU (**en faisant le 15**) le plus vite possible.

2. Débuter le massage cardiaque externe, en faisant contrôler son efficacité par une personne présente (réapparition d'un pouls fémoral).

3. Après libération des voies aériennes, débuter la ventilation au masque ou par la technique du bouche-à-bouche.

Le massage cardiaque seul ne suffit pas, il doit impérativement être accompagné d'une ventilation assistée.

Étiologies de l'arrêt cardio-circulatoire

La cause d'un arrêt cardiaque ne peut être déterminée sans analyse de l'ECG, il faut donc de toute urgence brancher le patient sur le scope du défibrillateur, ou sur un appareil ECG en l'absence de scope couplé au défibrillateur.

Tachycardie ou fibrillation ventriculaires

– La tachycardie ventriculaire donne un tracé régulier, rapide avec des complexes larges (figure 6.3).

– La fibrillation ventriculaire donne un tracé complètement désorganisé, anarchique, sur lequel on ne reconnaît plus ni onde P, ni complexe QRS (figure 6.4).

TRAITEMENT : choc électrique externe de 300 à 360 joules, éventuellement répété plusieurs fois. Une fois rétabli le rythme sinusal, une perfusion d'antiarythmique est généralement débutée pour prévenir la récidive (*Xylocaïne* ou *Cordarone*).

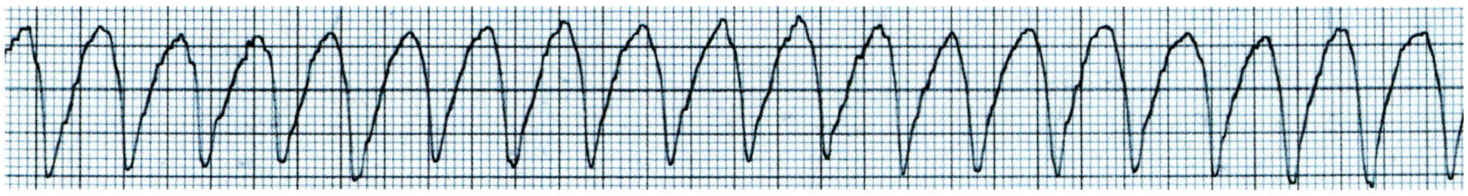

Fig. 6.3 **Tachycardie ventriculaire : tachycardie régulière à complexes larges.**

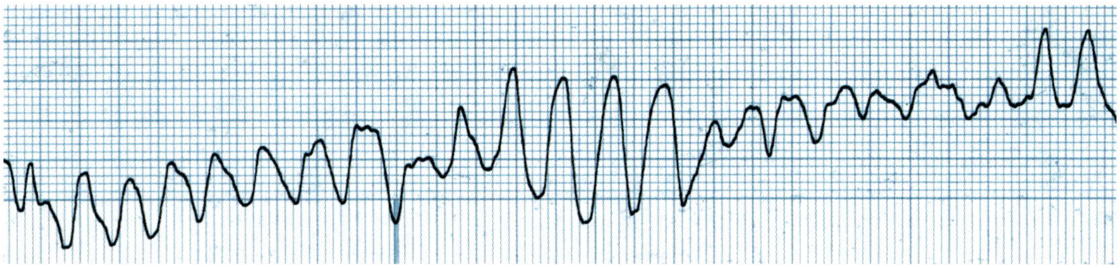

Fig. 6.4 **Fibrillation ventriculaire (FV) : complexes larges complètement désorganisés et anarchiques.**

Bloc auriculo-ventriculaire complet

L'ECG montre des ondes P bloquées, avec pauses ventriculaires plus ou moins longues (figure 6.5).

TRAITEMENT :

– injection intraveineuse directe de 0,5 à 1 mg d'atropine ;

– si échec de l'atropine, perfusion d'*Isuprel* (5 ampoules dans 250 cc de G5), débit réglé en fonction de la fréquence ventriculaire obtenue ;

– montée d'une sonde d'entraînement électro-systolique (EES) en cas de BAV persistant, toujours préférable à une perfusion prolongée d'*Isuprel*.

Torsades de pointes

L'ECG montre une tachycardie à complexes larges, dont les pointes sont alternativement en haut et en bas (figure 6.6).

TRAITEMENT :

– l'injection de 2 mg de sulfate de magnésium en intraveineux direct fait généralement cesser le trouble du rythme ;

– *Isuprel* en perfusion d'attente ;

– montée d'une sonde d'EES, les torsades de pointes étant favorisées par la bradycardie ;

– recharge en potassium et en magnésium (en perfusion).

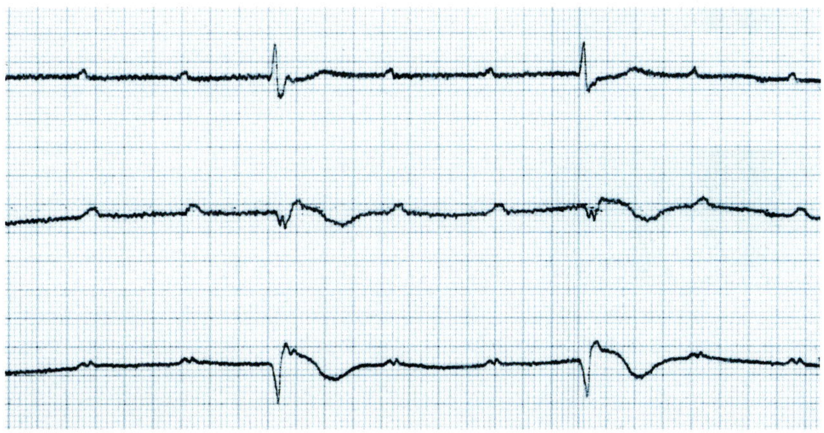

Fig. 6.5 **Bloc auriculo-ventriculaire complet (BAV du 3e degré) : les ondes P sont régulières et dissociées des complexes QRS.**

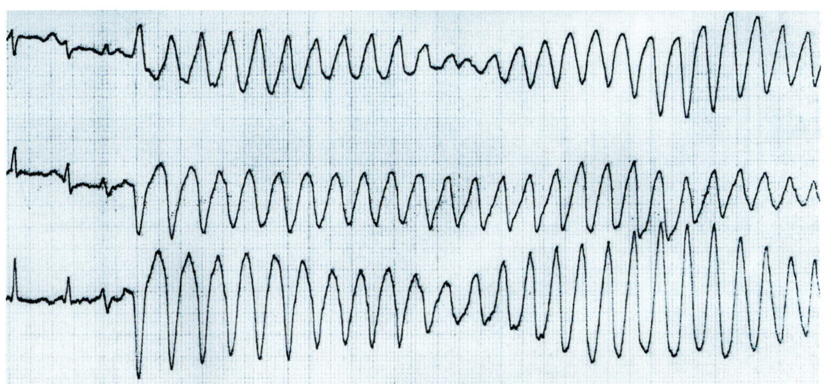

Fig. 6.6 **Torsades de pointes : complexes larges d'amplitude variable (aspect en « accordéon »).**

DÉMARCHE INFIRMIÈRE

CONDUITE À TENIR DEVANT UN ARRÊT CARDIO-CIRCULATOIRE

Reconnaître l'arrêt

– Patient inconscient, inerte, parfois agité par une crise convulsive généralisée.
– Parfois : « gasps » (mouvements respiratoires saccadés).
– L'absence de pouls central (fémoral ou carotidien) affirme l'arrêt cardiaque.

Donner l'alarme en restant auprès du patient pour le réanimer

– Faire appeler un médecin, si l'on est à l'hôpital.
– Faire appeler le SAMU par le 15, en dehors de l'hôpital.

Débuter immédiatement les gestes de réanimation

– Massage cardiaque externe, si possible sur plan dur, patient à plat sur le dos à une fréquence de 100 compressions/minute.
– Oxygénation par une ventilation au masque ou par le bouche-à-bouche.

• ***Si une deuxième personne est présente,*** l'un (ou l'une) assure le massage cardiaque, pendant que l'autre ventile, avec possibilité de se relayer.

• ***Si une seule personne est présente,*** elle doit assurer seule le massage cardiaque et la ventilation. On doit donner deux insufflations d'air dans les poumons toutes les 15 compressions cardiaques.

• ***Si une troisième personne est présente (à l'hôpital),*** elle doit rapidement amener le chariot d'urgence, avec le défibrillateur/scope.

Sans attendre le médecin

Brancher le scope du défibrillateur (trois patchs autocollants) et allumer l'écran.

En cas de tachycardie à complexes larges ***(TV ou FV)*** accompagnée d'un ***arrêt cardio-circulatoire,*** l'infirmier(e) peut délivrer un ***choc électrique externe*** (360 joules) si il/elle a l'expérience nécessaire.

• ***Le choc peut ramener un rythme cardiaque efficace,*** contrôlé par la réapparition des pouls centraux synchrones des pulsations enregistrées sur le scope.

• ***En cas d'échec d'un premier choc,*** le massage cardiaque et la ventilation doivent être repris.

• ***Si trois personnes sont présentes*** dont un(e) infirmier(e), en l'absence de voie d'abord veineuse, l'infirmier(e) doit essayer d'en poser une sur une grosse veine périphérique, pendant que les deux autres personnes massent et ventilent.

En présence du médecin

– Poursuite du massage cardiaque et de la ventilation.
– Intubation oro-trachéale pour ventilation assistée.
– Selon prescription médicale, injections intraveineuses d'*Adrénaline*, *Isuprel*, perfusion de bicarbonates, plus ou moins défibrillations en fonction de la cause de l'arrêt.
– Seul le médecin peut prendre la décision d'interrompre la réanimation, en cas d'échec de toutes les interventions, après un délai qui dépend de l'âge et de l'état général du patient.

DÉMARCHE INFIRMIÈRE

MASSAGE CARDIAQUE EXTERNE

• ***Le massage cardiaque externe*** doit être entrepris immédiatement en cas d'arrêt cardio-circulatoire.

• ***L'arrêt cardiaque*** est certain chez un patient inconscient dont on ne perçoit plus les pouls fémoraux ou carotidiens.

• ***Le massage cardiaque*** doit impérativement être accompagné d'une ***ventilation au masque*** ou ***par bouche-à-bouche.***

– Le patient est mis à plat sur le dos, idéalement sur un plan dur : sur le sol, ou glisser une planche en bois sous le matelas du lit.
– Se placer à côté du malade, à genoux s'il est par terre. Si le patient est dans un lit, celui qui masse doit être à la bonne hauteur : le thorax du patient ne doit pas être plus haut que la ceinture de l'opérateur (figure 6.7).
– Placer la paume d'une main à plat sur le sternum du patient, sur la moitié inférieure et au milieu. L'autre paume recouvre la première (figure 6.8).
– Appuyer sur le sternum, en donnant des impulsions qui ne doivent pas être brutales, mais suffisamment énergiques pour provoquer un pouls fémoral (contrôlé par une autre personne).
– Le rythme des impulsions doit être de 100/min.

• Il est important d'appuyer ***bien au milieu du sternum***, ce qui réduit le risque de fractures de côtes.

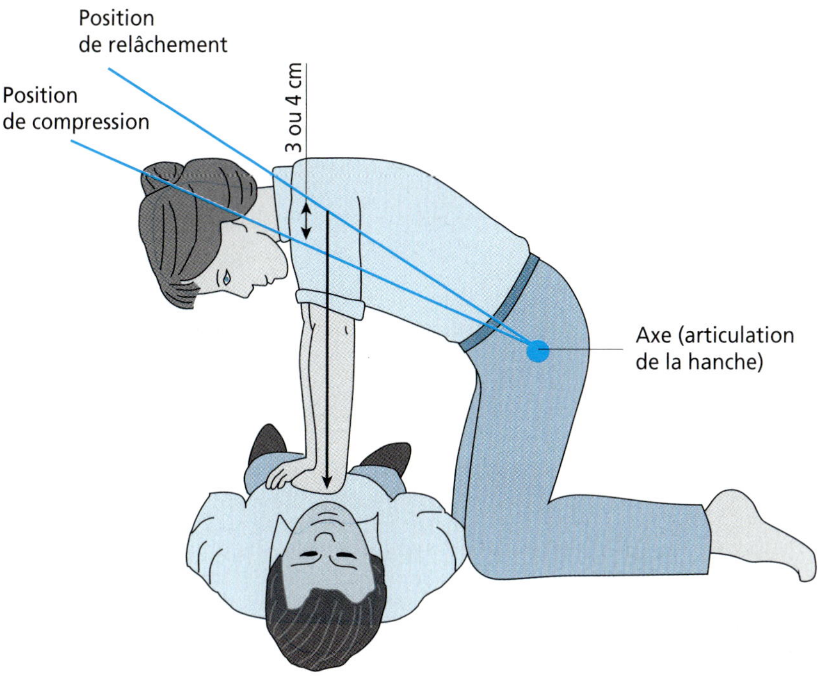

Fig. 6.7 Massage cardiaque externe. Position de l'opérateur et du patient.

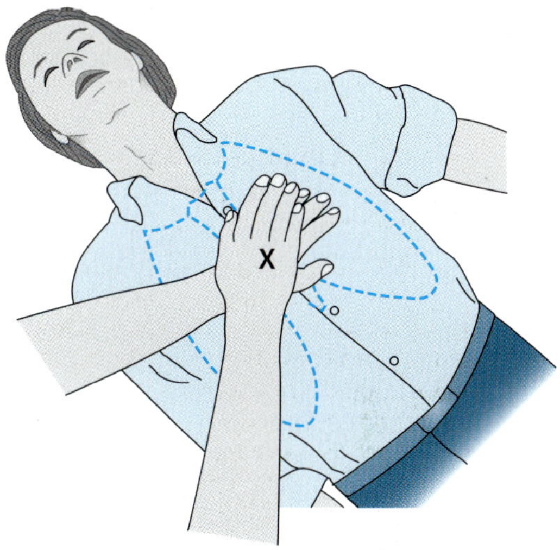

Fig. 6.8 Position des mains pour le massage cardiaque.

DÉMARCHE INFIRMIÈRE

VENTILATION AU MASQUE - BOUCHE-À-BOUCHE

Libérer les voies aériennes supérieures

Ouvrir la bouche du patient, en retirer les appareils dentaires ou débris alimentaires éventuels.

Tête en hyperextension

Avec douceur, incliner la tête du patient vers l'arrière, une main sur le menton et l'autre sur le front, pour faciliter le passage de l'air vers les voies respiratoires inférieures (voir figure 6.9, page 96).

Ventilation au masque

– Choisir un masque de taille adaptée à la face du patient.

– Raccorder le masque au « ballon », et brancher le tout sur l'oxygène mural (12 L/min).

– Le masque est maintenu d'une main, les doigts en crochet sous la mandibule (photo 6.1).

– L'autre main presse le ballon à intervalles réguliers (20 à 30 fois/min), pas trop brutalement, l'efficacité est contrôlée par le soulèvement du thorax à chaque insufflation.

Bouche-à-bouche

– Se placer d'un côté du patient.

– Une main pince les narines du malade, l'autre maintient la mâchoire ouverte (voir figure 6.10, page 96).

– Prendre une inspiration profonde, appliquer les lèvres contres celles du patient, et souffler l'air en contrôlant l'efficacité par le soulèvement du thorax.

– Répéter l'insufflation tous les 4 ou 5 massages cardiaques. Si deux personnes réaniment, celui qui masse s'arrête quelques secondes pour chaque insufflation.

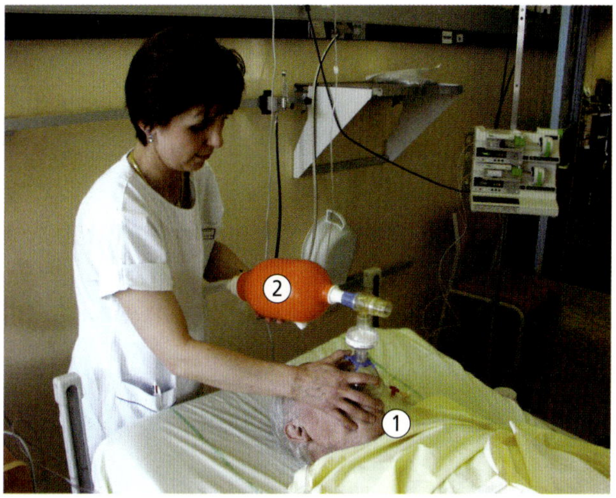

Photo 6.1 Ventilation au masque : (1) les doigts en crochet sous la mandibule maintiennent le masque plaqué ; (2) l'autre main presse le ballon pour insuffler l'air.

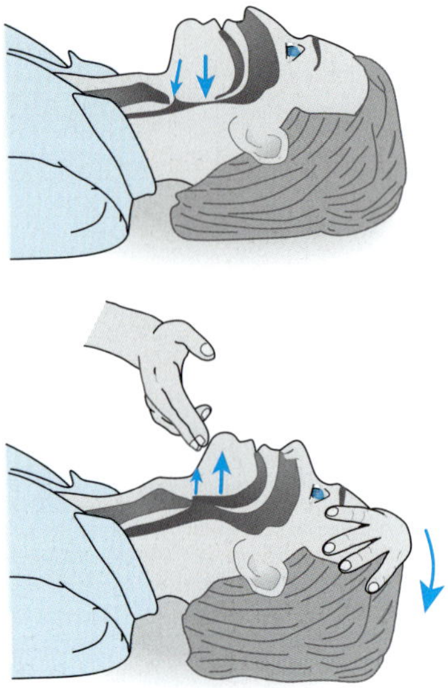

Fig. 6.9 Ouverture des voies aériennes supérieures avant ventilation assistée.

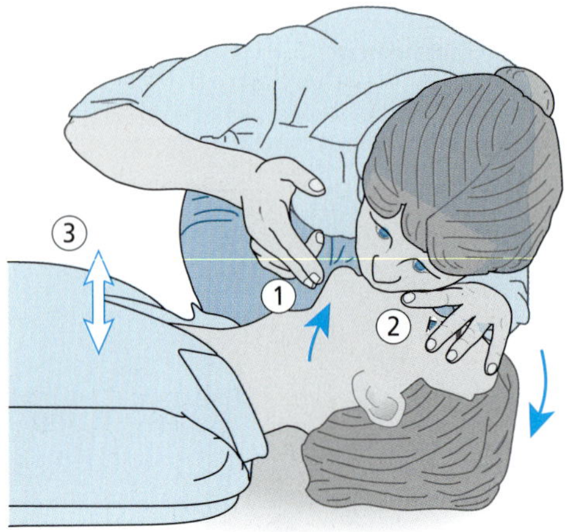

Fig. 6.10 Technique du bouche-à-bouche : (1) une main soulève la mandibule pour maintenir les voies aériennes ouvertes; (2) l'autre main pince les narines; (3) contrôler l'efficacité de la ventilation par le soulèvement du thorax.

Asystolie

L'ECG montre un tracé plat, sans onde P visible (ni complexe QRS).

TRAITEMENT :

– atropine IVD, bolus d'*Adrénaline*, voire perfusion d'*Isuprel*;

– montée d'une sonde d'EES, le pronostic est sombre en cas d'asystolie.

Dissociation électromécanique

– L'ECG montre un rythme sinusal lent alors que le patient est en arrêt cardiaque.

– Les causes les plus fréquentes sont la rupture du cœur, rapidement mortelle, ou la tamponnade. En cas de tamponnade, on tente une ponction péricardique au trocart, par voie sous-xyphoïdienne.

Autres causes

– Embolie pulmonaire massive (par désamorçage du VG).

– Arrêt anoxique.

Décès d'un patient en cardiologie

LE DÉCÈS D'UN PATIENT EN CARDIOLOGIE n'est pas une circonstance rare, notamment en réanimation. Les patients de cardiologie meurent souvent de façon subite, plus ou moins imprévisible. Ceci diffère des patients atteints d'un cancer en phase terminale, par exemple, dont l'issue fatale est souvent plus prévisible, donc annoncée longtemps à l'avance à la famille.

LORSQU'UN PATIENT DÉCÈDE, IL EST DU RÔLE DU MÉDECIN DE L'ANNONCER À LA FAMILLE.

Lorsque aucun membre de la famille n'est présent, l'infirmier(e) ou le cadre infirmier joint par téléphone la personne la plus proche pour donner ce qu'on appelle un « avis d'aggravation ».

– L'avis d'aggravation consiste à faire comprendre à la famille la nécessité de se rendre rapidement au chevet du malade, dont l'état s'est récemment aggravé.

– **En aucun cas on ne doit annoncer le décès d'un patient par téléphone.** La réaction d'un parent est toujours imprévisible devant une telle nouvelle.

– Lorsque la famille arrive sur place, l'infirmier(e) prévient immédiatement le médecin, afin qu'il annonce la nouvelle du décès aux proches.

– Une fois l'entrevue avec le médecin terminée, si le corps du défunt a pu être préparé, les membres de la famille sont accompagnés, jusqu'au lit où il repose, pour le voir.

POINTS CLÉS

1. ▶ **L'arrêt cardio-circulatoire** est une urgence vitale, les manœuvres de réanimation devant être entreprises immédiatement sous peine de lésions cérébrales irréversibles.
2. ▶ La **réanimation** d'un arrêt cardio-circulatoire comporte obligatoirement une **ventilation** par bouche-à-bouche ou au masque associée à un massage cardiaque externe tant que les pouls centraux ne sont pas réapparus.
3. ▶ Cette **réanimation** doit être poursuivie jusqu'à l'arrivée du ou des médecins qui poursuivront la réanimation et, le cas échéant, peuvent prendre la décision d'interrompre les manœuvres de réanimation en cas d'échec prolongé et de décès du patient.

Insuffisance cardiaque

Physiopathologie

Définitions.

– La **pression de remplissage** d'un ventricule est la pression qui règne dans l'oreillette correspondante (**cavité d'amont**).

– L'insuffisance cardiaque se traduit par **l'augmentation des pressions** en amont du ventricule défaillant.

Un ventricule est défaillant quand il n'arrive plus à fonctionner avec des pressions de remplissage normales. Une anomalie du remplissage ou une faiblesse de l'éjection ventriculaire entraîne l'augmentation des pressions ventriculaires puis des pressions dans les cavités en amont.

▶ **Le phénomène de l'augmentation des pressions est le même que lors de la constitution d'un bouchon sur l'autoroute :** un ralentissement à un endroit donné va s'étendre rapidement en arrière (vers l'amont) pour peu que les voitures continuent d'affluer.

▶ **L'augmentation des pressions** progresse donc en remontant le sens circulatoire vers les structures d'amont qui sont touchées peu à peu.

▶ **En cas d'insuffisance ventriculaire gauche,** les pressions augmentent dans l'oreillette gauche, les veines pulmonaires et les capillaires pulmonaires. L'élévation de la pression capillaire pulmonaire provoque l'irruption d'eau (de plasma) dans les alvéoles, d'où l'essoufflement et les autres symptômes d'insuffisance ventriculaire gauche.

▶ **Dans l'insuffisance ventriculaire droite,** la pression monte dans les veines caves, puis dans la circulation veineuse systémique. Les premiers secteurs touchés sont le foie (hépatalgies) et le tissu sous-cutané (œdèmes). La formation des œdèmes est liée à l'augmentation de pression dans les capillaires sous-cutanés, ce qui provoque une sortie de plasma qui infiltre les tissus.

En plus de l'augmentation des pressions de remplissage, l'insuffisance cardiaque évoluée se traduit le plus souvent par une **chute de débit** en aval du ventricule défaillant.

L'insuffisance cardiaque se traduit par une augmentation des pressions en amont du ventricule défaillant.

Lorsqu'un ventricule pompe mal, le débit sanguin en aval est généralement abaissé. L'hypoperfusion de certains organes explique les symptômes observés dans l'insuffisance cardiaque gauche évoluée : oligurie par hypoperfusion rénale par exemple (diminution de la production d'urines par le rein).

▶ **Il existe des causes d'insuffisance cardiaque à débit élevé.** Ces causes ne sont pas les plus fréquentes, le mécanisme est une augmentation du volume sanguin circulant. Les ventricules sont donc « submergés » par un débit sanguin anormalement élevé, alors que la « pompe » fonctionne normalement au départ. Parmi ces causes on peu citer : l'hyperthyroïdie et la carence en vitamine B_1 (béri-béri cardiaque).

Insuffisance ventriculaire gauche

Définitions.

– **L'insuffisance ventriculaire gauche** (IVG) entraîne une **élévation de la pression capillaire pulmonaire**.

– L'IVG peut être due à une **anomalie de contraction** du ventricule gauche (anomalie de **fonction systolique**).

– L'IVG peut être liée à une **anomalie du remplissage** du ventricule gauche (en cas d'hypertrophie pariétale) alors que la contraction est normale.

Une gêne au remplissage ventriculaire gauche entraîne une élévation des pressions en amont au même titre qu'une anomalie de contraction.

Diagnostic

Le symptôme dont se plaint le patient est un essoufflement anormal : **la dyspnée.** Cette dyspnée peut être quantifiée, selon les stades de la NYHA, selon qu'elle survient pour des efforts plus ou moins importants voire au repos (voir *Dyspnée*, page 76).

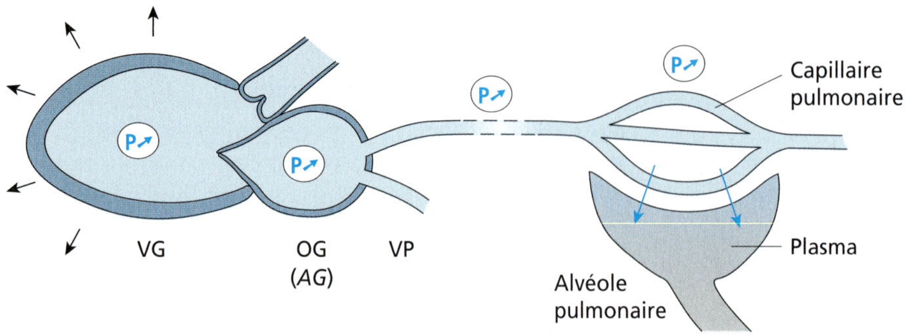

Fig. 6.11 Élévation des pressions en amont du ventricule gauche (VG).

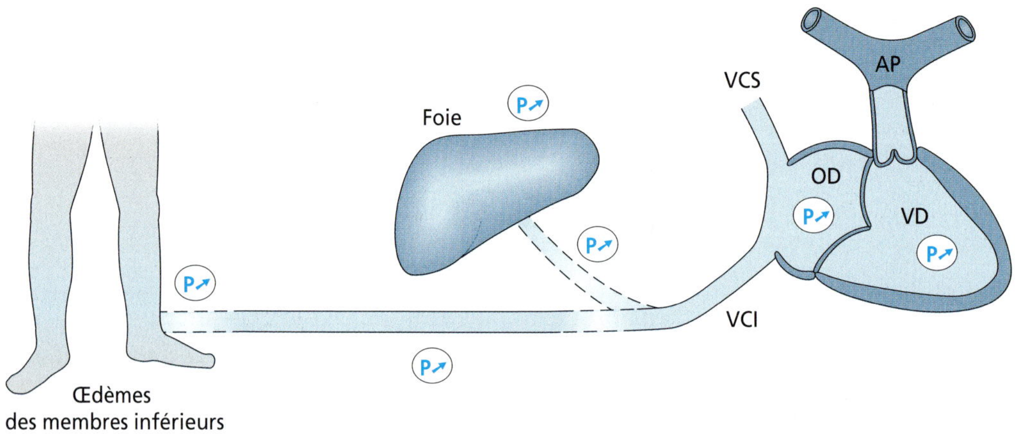

Fig. 6.12 Élévation des pressions en amont du ventricule droit (VD).

Quantification de la dyspnée : classification de la New York Heart Association (NYHA) :

– stade 1 : pas de dyspnée ;

– stade 2 : dyspnée pour des efforts inhabituels ;

– stade 3 : essoufflement pour des efforts de la vie courante (se laver, s'habiller) ;

– stade 4 : dyspnée permanente, y compris au repos.

L'EXAMEN CLINIQUE recherche des signes évocateurs d'IVG :

La fonction systolique comporte la contraction du myocarde.

– tachycardie et présence d'un troisième bruit à l'auscultation cardiaque (bruit de galop, voir *Examen clinique*, page 53) ;

– râles crépitants (rappelant le son du sel qu'on jette dans la poêle) entendus à l'auscultation des poumons.

EXAMENS COMPLÉMENTAIRES UTILES

▸ **La radio de thorax** recherche une augmentation de la taille du cœur (cardiomégalie), et des signes d'augmentation des pressions pulmonaires : vaisseaux pulmonaires trop visibles, infiltration de l'interstitium ou des alvéoles pulmonaires.

▸ **L'ECG** recherche des signes électriques d'hypertrophie/dilatation du ventricule gauche. Parfois, on retrouve une cause d'IVG sous la forme d'une cicatrice d'infarctus.

▸ **L'échographie cardiaque** permet une quantification du degré d'insuffisance ventriculaire gauche et renseigne sur le mécanisme : atteinte de la fonction systolique ou atteinte isolée du remplissage.

Étiologies

Anomalies de fonction systolique

▸ **Séquelles d'infarctus du myocarde** : on parle de cardiopathie ischémique.

▸ **Dilatation globale du ventricule gauche** : cardiomyopathie dilatée (CMD), dont l'origine peut être une intoxication éthylique chronique.

▸ **Séquelles de myocardite virale** (donne également une cardiopathie dilatée).

Anomalies de remplissage

▸ **Surcharge en pression du ventricule gauche** : rétrécissement aortique, hypertension artérielle.

PHARMACOLOGIE

INSUFFISANCE CARDIAQUE GAUCHE		
	DIURÉTIQUES	
Furosémide/*Lasilix*	Comp. à 20, 40, 60 mg; conditionnement spécial : comp. à 500 mg	20 à 120 mg/j.; 500 mg/j. voire plus en cas d'insuffisance rénale
Bumétamide/*Burinex*	Comp. à 1 et 5 mg	1 à 5 mg/j.; plus en cas d'insuffisance rénale
Spironolactone/ *Aldactone*	Comp. à 50 et 75 mg	50 à 100 mg/j.
	DIGITALIQUES	
Digoxine/ *Digoxine Nativelle*	Comp. à 0,25 mg	$^1/_2$ à 1 comp./j.
Digitoxine/ *Digitaline Nativelle*	Comp. à 0,1 mg	$^1/_2$ à 1 comp./j.
	IEC	
Captopril/*Lopril*	Comp. à 25 et 50 mg	25 à 150 mg/24 h
Enalapril/*Rénitec*	Comp. à 5 et 20 mg	5 à 20 mg/24 h
Lisinopril/*Zestril*	Comp. à 5 et 20 mg	5 à 20 mg/24 h
Ramipril/*Triatec*	Comp. à 1,25 mg/2,5 mg/5 mg	1,25 à 10 mg/24 h
	DÉRIVÉS NITRÉS/MOLSIDOMINE	
Isosorbide-Dinitrate/ *Risordan*	Comp. à 20, 40, 60 mg	40 à 120 mg/24 h
Molsidomine/*Corvasal*	Comp. à 2 et 4 mg	8 à 12 mg/24 h
Trinitrine/*Nitriderm TTS*	Patch à 5 et 10 mg	1 patch pendant 12 h/j. soit de 8 h à 20 h par exemple
	BÊTA-BLOQUANTS	
Carvédilol/*Krédex*	Comp. à 6,25 mg, 12,5 mg, 25 mg	Doses augmentées progressivement lors de consultations cardiologiques, par paliers de 15 jours minimum, de 6,25 à 50 mg/24 h
Bisoprolol/*Cardensiel*	Comp. à 1,25 mg, 2,5 mg, 3,75 mg, 5 mg, 7,5 mg, 10 mg	Doses augmentées progressivement lors de consultations cardiologiques, par paliers, de 1,25 à 10 mg/24 h

- **Infiltration du myocarde** : amylose cardiaque.
- **Cardiomyopathie hypertrophique du sujet âgé.**

Traitement

Le traitement de l'insuffisance ventriculaire gauche comporte :

- **un régime sans sel et un traitement médicamenteux**; ils ont pour but de soulager les symptômes et éventuellement d'allonger l'espérance de vie du patient;
- **le traitement étiologique** : c'est-à-dire traiter la cause quand c'est possible : équilibration d'une

hypertension artérielle, remplacement valvulaire aortique en cas de RAC serré ;

- **en cas d'insuffisance cardiaque très évoluée** chez un sujet jeune et en l'absence de cause curable, on propose une transplantation cardiaque.

Régime sans sel

On conseille au patient un régime plus ou moins strict.

- **Il faut éviter les aliments très salés** (charcuteries, fruits de mer, conserves, fromages). La cuisine doit être peu salée, sans resaler à table. Ceci constitue un régime sans sel modéré.
- Les **régimes plus stricts** (éliminant pratiquement tout apport sodé) sont de moins en moins prescrits, car difficiles à suivre voire dangereux. Ils exposent au risque de déshydratation sous traitement diurétique, notamment l'été chez les sujets âgés.

Traitement médicamenteux

Cinq familles de médicaments sont utilisées dans l'insuffisance ventriculaire gauche : diurétiques, digitaliques, inhibiteurs de l'enzyme de conversion, vasodilatateurs et bêta-bloquants :

- les **diurétiques** luttent contre la rétention hydrosodée, quasi constante dans l'insuffisance ventriculaire gauche ;
- **on utilise les digitaliques** en cas d'altération de la contraction ventriculaire gauche, pour leur effet inotrope positif et leur effet bradycardisant ;
- **les inhibiteurs de l'enzyme de conversion** (IEC) sont des vasodilatateurs artériels puissants qui facilitent l'éjection ventriculaire gauche et luttent contre la rétention hydrosodée (inhibent la production de l'aldostérone) ;
- **les autres vasodilatateurs** utilisés sont essentiellement les dérivés nitrés qui font baisser la pression capillaire pulmonaire en dilatant les veines pulmonaires ;
- **les bêta-bloquants** sont utilisés dans l'insuffisance ventriculaire gauche chronique, après une période de stabilité suffisante. Leur action à long terme consiste en une amélioration de la contractilité (fraction) d'éjection du ventricule gauche par une plus grande sensibilité des bêta-récepteurs cardiaques.

POINTS CLÉS

1. ▶ **L'insuffisance ventriculaire gauche** est une augmentation des pressions de remplissage du ventricule gauche et des pressions en amont dans la circulation pulmonaire.
2. ▶ Les causes sont une **anomalie de la contraction du ventricule gauche** (dysfonction systolique) ou des **anomalies isolées du remplissage** (dysfonction diastolique, fréquente chez le sujet âgé).
3. ▶ Le symptôme de l'insuffisance ventriculaire gauche est la **dyspnée** d'effort, puis la dyspnée de repos favorisée par la position allongée. La forme aiguë de l'insuffisance ventriculaire gauche est l'œdème aigu du poumon.
4. ▶ Le **traitement de l'insuffisance ventriculaire gauche** associe généralement un régime peu salé, des diurétiques et des vasodilatateurs.
5. ▶ Les bêta-bloquants peuvent être associés au traitement de l'insuffisance ventriculaire gauche.

Œdème aigu pulmonaire

L'œdème aigu pulmonaire (OAP) est la forme aiguë de l'insuffisance ventriculaire gauche.

Définition.

- L'œdème aigu du poumon (OAP) est un état asphyxique causé par l'inondation des alvéoles pulmonaires par du plasma. C'est la **forme aiguë de l'insuffisance cardiaque gauche.**

- Le passage de plasma dans les alvéoles est causé par une augmentation brutale de la pression dans les capillaires pulmonaires.

Diagnostic

L'OAP est une urgence thérapeutique, le risque pour le patient étant la mort par asphyxie en l'absence de traitement.

– Le malade est **assis dans son lit** (il ne tolère pas la position allongée qui aggrave encore la dyspnée), extrêmement essoufflé et angoissé, avec une sensation d'étouffement.

– On observe une fréquence respiratoire très rapide (polypnée), avec un grésillement laryngé lors de l'inspiration, et une toux qui ramène des crachats mousseux.

– Le patient est plus ou moins cyanosé, en sueur (signe d'hypercapnie).

– L'auscultation des poumons retrouve des râles crépitants généralement bien perçus dans les deux champs pulmonaires ; chez les sujets âgés on retrouve souvent des râles sibilants, comme dans la crise d'asthme.

DÉMARCHE INFIRMIÈRE

PREMIERS GESTES DEVANT UN OAP

• Reconnaître une dyspnée brutale

– Devant tout état d'essoufflement d'apparition récente, l'infirmier(e) doit appeler rapidement le médecin.
– Si le patient reste assis dans son lit et refuse de s'allonger, penser à un possible OAP. Brancher de l'oxygène nasal (4 à 6 L/min) sans attendre le médecin.
– Prendre le pouls et la pression artérielle, les noter.
– Rechercher des signes de choc : anxiété, agitation, marbrures, PA imprenable.
– Pose d'une grosse voie veineuse périphérique, si le patient n'est pas perfusé.

• Selon prescription médicale

– Injection IV de 80 à 120 mg de *Lasilix*.
– Pose d'une seringue électrique de trinitrine, de 1 à 2 mg/heure, si la tension est supérieure à 10 de systolique.
– Pose d'une seringue d'héparine (300 à 500 UI/kg/24 h).
On pose généralement une *sonde urinaire* pour un recueil plus facile de la diurèse, sans fatigue pour le patient.

• Bilan initial

Selon prescription médicale, l'infirmier(e) prélève :
– ionogramme sanguin, enzymes cardiaques, coagulation ;
– gaz du sang artériel.
Enregistrer un ECG, appeler le manipulateur qui vient faire une radio de thorax au lit du malade.
Il faut demander tous ces examens en urgence et récupérer rapidement les résultats.

• Surveillance du patient

– Tenir une feuille de surveillance où seront notés, selon un intervalle de temps prescrit par le médecin : pouls, pression artérielle, diurèse.
– Surveillance rapprochée de l'état de conscience, de l'apparition de sueurs, de marbrures.

• En cas d'aggravation

Donner l'alarme en cas de :
– chute tensionnelle, cyanose, marbrures ;
– tachycardie ou bradycardie brutales ;
– épuisement respiratoire, sueurs profuses ;
– oligurie (diurèse inférieure à 50 cc par heure).

Le diagnostic d'OAP est clinique, et on n'attend pas le résultat des examens pour débuter le traitement.

Certains examens viennent uniquement confirmer le diagnostic :
– la radio de thorax montre un œdème alvéolaire diffus, bilatéral (poumons « blancs », photo 6.2) ;
– les gaz du sang montrent un effondrement de la pression artérielle en oxygène (PO_2), avec généralement une concentration en gaz carbonique (PCO_2) également basse (effet shunt) ; dans les **formes graves**, le gaz carbonique est très élevé (**hypercapnie**) ;
– l'ECG est systématique, on le pratique chez un **patient semi-assis** à la recherche d'une cause à l'OAP (infarctus du myocarde, trouble du rythme).

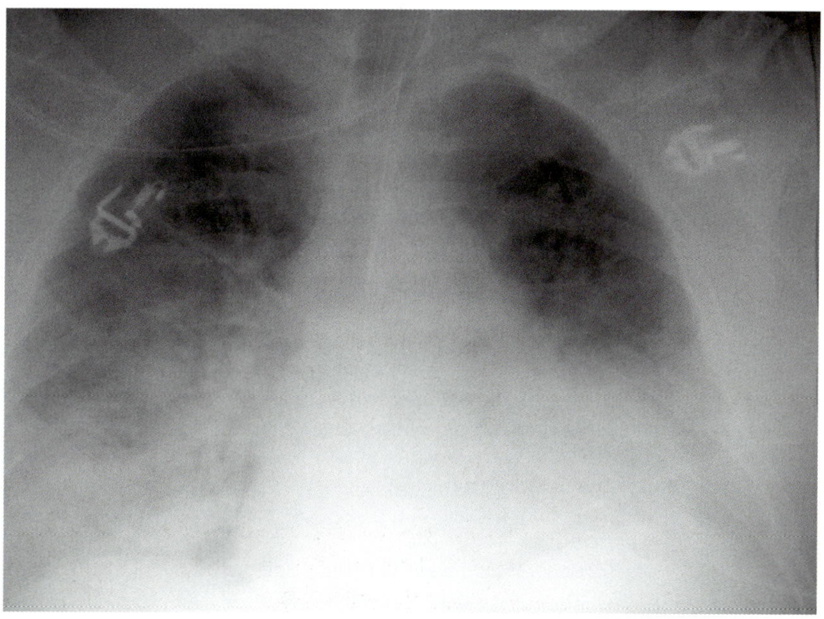

Photo 6.2 Œdème pulmonaire : opacités floconneuses dans les deux champs pulmonaires.

Étiologies

LES CAUSES D'OAP LES PLUS FRÉQUENTES sont :

– l'infarctus du myocarde au stade aigu, les séquelles d'infarctus (cardiopathie ischémique);

– une cardiopathie dilatée, quelle qu'en soit l'origine;

– l'hypertension artérielle (cardiopathie hypertensive);

– les cardiopathies hypertrophiques, le rétrécissement aortique serré.

DEVANT UN OAP, le cardiologue recherche un **facteur déclenchant** immédiat, en dehors de la cardiopathie causale initiale :

– écart de régime sans sel ou interruption du traitement sont très fréquents;

– trouble du rythme cardiaque;

– surinfection respiratoire (bronchite, pneumonie);

– mauvaise tolérance d'un médicament récemment prescrit (bêta-bloquants).

Traitement

LE TRAITEMENT doit être mis en route le plus rapidement possible :

– maintien en **position demi-assise**; en allongeant le patient on augmente la pression dans les capillaires pulmonaires, et on aggrave l'inondation des alvéoles;

– oxygène nasal à fort débit (8 à 12 L/min) par sonde nasale;

– un diurétique puissant (*Lasilix* : 80 à 120 mg) est injecté en intraveineux direct;

– perfusion de trinitrine à la seringue électrique si la tension le permet;

– anticoagulation systématique par héparine à la seringue électrique.

EN CAS D'AGGRAVATION, ON A RECOURS :

– aux inotropes positifs (dobutamine, dopamine) en cas de chute tensionnelle;

– à la saignée, en cas d'OAP massif ne répondant pas aux diurétiques;

– à la ventilation assistée (après intubation trachéale) en cas d'épuisement respiratoire.

Choc cardiogénique

Définitions.

– L'état de choc (synonyme = bas débit) est un effondrement des débits périphériques entraînant une hypoperfusion sévère de la peau, du cerveau, du foie et du rein.

– Un choc cardiogénique est dû à une défaillance primitive de la pompe cardiaque.

Le risque du choc est l'évolution vers une défaillance polyviscérale (foie, rein...) qui pérennise un état de choc irréversible. Le traitement de l'état de choc est une urgence, il doit être adapté à la cause initiale.

DÉMARCHE INFIRMIÈRE

PREMIERS GESTES DEVANT UN ÉTAT DE CHOC CARDIOGÉNIQUE

• **RECONNAÎTRE L'ÉTAT DE CHOC**

– Patient anxieux, agité ou comateux, respiration rapide.

– Marbrures des genoux et de l'abdomen.

• **PRÉVENIR IMMÉDIATEMENT LE MÉDECIN RESPONSABLE**

• **NOTER LES CONSTANTES HÉMODYNAMIQUES**

Prendre rapidement la PA, le pouls, les noter.

• **PREMIERS GESTES**

Sans attendre l'arrivée du médecin :

– amener le chariot d'urgence et le défibrillateur auprès du patient;

– oxygène par sonde nasale à 6 L/min;

– poser une bonne voie d'abord veineuse, si le patient n'est pas perfusé;

– attendre auprès du malade l'arrivée du médecin.

• **SELON PRESCRIPTION MÉDICALE**

Pose d'une sonde urinaire.

• **MISE EN ROUTE DU TRAITEMENT SELON L'ÉTIOLOGIE SUSPECTÉE :**

perfusion de dobutamine/dopamine à la seringue électrique le plus souvent (voir protocole ci-dessous).

• **TRANSFERT DU PATIENT EN RÉANIMATION**

Dès que le médecin juge que l'état hémodynamique (pouls, tension) est suffisamment stable.

• **SURVEILLANCE DE L'ÉVOLUTION SOUS TRAITEMENT**

– La surveillance porte sur l'état de conscience, les signes de perfusion périphérique (marbrures, diurèse), le pouls et la pression artérielle.

– Un cathéter de Swan-Ganz ou une ventilation assistée nécessitent une surveillance propre.

Diagnostic

C'est un diagnostic clinique, il n'est pas question d'examen complémentaire :

– le patient est « très mal » : agité ou stuporeux (comateux), angoissé, il respire vite (polypnée) ;

– on observe des stries bleutées sur la peau (marbrures), visibles sur les genoux, l'abdomen, voire diffuses ;

– les extrémités des membres sont cyanosées (bleues) ;

– le pouls est « filant », difficile à prendre, la pression artérielle effondrée (systolique inférieure à 80 mmHg), ou simplement pincée (différentielle faible).

Conduite à tenir

Le médecin qui constate un état de choc prend les premières mesures d'urgence. L'oxygénation est systématique, pose d'une bonne voie d'abord veineux, remplissage ou tonicardiaques en fonction de l'étiologie suspectée. Dès que l'état du patient est suffisamment stable, il est transféré rapidement en réanimation pour la poursuite du traitement.

Étiologies du choc cardiogénique

LES CAUSES SOUVENT RENCONTRÉES SONT :

– l'infarctus du myocarde ;

– la décompensation d'une insuffisance cardiaque sévère ;

– un trouble du rythme ventriculaire (TV) ou supraventriculaire sur insuffisance cardiaque ;

– une embolie pulmonaire massive ;

– une valvulopathie aiguë : fuite mitrale ou aortique massive.

Traitement

LE TRAITEMENT NE SE CONÇOIT QU'EN UNITÉ DE SOINS INTENSIFS, sous surveillance continue de l'ECG, de la pression artérielle et du pouls.

– Selon la gravité de l'état du patient, peuvent être indiquées : une intubation pour ventilation assistée, la pose d'un cathéter artériel (radial) pour mesure continue de la pression artérielle, la pose d'une sonde de Swan-Ganz.

– En l'absence d'intubation, l'oxygénation par sonde nasale est systématique.

PROTOCOLE DE SOINS

SERINGUE DE *DOBUTREX/DOPAMINE*

– Prendre une seringue de 50 cc.
– Poids du patient × 3 = quantité de produit à utiliser (en mg).
– Diluer dans du G_5, QSP = 50 cc.
– Vitesse de perfusion (cc/heure) = débit prescrit (µg/kg/min).
Exemple : patient de 70 kg :
70 × 3 = 210 mg de *Dobutrex* dilué QSP = 50 cc de G_5. Si la prescription est de 5 µg/kg/min de dobutamine, régler la seringue à 5 cc/heure.
Attention : ne jamais utiliser de soluté alcalin (bicarbonate de Na^+). Voir ce protocole plus détaillé au chapitre *Pharmacologie* page 33.

– Le traitement repose sur les médicaments inotropes : dobutamine, dopamine, voire épinéphrine (*Adrénaline*), en perfusion à la seringue électrique.

– Surveillance de la diurèse indispensable par sonde urinaire.

Insuffisance ventriculaire droite

Définition. L'insuffisance ventriculaire droite entraîne une élévation des pressions veineuses systémiques par défaillance du ventricule droit.

Diagnostic

LE PATIENT SE PLAINT DE DOULEURS DANS LA RÉGION DU FOIE (hépatalgies) liées à la distension de l'enveloppe hépatique par l'hyperpression veineuse.

IL SE PLAINT ÉGALEMENT D'ASTHÉNIE (fatigue) ET DE GONFLEMENT DES JAMBES (œdèmes).

L'EXAMEN CLINIQUE recherche les signes d'insuffisance cardiaque droite :

– gonflement des veines du cou (turgescence jugulaire) ;

– aggravation de la turgescence jugulaire lorsqu'on appuie sur le foie (reflux hépato-jugulaire) ;

– œdèmes des membres inférieurs remontant plus ou moins haut (parfois jusqu'aux lombes chez un patient alité).

EXAMENS COMPLÉMENTAIRES UTILES

– bilan biologique sanguin, à la recherche d'une atteinte hépatique ou rénale ;

– ECG, à la recherche d'une cause possible (infarctus du VD), d'un trouble du rythme aggravant ;

– radio du thorax pour évaluer la taille du cœur, notamment des cavités droites ;

– échocardiographie, qui donne un diagnostic précis de la cause, du retentissement et permet de calculer les pressions pulmonaires.

Étiologies

LES PRINCIPALES CAUSES D'INSUFFISANCE CARDIAQUE DROITE sont :

– le retentissement sur le cœur droit d'une insuffisance cardiaque gauche évoluée ; le mécanisme est une élévation rétrograde des pressions : capillaire pulmonaire, artère pulmonaire, cœur droit ;

– insuffisance respiratoire chronique ;

– cœur pulmonaire chronique post-embolique ;

– cardiopathies congénitales arrivées à l'âge adulte : CIA large essentiellement, autre cardiopathie avec correction chirurgicale incomplète dans l'enfance ;

– infarctus du ventricule droit.

Traitement

Le traitement de la cause est rarement possible sauf pour certaines cardiopathies congénitales (fermeture d'une CIA, opération d'une tétralogie de Fallot).

Le traitement médicamenteux comporte le régime sans sel et les diurétiques pour diminuer la rétention hydrosodée, d'où diminution des œdèmes et de l'hyperpression veineuse.

POINTS CLÉS

1. **L'insuffisance ventriculaire droite** est l'augmentation des pressions de remplissage du ventricule droit et des pressions en amont, dans la circulation veineuse périphérique.
2. Les **causes** sont une pathologie pulmonaire primitive, les séquelles d'embolie pulmonaires ou une insuffisance cardiaque gauche évoluée retentissant sur le cœur droit.
3. **Les symptômes de l'insuffisance cardiaque droite** sont les hépatalgies d'effort et les œdèmes des membres inférieurs.
4. Le **traitement** repose essentiellement sur le traitement de la cause, quand elle est curable, et sur les diurétiques au long cours.

Transplantation cardiaque

La transplantation cardiaque est le traitement de dernier recours chez les patients encore jeunes atteints d'une insuffisance cardiaque terminale. La limite d'âge pour proposer une greffe cardiaque varie d'une équipe à l'autre, elle se situe entre 50 et 60 ans. Au-delà de cet âge, on sait que les résultats à court terme de la greffe sont très mauvais et que le patient n'en tire aucun bénéfice.

Bilan pré-greffe

– Avant de transplanter un malade, on pratique un bilan très long, coûteux et pénible pour le patient. Ces examens visent à rechercher une maladie grave, notamment cancéreuse, qui contre-indiquerait la greffe.

– En l'absence de contre-indication, le patient est « mis en liste de greffe », c'est-à-dire que le principe de la transplantation a été retenu et qu'on attend un greffon disponible pour le malade.

Principes techniques

– Les greffons cardiaques sont prélevés sur des patients en état de mort cérébrale, le plus souvent après un accident sur la voie publique. L'accord de la famille du « donneur » est nécessaire avant un prélèvement d'organe.

– Pour que la greffe cardiaque soit possible, il faut que le groupe sanguin du patient receveur soit identique à celui du donneur pour les antigènes A, B, O et Rhésus.

– La greffe se déroule en trois étapes : prélèvement du greffon sur le donneur, acheminement le plus rapide possible du greffon vers le receveur et implantation du greffon chez le receveur. La technique chirurgicale consiste en une ablation du cœur malade sous circulation extracorporelle, suivie du remplacement par le greffon du donneur.

Traitement immunosuppresseur

– Immédiatement après la greffe, un traitement immunosuppresseur est débuté, dont le but est d'éviter un rejet du greffon par l'organisme du receveur. En effet, la correspondance n'est jamais parfaite (la compatibilité HLA n'est pas exigée en greffe cardiaque) entre donneur et receveur, et le rejet entraînerait la destruction rapide du greffon en l'absence d'un tel traitement.

– Les médicaments employés en greffe cardiaque comme immunosuppresseurs sont les corticoïdes (*Cortancyl per os*), la ciclosporine (*Sandimmun*) et l'azathioprine (*Imurel*).

Complications à long terme

Les complications ultérieures découlent des phénomènes de rejet et du traitement immunosuppresseur :

– le rejet, plus ou moins aigu, peut survenir à tout moment, notamment pendant la première année de la greffe ; les rejets sont dépistés par la pratique régulière de biopsies endomyocardiques, et traités par renforcement des traitements immunosuppresseurs ;

– la ciclosporine est toxique pour le rein et entraîne souvent une insuffisance rénale chronique ;

– le traitement immunosuppresseur facilite l'éclosion d'infections virales, bactériennes et de tumeurs malignes. L'incidence des cancers est augmentée chez les patients greffés.

Néanmoins, la greffe cardiaque est le seul traitement qui permette de prolonger la vie de patients encore jeunes en insuffisance cardiaque terminale.

Les biopsies endomyocardiques sont pratiquées au cours d'un cathéterisme droit; on prélève un fragment de myocarde dans le ventricule droit.

Valvulopathies

Rétrécissement aortique

Définition. Le rétrécissement aortique (RA) (ou sténose aortique) est une réduction de l'ouverture des sigmoïdes aortiques, réalisant un obstacle à l'éjection ventriculaire gauche.

Physiopathologie

Chez l'adulte sain, l'ouverture complète des sigmoïdes donne un orifice aortique dont la surface mesure de 3 à 4 cm^2. Lorsque la surface aortique est inférieure à 1,5 cm^2, le rétrécissement aortique est moyennement serré. Une sténose aortique est serrée en dessous de 1 cm^2 de surface aortique (ou 0,6 cm^2/m^2 de surface corporelle).

IL EXISTE TROIS GRANDES CAUSES DE RÉTRÉCISSEMENT AORTIQUE (RA) :

– la dégénérescence calcifiée du sujet âgé, c'est l'étiologie la plus fréquente ;

– la bicuspidie aortique est une cause de RA du sujet jeune ;

– le rhumatisme articulaire aigu (RAA) est une cause de moins en moins fréquente, survenant également chez des patients jeunes.

Rétrécissement dégénératif du sujet âgé

Le rétrécissement aortique dégénératif (maladie de Monckeberg) est la cause la plus fréquente actuellement. Le mécanisme est une calcification progressive des sigmoïdes, qui perdent toute souplesse. Au maximum, la valve est emprisonnée dans un amas de calcaire, laissant uniquement un petit orifice central. On parle de rétrécissement aortique calcifié ou RAC.

Bicuspidie

Le fait qu'il n'y ait que deux sigmoïdes aortiques au lieu de trois entraîne un vieillissement plus rapide de la valve, avec sténose valvulaire, initialement souple, puis se calcifiant progressivement.

Rhumatisme articulaire aigu

Le processus inflammatoire entraîne une fusion des commissures entre les sigmoïdes avec rétraction et épaississement valvulaire. Par la suite, ces lésions peuvent se calcifier plus ou moins. Cette étiologie est actuellement rare en France et dans les pays industrialisés occidentaux (plus fréquente en Europe de l'Est, en Asie et en Afrique).

Conséquences du RA

La diminution de l'ouverture aortique en systole entraîne plusieurs conséquences :

– accélération du flux sanguin à travers un orifice rétréci, ce qui entraîne des turbulences, à l'origine du souffle de rétrécissement aortique ;

– limitation de l'augmentation du débit cardiaque à l'effort, responsable des symptômes du RAC : dyspnée, angor, syncope survenant à l'effort ;

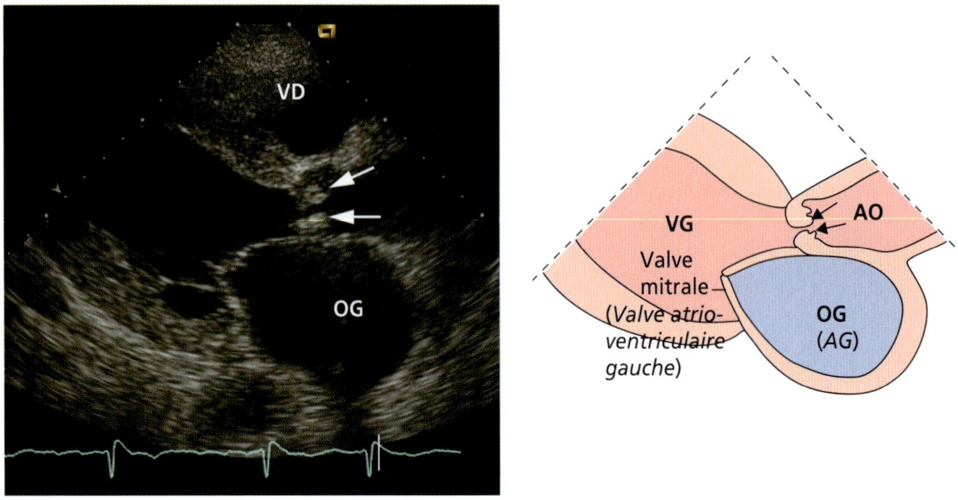

Fig. 6.13 Échographie bidimensionnelle, vue parasternale grand-axe : rétrécissement aortique calcifié. Les sigmoïdes aortiques sont épaissies, calcifiées (flèches) et leur ouverture est limitée. Comparer avec la photo 2.1b (voir page 20) qui représente la même vue chez un sujet dont les valves sont fines et souples.

– l'obstacle à l'éjection ventriculaire gauche provoque une hypertrophie du muscle cardiaque. Le mécanisme est le même que pour l'hypertrophie musculaire d'un culturiste qui s'entraîne en permanence à soulever de fortes charges.

Diagnostic

Interrogatoire

On recherche des symptômes à l'effort, qui traduisent une sténose aortique serrée. Les symptômes apparaissent dans l'ordre suivant : dyspnée d'effort, angor, puis syncopes d'effort.

Auscultation

Elle affirme pratiquement le diagnostic de rétrécissement aortique serré, quand on entend un souffle systolique au foyer aortique, qui irradie vers les carotides, avec une nette diminution du deuxième bruit du cœur (B2). La diminution de B2 est due à la rigidité des valves, qui s'ouvrent peu, et dont on n'entend plus la fermeture.

ECG

Il peut montrer des signes d'hypertrophie du ventricule gauche.

L'écho-Doppler cardiaque

L'écho-Doppler confirme le diagnostic :

L'ÉCHOGRAPHIE BIDIMENSIONNELLE visualise les sigmoïdes aortiques plus ou moins calcifiées dont l'ouverture est réduite. Les sigmoïdes calcifiées apparaissent brillantes en échographie (figure 6.13).

ON MESURE LE DEGRÉ D'ÉPAISSISSEMENT DE LA PAROI VENTRICULAIRE GAUCHE. Le Doppler permet de calculer précisément la surface résiduelle de l'orifice aortique.

ON RECHERCHE ÉGALEMENT DES LÉSIONS ASSOCIÉES, comme une fuite aortique ou l'atteinte d'une autre valve.

Le cathétérisme gauche avec coronarographie

On ne pratique le cathétérisme gauche que dans les rares cas où l'écho-Doppler n'est pas formel sur la surface aortique. La coronarographie est faite à titre préopératoire, pour poser l'indication d'éventuels pontages associés au remplacement valvulaire aortique.

Pronostic

Dès qu'un patient porteur d'un RAC serré présente des symptômes (syncope, angor, dyspnée), le risque évolutif est la mort subite, l'indication opératoire est donc formelle.

Traitement

LE RA N'EST PRATIQUEMENT JAMAIS « PUR », il s'associe généralement à une fuite aortique et nécessite de ce fait une prévention de l'endocardite avant tout geste à risque.

LE SEUL TRAITEMENT EST LA CHIRURGIE : remplacement de la valve aortique par une prothèse valvulaire.

LA DILATATION DU RAC PAR VOIE PERCUTANÉE est actuellement pratiquement abandonnée, du fait de mauvais résultats à moyen terme.

POINTS CLÉS

1. ▶ Dans les pays occidentaux industrialisés, le **rétrécissement aortique calcifié** est la maladie valvulaire la plus fréquente chez le sujet âgé ; elle touche 2 à 3 % de la population de plus de 75 ans. L'apparition des symptômes (dyspnée d'effort, angor, syncope) est associée à une diminution de l'espérance de vie avec risque de mort subite.

2. ▶ **Le seul traitement** efficace à long terme du rétrécissement aortique calcifié serré symptomatique est le remplacement valvulaire aortique.

Insuffisance aortique

Définition. L'insuffisance aortique (IAo) est le reflux de sang de l'aorte dans le ventricule gauche pendant la diastole.

Physiopathologie

Normalement, les sigmoïdes aortiques sont étanches pendant la diastole, et il n'y a aucun reflux de sang dans le ventricule. Plusieurs types de lésions peuvent aboutir à une fuite :

– la rétraction des sigmoïdes, telle qu'on l'observe dans le RAA ;
– la dilatation de l'anneau aortique, comme dans la maladie de Marfan ;
– la perforation des sigmoïdes, au cours d'une endocardite ;
– la déchirure de l'anneau entraînant une désinsertion de la valve, au cours de la dissection aortique.

UNE INSUFFISANCE AORTIQUE PEUT ÊTRE CHRONIQUE, elle entraîne alors une dilatation progressive du ventricule gauche, et la tolérance est bonne jusqu'à un certain degré d'évolution.

SI LA FUITE AORTIQUE EST AIGUË, elle est généralement moins bien tolérée, pouvant donner lieu à des signes d'insuffisance ventriculaire gauche sévère, voire un œdème pulmonaire. Dans ce cas, une décision d'intervention chirurgicale en urgence peut être prise.

Diagnostic

Interrogatoire

Il recherche des symptômes, traduisant une mauvaise tolérance ventriculaire de la fuite : dyspnée d'effort, angor d'effort, fatigue.

Auscultation

On entend un souffle diastolique (reflux pendant la diastole), au foyer aortique, dont l'intensité est souvent discrète.

▸ Le reste de l'examen cherche des signes cliniques périphériques : une fuite importante entraîne une hyperpulsatilité artérielle, et un élargissement de la pression artérielle différentielle par **diminution** de la pression artérielle **diastolique** (exemple : 160/50 mmHg).

ECG

Il peut montrer des signes d'hypertrophie-dilatation du ventricule gauche.

L'écho-Doppler cardiaque

L'échographie permet de préciser le mécanisme de la fuite, de mesurer la dilatation éventuelle de l'aorte ascendante et de l'anneau.

▸ On mesure également le **diamètre du ventricule gauche** en diastole et en systole : ces indices permettent de suivre l'évolution des fuites aortiques chroniques.

▸ **Au-delà de certaines limites de diamètre,** on sait qu'il faut opérer les patients porteurs d'une fuite aortique.

▸ **Le Doppler** permet une quantification assez précise de l'importance de la fuite.

Cathétérisme gauche/coronarographie

– On ne pratique le cathétérisme gauche qu'en cas de discordance entre les différents indices écho-Doppler.

– La coronarographie est effectuée à titre de bilan préopératoire.

Évolution

L'ÉVOLUTION SPONTANÉE d'une insuffisance aortique chronique importante se fait vers la dilatation du ventricule gauche et l'insuffisance ventriculaire gauche.

POUR LES FUITES AIGUËS IMPORTANTES, l'évolution est rapidement défavorable en l'absence d'intervention.

Traitement

– L'insuffisance aortique nécessite une prévention de l'endocardite notamment avant chaque soin dentaire (voir fiche *Protocole de soins*, page 121).

– Pour les fuites peu importantes et stables, on donne un traitement médicamenteux qui vise à prévenir la dilatation du ventricule gauche et la survenue de l'insuffisance cardiaque : diurétiques et vasodilatateurs.

– En cas de fuite importante et de dilatation progressive du VG, ou en cas de fuite aiguë massive, le seul traitement est le remplacement valvulaire aortique.

Insuffisance mitrale

Définitions.

– L'insuffisance mitrale (IM) est le reflux de sang du ventricule gauche dans l'oreillette gauche pendant la systole.

– Un prolapsus mitral est une exagération de l'amplitude du mouvement de la valve mitrale, dont une partie bombe dans l'oreillette gauche en systole, ce qui provoque une fuite valvulaire (photo 6.3).

Physiopathologie

La valve mitrale est constituée de deux feuillets :

– un feuillet antérieur ou grande valve mitrale ;

– un feuillet postérieur ou petite valve mitrale.

Chacun des feuillets s'insère sur l'anneau mitral, et son bord libre est tendu par les cordages mitraux, qui le relient aux muscles papillaires ou piliers mitraux.

QUAND LA VALVE EST SAINE, les deux feuillets s'accolent parfaitement suivant leurs bords libres en systole, et il n'y a aucun reflux du ventricule vers l'oreillette gauche.

UNE FUITE MITRALE peut résulter de perforations valvulaires, d'une dilatation de l'anneau mitral, ou de mouvements valvulaires anormaux (mouvements restreints ou trop amples).

Diagnostic

Interrogatoire

On recherche des palpitations, une dyspnée, qui signale une insuffisance ventriculaire gauche, qui est tardive en cas de fuite mitrale isolée.

Auscultation

On entend un souffle systolique de régurgitation au foyer mitral, se prolongeant vers l'aisselle ou vers le bord gauche du sternum.

ECG

Il peut montrer une hypertrophie électrique du ventricule et de l'oreillette gauche.

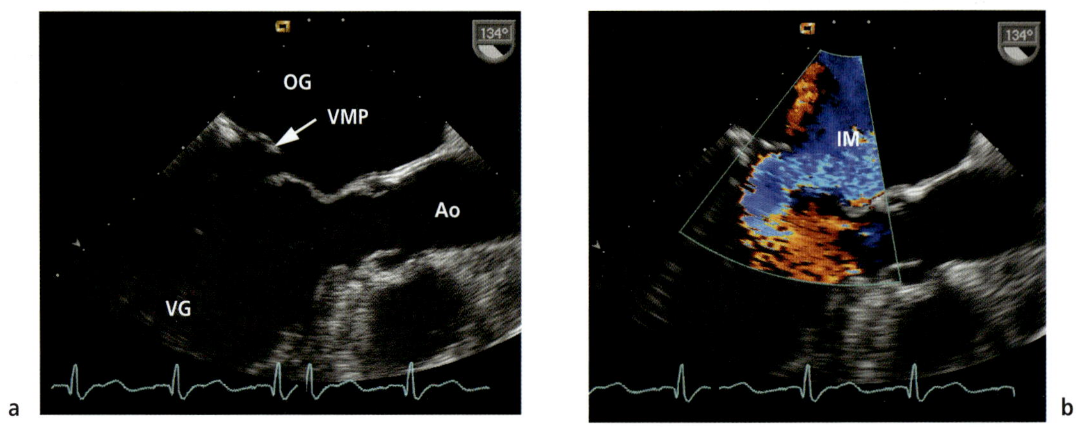

Photo 6.3 Échographie transœsophagienne : insuffisance mitrale par prolapsus de la valve mitrale postérieure.
a. Image bidimensionnelle en systole : éversion de la valve mitrale postérieure (flèche) avec franche anomalie de coaptation. Ao : aorte ascendante, OG : oreillette gauche, VG : ventricule gauche, VMP : valve mitrale postérieure.
b. Image bidimensionnelle et Doppler couleur : flux d'insuffisance mitrale (IM) régurgitant dans l'oreillette gauche en systole.

Écho-Doppler cardiaque

L'échographie bidimensionnelle analyse le mécanisme de la fuite mitrale, permet de mesurer les dimensions des cavités cardiaques gauches.

Le Doppler couleur pulsé analyse la direction du jet d'insuffisance mitrale et estime l'importance de la fuite.

L'échographie transœsophagienne permet une analyse très fine des structures mitrales en vue de proposer une éventuelle réparation chirurgicale de la valve (plastie mitrale), plutôt qu'un remplacement valvulaire.

Cathétérisme gauche avec coronarographie

Il est pratiqué en préopératoire, pour décider d'un geste de pontage associé, et confronter les données angiographiques avec l'écho-Doppler.

Évolution

En cas de fuite mitrale importante, comme pour la fuite aortique, soit le phénomène est aigu et rapidement mal toléré, soit l'IM est chronique et le risque est l'évolution vers la dilatation et l'insuffisance ventriculaire gauche.

Traitement

- **En cas de fuite mitrale modérée et stable,** le traitement est le même que pour une fuite aortique : diurétiques et vasodilatateurs, afin de prévenir la dilatation ventriculaire gauche.
- **En cas de fuite importante,** ou de dilatation progressive du ventricule gauche, deux solutions chirurgicales sont possibles :

– la plastie mitrale, mise au point par Carpentier, qui permet une réparation de la valve sans mise en place d'une prothèse valvulaire ;

– le remplacement valvulaire mitral par une prothèse valvulaire mécanique ou biologique.

Rétrécissement mitral

Définition. Le rétrécissement mitral (RM) est une diminution de l'ouverture de la valve mitrale en diastole entraînant un obstacle au remplissage ventriculaire gauche.

DÉMARCHE INFIRMIÈRE

BILAN STOMATOLOGIQUE-ORL CHEZ UN PATIENT VALVULAIRE

Les patients devant subir une chirurgie de remplacement valvulaire doivent :

– Passer des radios de sinus, et un panoramique dentaire.

– Voir en consultation un oto-rhino-laryngologiste et un stomatologue afin de dépister et de traiter tout foyer infectieux ***avant le remplacement valvulaire.***

Le rôle de l'infirmier(e) est de vérifier que le patient est en possession des bonnes radios pour consulter l'ORL ou le stomatologue et d'informer le patient.

– En cas de soins dentaires, les antivitamines K sont généralement arrêtées quelques jours auparavant et remplacées par une héparine sous-cutanée.

– Le matin des soins, ne pas faire d'injection de *Calciparine*, et vérifier que l'***antibiothérapie de prévention de l'endocardite a bien été prescrite et donnée*** au patient ***dans l'heure qui précède*** le soin dentaire.

Physiopathologie

L'orifice mitral mesure, en diastole chez l'adulte sain, de 4 à 6 cm^2 de surface. Un rétrécissement mitral est significatif au-dessous de 2 cm^2, et serré en deçà de 1,4 cm^2.

La cause quasi exclusive de rétrécissement mitral est le rhumatisme articulaire aigu. L'atteinte rhumatismale entraîne, comme sur les autres valves :

– fusion des commissures ;

– épaississement des valves ;

– rétraction valvulaire, le tout évoluant vers une calcification plus ou moins importante selon l'ancienneté.

Le « barrage » mitral provoque une augmentation des pressions d'amont : dans l'oreillette gauche, les veines et les capillaires pulmonaires. L'augmentation des pressions pulmonaires est responsable des signes d'insuffisance cardiaque gauche.

Diagnostic

Interrogatoire

On recherche les symptômes observés dans le rétrécissement mitral : dyspnée d'effort, hémoptysies (crachats de sang), palpitations, accidents aigus évoquant une embolie artérielle.

Auscultation

– On entend un souffle diastolique dont le timbre évoque le roulement d'un tambour au foyer mitral (roulement diastolique). Du fait de la rigidité des valves, on note un éclat du premier bruit du cœur.

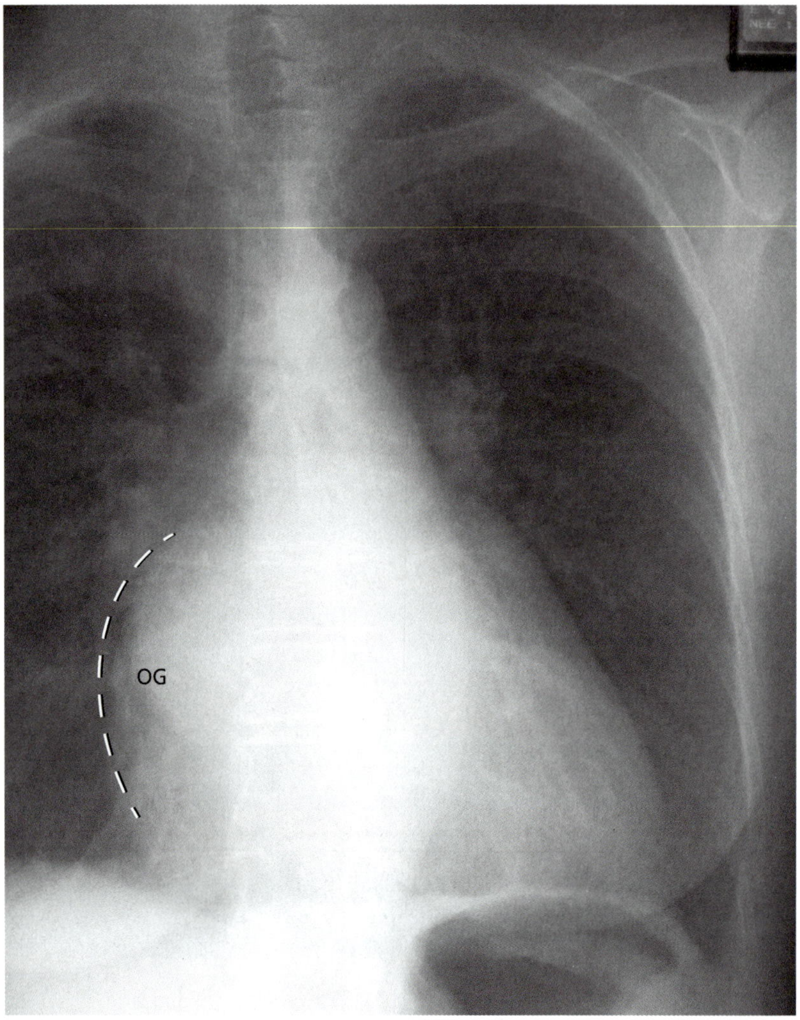

Photo 6.4 Radio de thorax de face d'un RM montrant une dilatation de l'oreillette gauche (OG).

– On recherche des signes d'insuffisance cardiaque gauche (auscultation pulmonaire), éventuellement de retentissement droit dans les formes évoluées.

ECG

Recherche de signes d'hypertrophie de l'oreillette gauche.

Radio de thorax

Typiquement, image de petit ventricule et grosse oreillette gauches, avec signes d'hypertension artérielle pulmonaire (photo 6.4).

Échographie cardiaque

C'est l'examen fondamental, comme dans toutes les valvulopathies; il permet un bilan précis de l'atteinte valvulaire.

- **L'échographie** visualise l'épaississement des valves, la limitation de l'ouverture et la fusion commissurale.
- **On peut mesurer précisément la surface mitrale résiduelle** en échographie et grâce au Doppler. On mesure également la taille de l'oreillette gauche, et les pressions pulmonaires (Doppler).
- **L'échographie transœsophagienne** permet de préciser l'état de la valve et de rechercher une thrombose de l'auricule ou de l'oreillette gauche, dans le cas où une valvuloplastie mitrale percutanée est envisagée (voir *Traitement du RM*).

Cathétérisme cardiaque

Il n'est pratiqué que comme préliminaire à la dilatation mitrale percutanée.

Évolution

– Les risques évolutifs du rétrécissement mitral sont le passage en arythmie complète par fibrillation auriculaire, les embolies artérielles (risque d'accident vasculaire cérébral), et les complications pulmonaires liées à l'hypertension pulmonaire chronique (infections à répétition).

– À un stade très tardif peut survenir une défaillance cardiaque droite.

Traitement

Traitement médical

On utilise les digitaliques en cas d'arythmie complète, le régime sans sel et les diurétiques.

Valvuloplastie percutanée

Cette technique consiste à dilater la valve par voie de cathétérisme droit, grâce à un ballonnet gonflé au travers de l'orifice mitral.

LA DILATATION MITRALE est pratiquée par des cardiologues, en salle de cathétérisme, sous contrôle de l'amplificateur de brillance et sous contrôle échographique.

La voie d'abord est un cathétérisme droit, on perfore le septum interauriculaire pour passer dans l'oreillette gauche, puis le ballon est positionné au travers de l'orifice mitral.

APRÈS CHAQUE INFLATION, le résultat de la dilatation est contrôlé par échographie cardiaque.

- **Avantages de la technique** : réouverture mitrale avec bon résultat à long terme, sans recours à une intervention à cœur ouvert.

Risques : la complication à redouter est la rupture de la valve mitrale, qui entraîne un insuffisance mitrale massive imposant la chirurgie en urgence. À ceci s'ajoutent les complications habituelles du cathétérisme droit : thromboses veineuses, éventuellement septiques.

Remplacement valvulaire mitral

En cas d'atteinte trop évoluée, ou de fuite mitrale associée, le seul traitement possible du rétrécissement mitral est le remplacement valvulaire chirurgical sous circulation extracorporelle.

Troubles du rythme et de la conduction

– Les troubles du rythme comprennent les hyperexcitabilités supraventriculaire et ventriculaire (extrasystoles ou tachycardie).

– Les troubles de la conduction comprennent les blocs de branche, les blocs auriculo-ventriculaires et le bloc sino-auriculaire.

Troubles du rythme ventriculaires

Extrasystoles ventriculaires

Définitions.

– Une extrasystole (ES) est un battement cardiaque prématuré par rapport au rythme sinusal normal.

– Une extrasystole ventriculaire (ESV) a pour origine un foyer d'hyperexcitabilité (foyer ectopique) situé dans les ventricules.

Diagnostic

Les ESV sont reconnues sur l'ECG ou le Holter, devant des complexes QRS larges et précoces (figure 6.14).

En fonction du contexte, certaines formes d'ESV sont considérées comme bénignes, d'autant plus qu'elles surviennent sur un cœur sain.

D'autres formes d'ESV sont considérées comme potentiellement dangereuses, susceptibles de déclencher une tachycardie ou fibrillation ventriculaire. Dans ce cas, on discute un traitement antiarythmique (bêta-bloquant ou *Cordarone*).

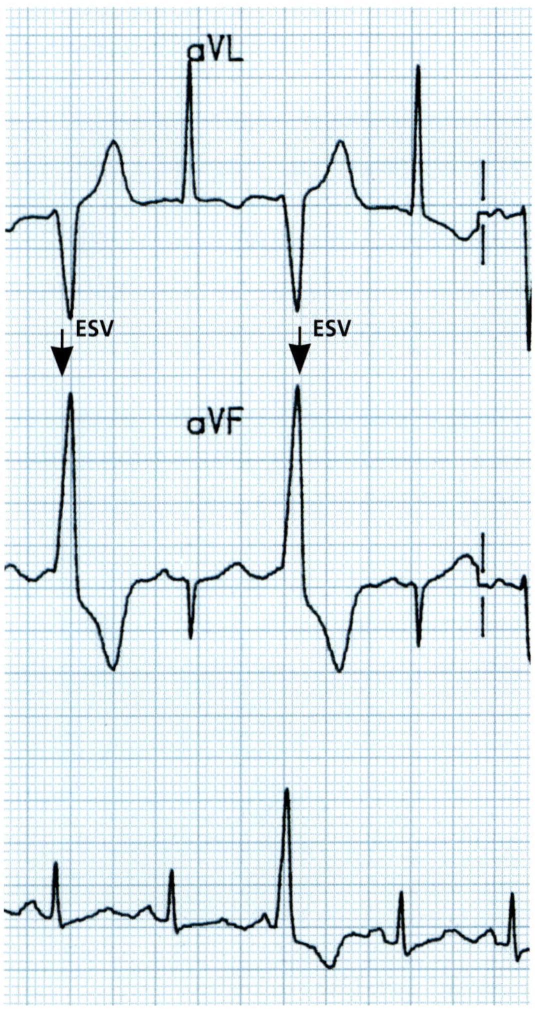

Fig. 6.14 Extrasystoles ventriculaires (ESV), complexes QRS précoces et larges.

Tachycardies ventriculaires

Définition. Une tachycardie ventriculaire (TV) naît d'un foyer d'hyperexcitabilité situé dans les ventricules.

Diagnostic

L'ASPECT ECG est celui d'une tachycardie régulière à complexes larges (figure 6.15).

Causes

Une TV peut survenir au stade aigu d'un infarctus, du fait d'une maladie du muscle cardiaque (myocardiopathie) évoluée, ou du fait d'une anomalie congénitale (dysplasie ventriculaire droite arythmogène).

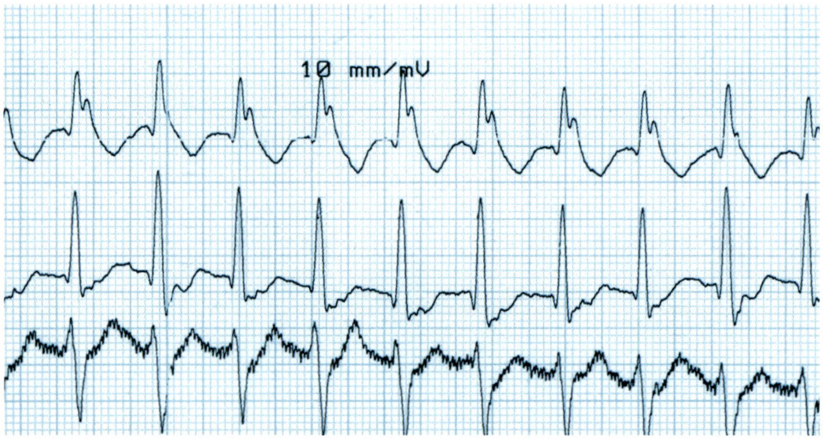

Fig. 6.15 Tachycardie ventriculaire (TV) : tachycardie régulière à complexes larges.

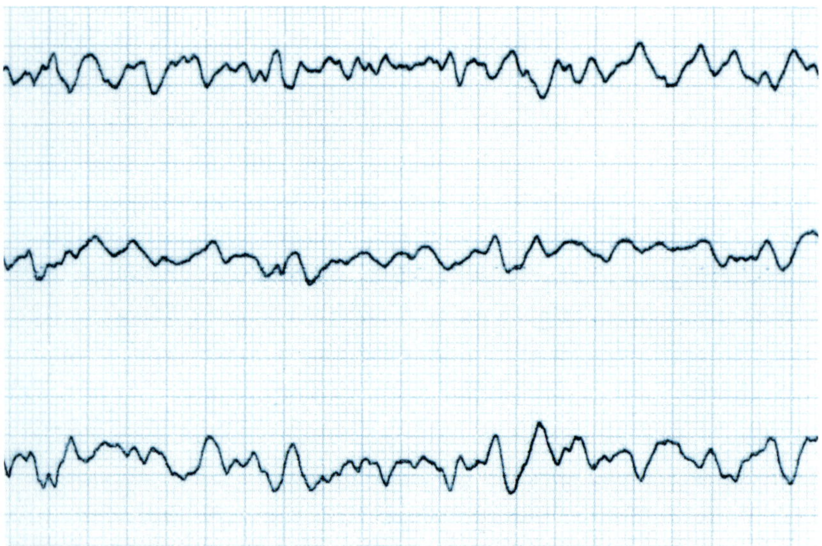

Fig. 6.16 Fibrillation ventriculaire (FV) : complexes larges et anarchiques accompagnés constamment d'un arrêt cardio-circulatoire.

Gravité

Elle dépend de la tolérance du trouble du rythme. Une TV peut entraîner un arrêt cardio-circulatoire, ou simplement quelques palpitations. La tolérance est d'autant moins bonne que la tachycardie est rapide et que le muscle cardiaque est fatigué. Le risque évolutif d'une tachycardie ventriculaire est la transformation en fibrillation ventriculaire (FV) qui est constamment mortelle en l'absence de choc électrique externe.

Traitement

Une tachycardie ventriculaire soutenue (qui dure plus de 30 secondes) nécessite l'hospitalisation d'urgence en unité de soins intensifs cardiologiques. Le traitement dépend de la tolérance clinique :

– en cas de bonne tolérance, on tente de réduire la tachycardie par un antiarythmique injectable : *Xylocaïne* ou *Cordarone* le plus souvent ;

– en cas d'échec des antiarythmiques (jamais plus de 2 médicaments à la suite), ou en cas de mauvaise tolérance (arrêt cardiaque, douleur angineuse, œdème pulmonaire), on pratique un choc électrique externe (250 à 360 joules).

Fibrillation ventriculaire

Définition.

– La fibrillation ventriculaire (FV) est une désorganisation complète des courants électriques intracardiaques.

– Elle s'accompagne constamment d'un arrêt cardio-circulatoire, irréversible en l'absence de choc électrique externe.

Diagnostic

– Le patient est en arrêt cardio-circulatoire.

– L'ECG (ou le scope) montre des fluctuations anarchiques sans aucune périodicité, dont l'amplitude est très variable (tracé anarchique, figure 6.16).

Traitement

Choc électrique externe (CEE) en urgence (360 joules). Le succès dépend de la rapidité d'administration du CEE. En cas d'échec, massage cardiaque et ventilation assistée (voir *Arrêt cardio-circulatoire*, page 94), entre les nouvelles tentatives de choc.

Torsades de pointe

Définition. Les torsades de pointe (TDP) sont une forme particulière de tachycardie ventriculaire.

Elles sont favorisées par la bradycardie, l'hypokaliémie, et par certains médicaments antiarythmiques.

Diagnostic

La tolérance clinique est souvent mauvaise : grand malaise général (lipothymie) ou syncopes à répétition. L'ECG montre des salves de tachycardie à complexes larges, dont les pointes sont alternativement en haut, puis en bas (aspect en « accordéon », figure 6.17).

Gravité

Les torsades de pointe peuvent dégénérer en fibrillation ventriculaire, ce qui justifie l'hospitalisation d'urgence en USIC.

Causes

Perte importante de potassium (éventuellement par un traitement diurétique), plus prise de certains antiarythmiques : *Rythmodan*, *Sérécor*, *Cordium*, plus rarement *Sotalex*.

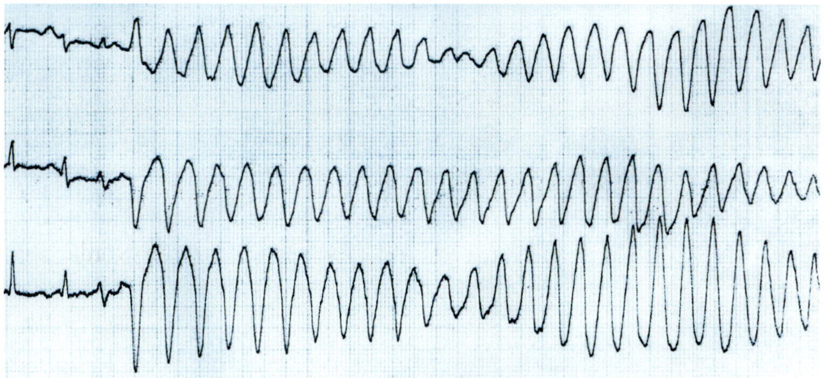

Fig. 6.17 Torsades de pointe (TPD) : salves de tachycardie à complexes larges d'amplitude variable (aspect en accordéon).

Traitement

Le but du traitement est d'accélérer la fréquence cardiaque :

– une injection de 2 mg de sulfate de magnésium IVD peut casser le trouble du rythme ;

– mise en place d'une perfusion d'*Isuprel*, avant la pose d'une sonde d'entraînement électrosystolique ;

– on associe une perfusion de magnésium à la seringue électrique, et une recharge en potassium ;

– le médicament responsable est bien entendu arrêté et interdit chez le patient ayant présenté des TDP.

Troubles du rythme supraventriculaires

Définitions.

– Les extrasystoles et les tachycardies naissant en amont de la bifurcation du faisceau de His sont appelées supraventriculaires.

– Les complexes QRS sont transmis aux ventricules par les voies de conduction habituelles et ils sont généralement fins. Ceci permet de les différencier des tachycardies (ou extrasystoles) ventriculaires.

Extrasystoles supraventriculaires

Définition. Les extrasystoles supraventriculaires (ESSV) sont des battements prématurés dont l'origine est située en amont de la jonction auriculo-ventriculaire.

Diagnostic

Il est porté sur l'ECG, devant la présence de complexes QRS précoces, fins, parfois précédés d'une onde P (voir figure 6.18, page 114).

Traitement

– Les ESSV sont bénignes dans l'immense majorité des cas et ne demandent aucun traitement.

– Dans un cas particulier, on peut être amené à prescrire un médicament : si le patient ressent les extrasystoles sous la forme de palpitations très gênantes, on a le choix entre prescrire un anxiolytique simple ou un traitement bêta-bloquant.

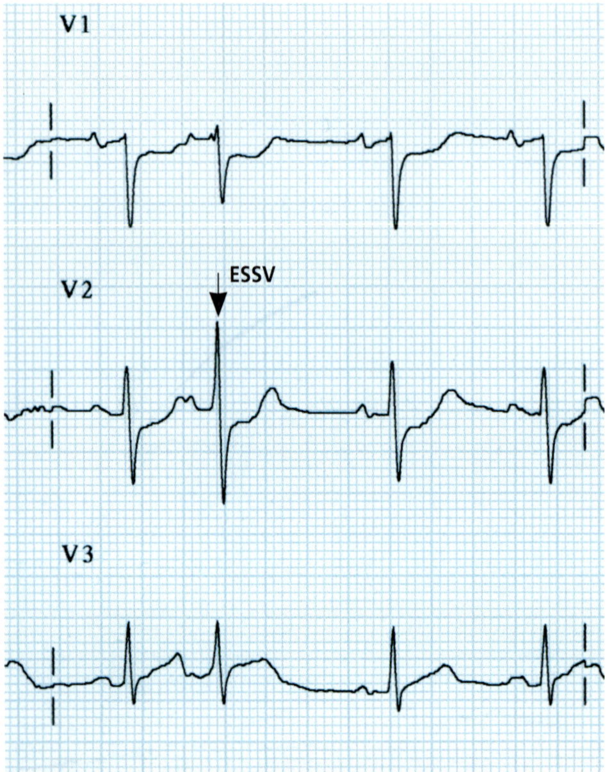

Fig. 6.18 Extrasystoles supraventriculaires (ESSV). Complexe QRS précoce, fin, précédé d'une onde P.

Fibrillation auriculaire

Le risque de la fibrillation auriculaire est l'embolie artérielle (notamment cérébrale). Le traitement anticoagulant est systématique en cas de FA.

Définition. L'arythmie complète par fibrillation auriculaire (AC-FA) est une désorganisation des courants électriques dans les oreillettes qui se traduit par l'absence d'onde P et l'absence d'activité mécanique auriculaire.

Synonymes : arythmie complète par fibrillation auriculaire (AC-FA), ou fibrillation auriculaire (FA).

Physiopathologie

La FA entraîne une désorganisation complète des influx électriques intra-auriculaires.

Il s'ensuit :

– Une **sidération des oreillettes** : plus d'activité mécanique, donc plus de systole auriculaire. Ceci entraîne une chute du débit cardiaque de l'ordre de 20 à 30 %, et des turbulences du flux sanguin dans les oreillettes qui favorisent la formation de **thromboses intra-auriculaires**.

– Le nœud auriculo-ventriculaire est « bombardé » en permanence d'influx électrique, et transmet de façon irrégulière ces impulsions aux ventricules. Le **rythme ventriculaire** est donc **irrégulier et rapide**.

Diagnostic

L'ECG montre :

– l'absence d'onde P, la ligne isoélectrique est remplacée par des trémulations irrégulières plus ou moins amples ;

– un rythme ventriculaire irrégulier, avec des complexes QRS fins, dans la plupart des cas. Les QRS sont élargis en cas de bloc de branche associé (figure 6.19).

Étiologies

La fibrillation auriculaire complique certaines maladies cardiaques (rétrécissement mitral, fuite mitrale, cardiopathie dilatée) ou extracardiaques (hyperthyroïdie, infection pulmonaire). Le traitement de la cause est nécessaire au maintien en rythme sinusal.

Traitement

– Il comporte systématiquement un traitement **anticoagulant** pour éviter la formation de thrombus dans les oreillettes, ce qui risquerait ensuite de provoquer des embolies artérielles (notamment cérébrales).

– Par ailleurs, on peut tenter de **réduire** l'AC-FA (obtenir un retour en rythme sinusal), on utilise généralement la *Cordarone* par voie orale ou IV. En cas d'arythmie ancienne, on cherche simplement à ralentir la fréquence des ventricules par les digitaliques.

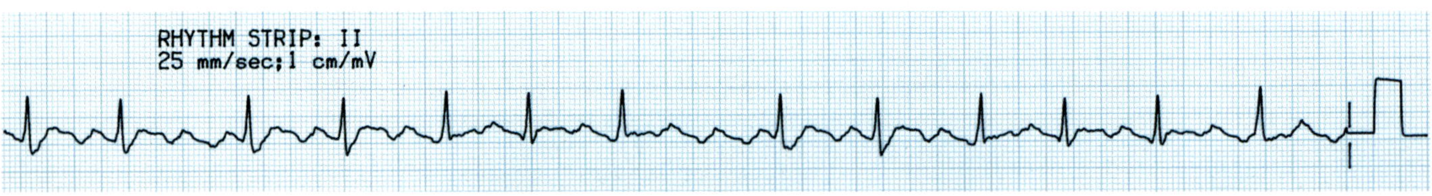

Fig. 6.19 Fibrillation auriculaire : absence d'onde P, ligne de base anarchique, complexes QRS fins et irréguliers.

– En cas d'échec de réduction par les médicaments, on peut tenter un choc électrique externe sous courte anesthésie générale.

– Dans certains cas de FA récidivante ou mal tolérée, une ablation par radiofréquence peut être tentée (voir *Examens complémentaires/rythmologie interventionnelle*).

Flutter auriculaire/tachysystolie

Définitions.

– Le flutter est dû à une activité régulière rapide des oreillettes, qui battent à 300/min. La fréquence ventriculaire est le plus souvent à 150/min.

– La tachysystolie est une activité automatique des oreillettes qui battent de 200 à 320/min. La fréquence des ventricules est généralement deux fois moins rapide (100 à 160/min).

Diagnostic

L'ECG montre une tachycardie régulière à complexes fins (origine supraventriculaire).

– En cas de flutter, la ligne isoélectrique dessine des « dents de scie », dont la fréquence est exactement de 300/min. La fréquence ventriculaire est habituellement divisée par 2 (un battement sur deux transmis aux ventricules) soit 150/min (figure 6.20).

– En cas de tachysystolie, on note des ondes P très rapides (autour de 220/min), avec généralement 2 fois moins de QRS (transmission d'un battement sur deux).

Traitement

– On essaie de restaurer un rythme sinusal par un traitement antiarythmique (généralement de la *Cordarone* par voie orale), avec systématiquement un traitement anticoagulant. Le risque de thrombo-embolies à point de départ auriculaire est plus faible que pour l'AC/FA, mais il n'est pas nul.

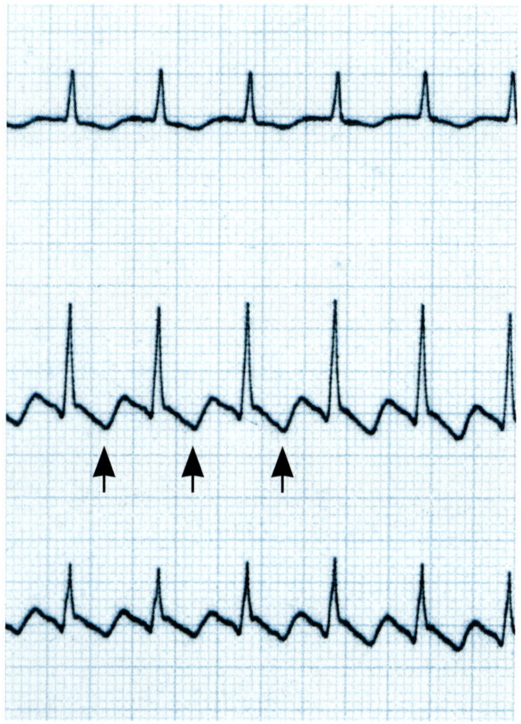

Fig. 6.20 Flutter auriculaire. Aspect en « dents de scie » de la ligne de base (flèches).

– En cas d'échec, on peut proposer une stimulation auriculaire par sonde œsophagienne, ou un choc électrique externe sous AG.

– En cas de flutter récidivant ou mal toléré, une ablation par radiofréquence peut être tentée (voir *Examens complémentaires/rythmologie interventionnelle*).

Troubles de la conduction

Les troubles de la conduction sont dus à un ralentissement de l'influx électrique à un endroit donné du tissu nodal. Tous les « étages » du circuit peuvent être touchés :

– jonction auriculo-ventriculaire : bloc auriculo-ventriculaire ;

– nœud sinusal : bloc sino-auriculaire ;

– branches du faisceau de His : blocs de branche.

Bloc auriculo-ventriculaire

Définitions.

Un **bloc auriculo-ventriculaire** (BAV) est un ralentissement de la conduction électrique entre le nœud auriculo-ventriculaire et le faisceau de His.

– Un BAV du **premier degré** (BAV 1) se traduit simplement par un **ralentissement** de l'influx sans interruption de la conduction.

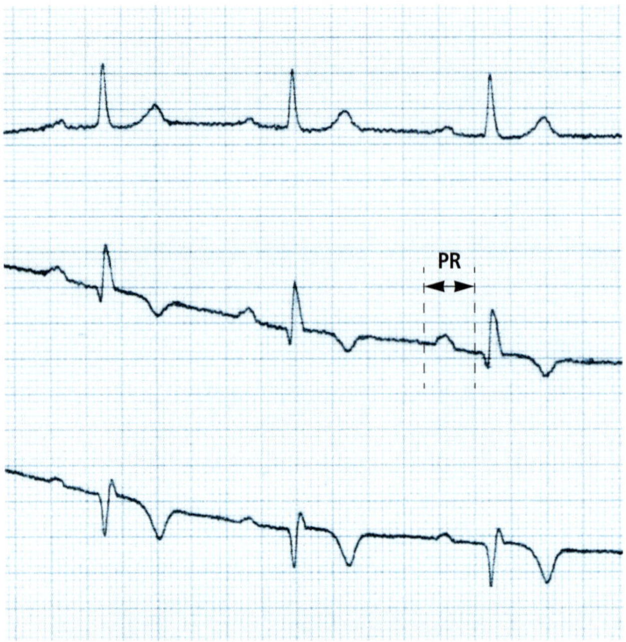

Fig. 6.21 BAV du 1er degré : allongement de l'espace PR.

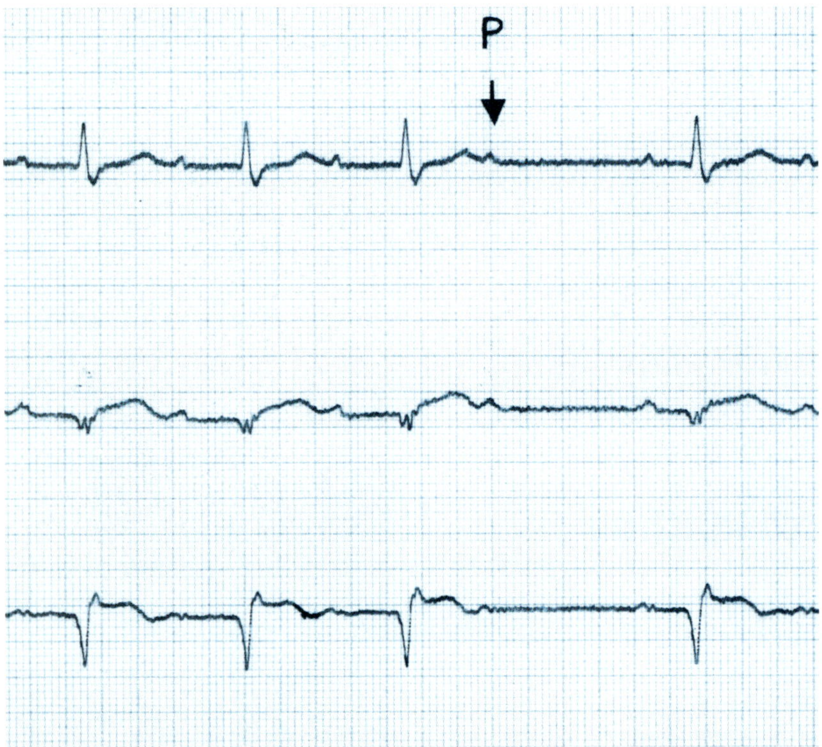

Fig. 6.22 BAV du 2e degré. P = onde P bloquée.

– Un BAV du **second degré** (BAV 2) entraîne des **interruptions périodiques** de la conduction entre oreillettes et ventricules.

– Un BAV du **troisième degré** (BAV 3 ou BAV complet) est une **interruption complète** de la conduction auriculo-ventriculaire.

Étiologies

Il existe des causes aiguës réversibles, susceptibles de provoquer un BAV (infarctus du myocarde, surdosage médicamenteux). Parfois, l'altération des voies de conduction est due à une dégénérescence chronique irréversible (chez le sujet âgé).

Diagnostic

L'analyse de l'ECG montre :

– en cas de BAV 1 : allongement de l'espace PR (plus d'un grand carreau ou 0,2 seconde) ; toutes les ondes P sont suivies d'un QRS (figure 6.21) ;

– en cas de BAV 2 : certaines ondes P ne sont pas suivies de complexe QRS (ondes P bloquées). Ceci traduit l'interruption temporaire de la conduction auriculo-ventriculaire (figure 6.22) ;

– un BAV 3 se traduit par l'absence totale de lien entre les ondes P et les complexes QRS (dissociation auriculo-ventriculaire). Ceci traduit l'interruption complète de la conduction entre oreillettes et ventricules (figure 6.23).

Traitement

– Le BAV 1 ne nécessite qu'une surveillance de l'ECG, sans hospitalisation nécessaire.

– Un BAV 2 nécessite une hospitalisation pour surveillance, éventuellement sous scope et bilan étiologique.

– Un BAV complet nécessite une surveillance sous scope en unité de soins intensifs cardiologiques. On peut mettre en place un entraînement électro-systolique transitoire, et en l'absence d'amélioration un pacemaker définitif.

Pose d'un pacemaker définitif

La pose d'un pacemaker (photo 6.5) (on dit couramment : PM ou « pile ») est une intervention de petite chirurgie pratiquée le plus souvent par un cardiologue, en salle d'électrophysiologie ou au bloc opératoire. Les principaux temps sont les suivants :

– Installation du patient sur la table en décubitus, rasage, nettoyage et désinfection de la région sous-claviculaire, installation de champs stériles **dans des conditions d'asepsie parfaite :** il s'agit d'une véritable chirurgie.

– L'opérateur est habillé en tenue chirurgicale : casaque stérile, bonnet, masque et gants stériles.

– L'intervention se déroule sous anesthésie locale soigneuse de la peau, des plans sous-cutanés et profonds : incision de la peau et des plans sous-cutanés, dissection jusqu'au grand pectoral. Ponction de la veine sous-clavière, la (ou les) sonde(s) sont positionnées en passant par les veines dans le ventricule et l'oreillette droite. Fixation de l'extrémité distale des sondes par un système de vissage.

– Le boîtier est ensuite raccordé aux sondes et enfoui sous le grand pectoral. La fermeture se fait ensuite plan par plan, éventuellement avec mise en place d'un drain. L'infirmier(e) met en place un pansement stérile occlusif une fois la peau refermée.

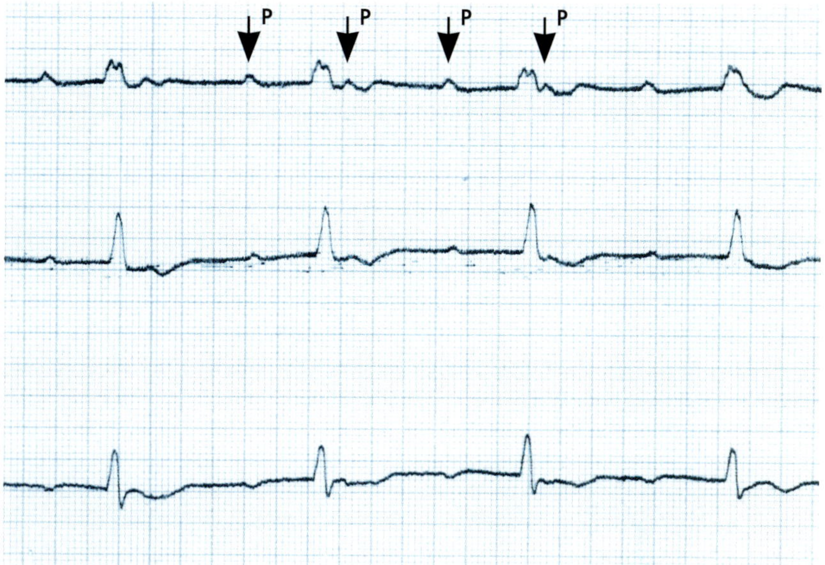

Fig. 6.23 Bloc auriculo-ventriculaire complet (= BAV du 3e degré) : les ondes P sont régulières et dissociées des complexes QRS.

Bloc sino-auriculaire

Définition. Le bloc sino-auriculaire (BSA) est un ralentissement de l'influx entre le nœud sinusal et les oreillettes.

Diagnostic

Le BSA se traduit sur l'ECG par un ralentissement excessif de la fréquence sinusale, voire par des pauses sinusales (pause cardiaque sans onde P ni QRS) (figure 6.24).

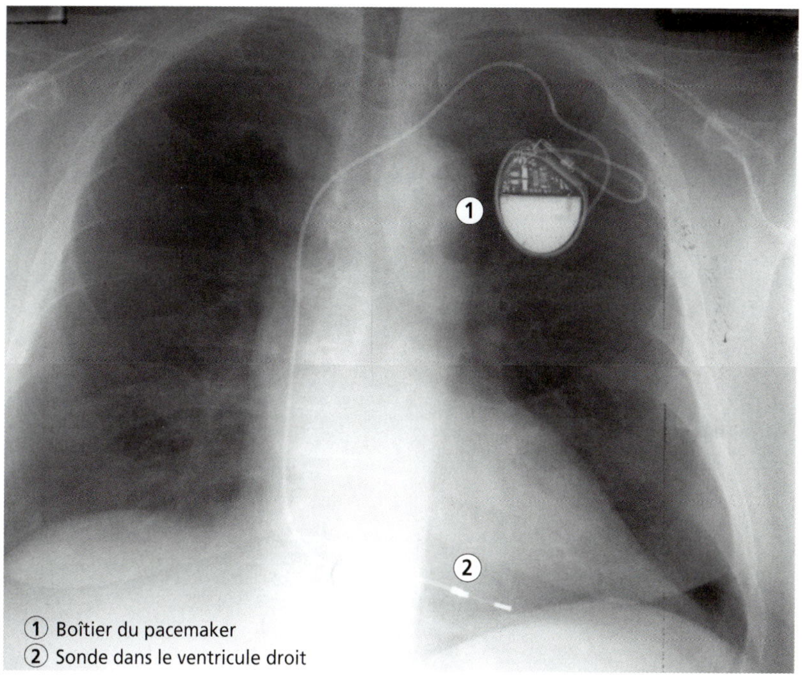

Photo 6.5 Pacemaker endocavitaire (radio du thorax).

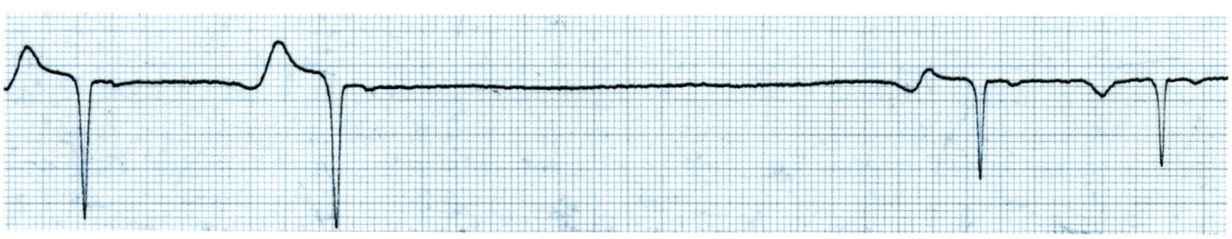

Fig. 6.24 Pause sinusale de 3,5 secondes pendant lesquelles on ne voit ni onde P ni complexe QRS.

DÉMARCHE INFIRMIÈRE

SURVEILLANCE APRÈS LA POSE D'UN PACEMAKER

• **Retour du patient après la pose**
- Vérifier le pansement : absence d'hématome, de douleur locale.
- Enregistrer un ECG et le montrer au médecin afin de vérifier le bon fonctionnement de la pile.
- Demander une radio de thorax au lit, prélever une numération-formule sanguine.

• **Les jours suivants**
- Un ECG est enregistré tous les jours.
- Le pansement est également fait de façon quotidienne.
- Les fils sont enlevés entre le 7e et le 10e jour, selon prescription du médecin.
- Un Holter peut être demandé pour vérifier le bon fonctionnement du pacemaker sur 24 heures.

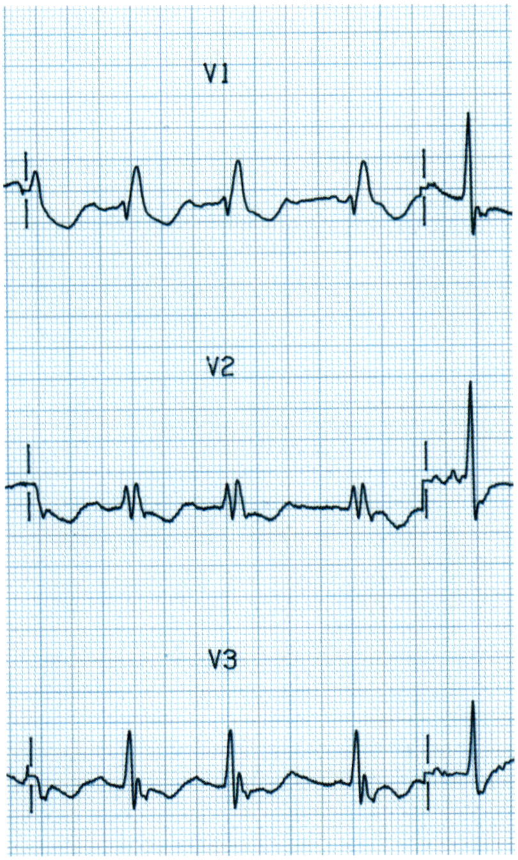

Fig. 6.25 Bloc de branche droit.

Traitement

Il consiste à arrêter tout médicament bradycardisant (*Cordarone*, bêta-bloquant). Lorsqu'aucun médicament n'est responsable, en cas de BSA chronique dégénératif avec syncopes, on met en place un pacemaker définitif.

Blocs de branche

Définitions.
- Un bloc de branche (BB) est un ralentissement de la conduction électrique sur l'une des branches du faisceau de His.
- On distingue le bloc de branche gauche (BBG) et le bloc de branche droit (BBD) (figure 6.25).

Diagnostic

Les blocs de branche se traduisent par un élargissement du QRS sur l'ECG, avec des aspects différents en fonction de la localisation à droite ou à gauche.

Traitement

Un bloc de branche isolé ne nécessite aucun traitement ni surveillance particulière.

Endocardite infectieuse

Définition. L'endocardite est une septicémie avec des localisations infectieuses sur l'endocarde des valves cardiaques.

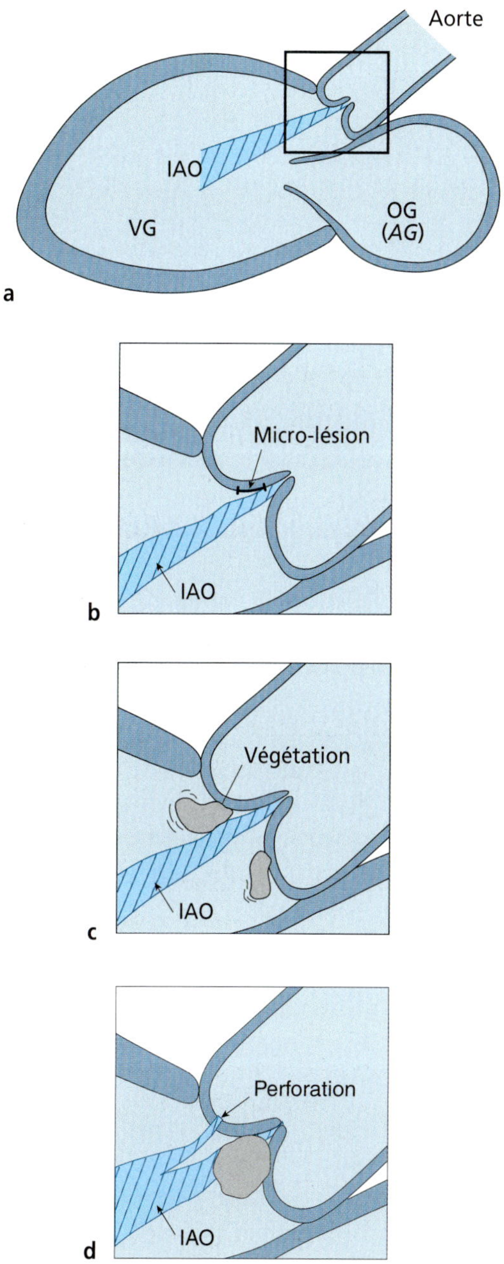

Fig. 6.26 **Endocardite. a. vue générale. b. microlésion. c. végétation sur une sigmoïde. d. perforation d'une sigmoïde de l'AO.**

L'ENDOCARDITE EST UNE MALADIE GRAVE dont la mortalité atteint 20 à 30 % des cas sur les valves natives, jusqu'à 50 % des cas sur prothèse valvulaire. La gravité est fonction du terrain sur lequel survient l'endocardite et du germe en cause.

Physiopathologie

Pour que survienne une endocardite, il faut obligatoirement la conjonction de deux phénomènes :

- Une **septicémie** : c'est-à-dire une infection généralisée avec passages fréquents de grandes quantités de germes dans le sang. Ces germes sont le plus souvent des bactéries (streptocoques et staphylocoques), parfois des champignons microscopiques (*Candida*).
- Une **fragilisation de l'endocarde** (revêtement interne du cœur, voir page 14). L'endocarde peut être lésé par le jet d'une fuite valvulaire. La pression du jet finit par créer une microlésion, point d'appel pour la fixation des germes en cas de septicémie (figure 6.26 *a* et *b*).

LES BACTÉRIES CIRCULANT DANS LE SANG viennent se fixer sur l'endocarde, à l'endroit où le revêtement est fragilisé. La croissance bactérienne provoque ensuite une réaction inflammatoire locale, avec formation de végétations et lésion des valves (perforation, déchirure) (figure 6.26*c*).

LES VÉGÉTATIONS sont des masses mobiles et friables appendues aux valves qui contiennent des cellules sanguines, de la fibrine et des bactéries.

VÉGÉTATIONS ET LÉSIONS VALVULAIRES entraînent une fuite plus ou moins importante : insuffisance mitrale ou aortique pour les endocardites du cœur gauche (figure 6.26*d*).

LOCALEMENT, l'infection peut entraîner la formation d'abcès, notamment abcès de l'anneau aortique. Les végétations peuvent également emboliser dans le cerveau, les reins, la rate, ou tout autre territoire artériel.

À distance, des réactions immunologiques entraînent la formation d'anévrismes artériels (anévrismes mycotiques), dont la paroi est très fragile. Une complication redoutable de l'endocardite est la rupture d'un anévrisme mycotique intracérébral.

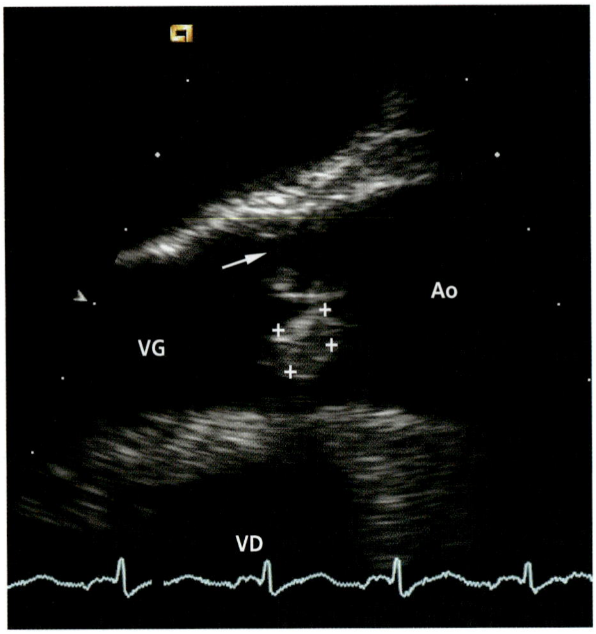

Photo 6.6 Échographie transœsophagienne, endocardite aortique. Végétation appendue au versant ventriculaire de la sigmoïde antéro-droite (croix) et perforation de la sigmoïde postérieure (flèche). Ao : aorte, VD : ventricule droit, VG : ventricule gauche.

– L'endocardite du cœur gauche touche le plus souvent les patients porteurs d'une fuite valvulaire préexistante : insuffisance mitrale ou aortique.

– Les porteurs de prothèses valvulaires cardiaques sont également très exposés au risque d'endocardite.

– Les rétrécissements mitraux et aortiques purs se compliquent rarement d'endocardite.

– La porte d'entrée du germe (voie de pénétration du germe dans l'organisme) est le plus souvent une bactériémie lors de soins dentaires (un simple détartrage suffit). Consulter la fiche *Protocole de soins* concernant la prévention de l'endocardite, page 121.

– Les endocardites du cœur droit surviennent chez les toxicomanes. La porte d'entrée est une injection intraveineuse septique.

Diagnostic

Examen clinique

– Le patient consulte pour l'apparition d'une fièvre, avec asthénie (fatigue). La fièvre est le plus souvent peu élevée (38 à 38,5 °C), parfois il existe un syndrome septicémique avec fièvre à 40 °C et altération franche de l'état général.

– L'attention du médecin est attirée si le patient est porteur d'une maladie valvulaire cardiaque, ou d'une prothèse valvulaire.

– L'auscultation recherche l'apparition d'un souffle d'insuffisance mitrale ou d'insuffisance aortique, ou l'aggravation de ce souffle s'il était connu. En cas de fuite importante, on peut retrouver des signes d'insuffisance cardiaque.

– En cas d'endocardite du cœur droit, la localisation la plus fréquente est sur la valve tricuspide. L'auscultation retrouve un souffle d'insuffisance tricuspide.

– L'examen de la peau recherche des signes d'embolie septique cutanée, aux extrémités des membres.

Un patient qui se présente avec une fièvre depuis plus de 3 jours et un souffle cardiaque est hospitalisé pour affirmer (ou éliminer) une endocardite.

Examens complémentaires

Une fois à l'hôpital, on pratique :

– un bilan sanguin, à la recherche d'un syndrome inflammatoire ;

– une série de six hémocultures réparties sur 24 heures ;

– une échocardiographie transthoracique (ETT), afin de rechercher une fuite valvulaire importante, et de visualiser d'éventuelles végétations ;

– une échographie transœsophagienne (ETO) est pratiquée au moindre doute sur le résultat de l'ETT. L'ETO est systématique en cas de prothèse valvulaire cardiaque, surtout en position mitrale ; la voie œsophagienne est nettement supérieure à l'ETT pour la détection des végétations sur la valve mitrale et en cas de prothèse valvulaire ;

– un bilan infectieux complet, notamment stomatologique et ORL, recherche une possible porte d'entrée.

Évolution

Les complications possibles d'une endocardite infectieuse sont :

– une insuffisance cardiaque réfractaire par fuite valvulaire massive (surtout aortique) ;

– un abcès de l'anneau (sur valve aortique ou prothèse valvulaire) ;

– des embolies artérielles notamment cérébrales ;

– une rupture d'anévrisme mycotique, le plus souvent mortelle en cas de localisation cérébrale.

En cas d'insuffisance cardiaque réfractaire ou de progression de l'infection malgré un traitement adapté, une intervention chirurgicale en urgence peut être décidée.

Traitement

– Le traitement d'une endocardite comporte une antibiothérapie adaptée au germe (si celui-ci est identifié), par voie intraveineuse pendant une durée variant de 3 à 6 semaines. On utilise initialement deux antibiotiques en association pendant les 15 premiers jours. Un relais par voie orale est éventuellement pris en fonction du germe.

– Le foyer infectieux initial (porte d'entrée) est bien entendu traité : avulsions dentaires par exemple.

– En cas d'insuffisance cardiaque, le traitement symptomatique habituel est prescrit : diurétiques, vasodilatateurs, digitaliques.

– Le traitement anticoagulant est contre-indiqué au cours de l'endocardite, à cause du risque d'hémorragie cérébrale. Toutefois, chez un patient porteur d'une prothèse valvulaire mécanique, on est obligé de maintenir les anticoagulants.

– Une fois l'infection guérie, les séquelles valvulaires peuvent être suffisamment importantes pour justifier un remplacement valvulaire chirurgical.

Prévention de l'endocardite

La gravité de cette maladie justifie une prévention sans faille chez tous les sujets à risque d'endocardite :

– porteurs d'une valvulopathie mitrale ou aortique, surtout les fuites valvulaires ; prolapsus valvulaire mitral (valve épaisse, excès tissulaire) ;

– porteurs de prothèses valvulaires cardiaques ;

– cardiopathies congénitales avec shunts : surtout les communications interventriculaires et les tétralogies de Fallot.

La prévention consiste à donner un antibiotique systématiquement dans toutes les situations où des germes risquent de passer dans le sang (bactériémie) :

- soins dentaires, même un simple détartrage ;
- fibroscopie colique, bronchique ou ORL ;
- chirurgie abdominale, urologique.

Les protocoles d'antibiothérapie sont bien définis et adaptés à l'ampleur du risque.

PROTOCOLE DE SOINS

PRÉVENTION DE L'ENDOCARDITE

ANTIBIOPROPHYLAXIE EN CAS DE SOINS DENTAIRES SOUS ANESTHÉSIE LOCALE

Ce protocole est valable pour tous les soins dentaires (y compris le détartrage) et les gestes sur les voies aériennes supérieures sous anesthésie locale.

• **En l'absence d'allergie à la pénicilline :**

Le médecin doit prescrire une dose unique de *Clamoxyl* (**amoxicilline**) : **3 grammes de *Clamoxyl per os*** en une prise, une heure avant le geste.

• **Si allergie à la pénicilline :**

Il est prescrit de la ***Pyostacine*** **(pristinamycine) : 1 gramme *per os*** une heure avant le geste.

ANTIBIOPROPHYLAXIE EN CAS DE SOINS DENTAIRES SOUS ANESTHÉSIE GÉNÉRALE

Protocole également valable pour les gestes portant sur les voies aériennes supérieures sous AG.

• **Pas d'allergie à la pénicilline :**

– *Clamoxyl* : 2 grammes IV perfusés sur 30 minutes une heure avant le geste, et 1 gramme *per os* 6 heures après.

• **Allergie à la pénicilline :**

– *Vancomycine* : 1 gramme en perfusion sur 60 minutes, une heure avant le geste. Pas de 2e dose.

ANTIBIOPROPHYLAXIE AVANT UNE INTERVENTION UROLOGIQUE OU DIGESTIVE

• **Pas d'allergie à la pénicilline :**

Association de 2 antibiotiques dans l'heure précédant le geste :
– *Clamoxyl :* 2 g en perfusion IV sur 30 minutes.
– *Gentalline* (gentamycine) : 1,5 mg/kg de poids en perfusion IV sur 30 minutes.
6 heures plus tard : 1 g de *Clamoxyl per os;* pas de 2e dose de *Gentalline*.

• **En cas d'allergie à la pénicilline :**

Association dans l'heure précédant le geste de :
– *Vancomycine* : 1 g en perfusion IV sur 60 minutes.
– puis *Gentalline* : 1,5 mg/kg de poids en perfusion IV sur 30 minutes.
Pas de deuxième dose.

Péricardites

Péricardite aiguë

La péricardite virale aiguë est une affection généralement bénigne.

Définition. La péricardite aiguë est une inflammation du péricarde, dont la cause est une infection virale dans la majorité des cas.

Physiopathologie

– L'inflammation du péricarde provoque une sécrétion accrue de liquide qui met le sac péricardique sous tension et provoque les douleurs thoraciques.

– L'inspiration augmente le retour veineux et la pression dans les cavités droites. Ceci explique l'augmentation de la douleur par l'inspiration profonde.

Étiologies

La grande majorité des péricardites est d'origine virale. Les autres causes possibles sont :

– réaction inflammatoire au décours d'un infarctus du myocarde;

– la tuberculose est systématiquement recherchée;

– épanchement postradiothérapie;

– envahissement du péricarde par une tumeur maligne;

– maladie inflammatoire systémique (lupus);

– péricardite aiguë bactérienne, rare et grave.

Diagnostic

Examen clinique

Les trois signes cliniques sont la fièvre, la douleur thoracique et le frottement péricardique.

- **La fièvre** est généralement entre 38 et 38,5 °C. On retrouve souvent un antécédent de syndrome grippal une semaine à 10 jours avant le début de la péricardite, correspondant à l'infection virale initiale.
- **La douleur** est rétrosternale, à type de brûlure, ou constrictive. Elle est nettement augmentée par l'inspiration profonde, calmée par l'aspirine et la position « penché en avant ».
- **Le frottement péricardique** est entendu à l'auscultation, il évoque le crissement du cuir neuf. Le frottement est inconstant, fugace, et varie avec la position du patient.

Examens complémentaires

– La radio de thorax de face recherche une rectitude du bord droit du cœur, traduisant la mise sous tension du péricarde. On observe parfois les signes d'une infection pulmonaire ou bronchique, voire un épanchement pleural associé (pleuro-péricardite).

– L'échocardiographie montre l'épanchement péricardique sous la forme d'un espace noir, vide d'écho, situé derrière la face inférieure du cœur. Si l'épanchement est abondant, on le retrouve tout autour du cœur (circonférentiel) (figure 6.27). On recherche des signes de mauvaise tolérance de

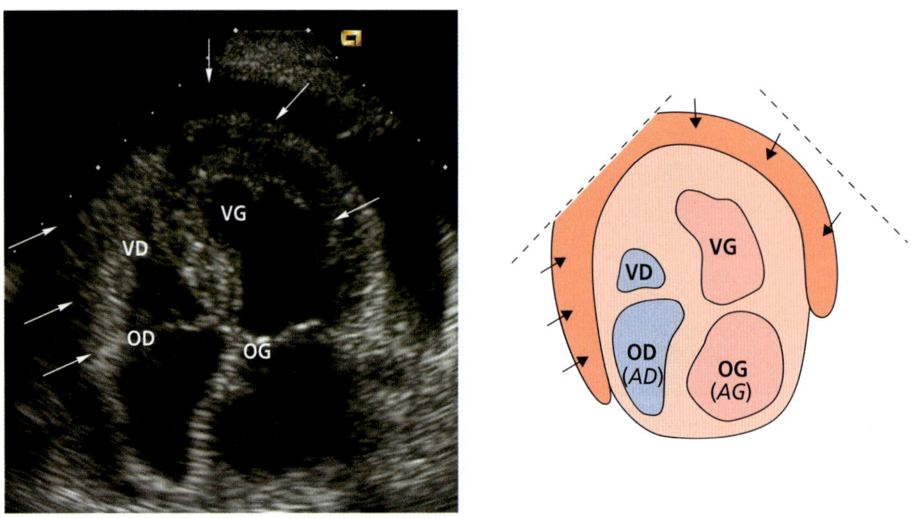

Fig. 6.27 **Échographie bidimensionnelle, vue apicale 4 cavités : épanchement péricardique circonférenciel abondant. L'épanchement péricardique apparaît comme un espace vide d'écho (flèches) entourant le cœur et comprimant les cavités droites. OD : oreillette droite, OG : oreillette gauche, VD : ventricule droit, VG : ventricule gauche.**

l'épanchement : compression des cavités droites, dilatation de la veine cave inférieure.

Traitement

– On utilise les anti-inflammatoires non stéroïdiens (AINS) pour traiter les péricardites virales : aspirine à 3 g/24 h ou *Voltarène* à 150 mg/24 h. On associe toujours un pansement gastrique (*Maalox*) ou un antisécrétoire (*Mopral*) pour prévenir l'ulcère gastro-duodénal sous anti-inflammatoires.
– Pour les autres étiologies, le traitement est celui de la maladie initiale (traitement antituberculeux par exemple).
– En cas de mauvaise tolérance, ou de persistance d'un épanchement abondant après plus d'une semaine de traitement, on peut pratiquer un drainage chirurgical de l'épanchement.

Évolution

La péricardite aiguë virale est une maladie bénigne dans la majorité des cas. Il existe cependant des complications :
– la tamponnade ;
– la récidive après arrêt des AINS ;
– l'évolution vers une forme chronique.

Tamponnade

Définition. Une tamponnade est un collapsus provoqué par une compression aiguë des cavités cardiaques droites par un épanchement péricardique abondant ou rapidement constitué.

Physiopathologie

– La constitution rapide d'un épanchement péricardique ou un épanchement péricardique abondant entraîne une compression des cavités droites. Le cœur droit ne peut plus se remplir (adiastolie), ce qui entraîne un désamorçage du ventricule gauche et une chute du débit cardiaque.
– L'augmentation de pression intrapéricardique lors de l'inspiration aggrave la chute de débit cardiaque et rend le pouls imperceptible.

Diagnostic

Examen clinique

LE PATIENT EST TRÈS GÊNÉ, dyspnéique au moindre effort. On retrouve des signes de collapsus (pression artérielle basse et pincée, tachycardie). La PA diminue franchement en inspiration profonde, avec disparition du pouls radial (pouls paradoxal de Küssmaul).

IL EXISTE DES SIGNES FRANCS D'INSUFFISANCE CARDIAQUE DROITE : turgescence jugulaire avec reflux hépato-jugulaire.
Devant un tel tableau, surtout si un épanchement péricardique était antérieurement connu, ou en postopératoire de chirurgie cardiaque, on évoque une tamponnade.

Examens complémentaires

– L'échographie cardiaque est pratiquée en urgence, et montre l'épanchement abondant avec écrasement des cavités droites, et chute du débit cardiaque en inspiration.
– Une fois le diagnostic affirmé par l'écho, on prélève un bilan sanguin préopératoire.

Traitement

– Le seul traitement est le drainage chirurgical en urgence. L'opération se déroule sous anesthésie générale, par une incision sous-xyphoïdienne. Le chirurgien peut prélever du liquide péricardique et pratiquer une biopsie du péricarde pour analyse bactériologique et histologique afin de rechercher l'étiologie de la tamponnade.
– En cas d'extrême urgence (arrêt cardiaque par désamorçage), on peut tenter un drainage percutané, à l'aide d'un trocart enfoncé sous la pointe de l'apophyse xiphoïde avec un guidage échocardiographique. Ce geste n'est pas dénué de risque (perforation ventriculaire) mais il peut sauver la vie du patient.

La tamponnade nécessite un drainage chirurgical du péricarde en urgence.

Péricardite chronique

Définition. La péricardite chronique est un épaississement du péricarde plus ou moins calcifié, entraînant une gêne au remplissage ventriculaire et des signes d'insuffisance cardiaque droite.

Physiopathologie

L'ÉPAISSISSEMENT DU PÉRICARDE est le résultat d'une inflammation chronique, dont les causes les plus fréquentes sont :
– les suites de chirurgie cardiaque ;

– la tuberculose ;
– rarement les séquelles d'une péricardite aiguë.

Diagnostic

Examen clinique

– Le patient présente un tableau d'insuffisance cardiaque droite typique : œdèmes des membres inférieurs, turgescence et reflux hépato-jugulaire.

– L'auscultation cardiaque retrouve un bruit anormal lié à la rigidité du péricarde : le claquement péricardique, très inconstant.

Examens complémentaires

– La radio de thorax de face, et surtout de profil, recherche des calcifications péricardiques.

– L'échocardiographie recherche un épaississement du péricarde et des signes de gêne au remplissage ventriculaire (adiastolie). Ces signes ont une valeur s'ils sont influencés par la respiration.

– On peut également mesurer l'épaisseur du péricarde par un scanner thoracique.

– Le cathétérisme droit permet de mettre en évidence de façon formelle l'adiastolie et les variations de pressions dépendantes du cycle respiratoire.

Traitement

Le traitement est une intervention chirurgicale lourde : elle consiste en une ablation complète du péricarde (péricardectomie). Ce geste est souvent très difficile pour le chirurgien compte tenu des nombreuses adhérences et de l'épaisseur du péricarde.

Pathologie veineuse

Thrombose veineuse profonde

Définition. La « phlébite » est un terme impropre pour désigner l'occlusion d'une veine profonde par un thrombus. Le terme approprié est thrombose veineuse profonde.

- **Les thromboses veineuses profondes** (TVP) touchent presque exclusivement les membres inférieurs.
- **Une TVP touchant un membre supérieur** fait rechercher une anomalie locale : compression veineuse extrinsèque, syndrome du défilé (compression de la veine sous-clavière lors de son passage dans le défilé cervico-thoracique).

Diagnostic

Facteurs favorisants

La formation d'un thrombus dans une veine profonde est favorisée par un état d'hypercoagulabilité ou par un ralentissement local du flux sanguin. Ceci explique les principales circonstances favorisant l'apparition d'une phlébite :
– tabagisme, prise d'œstroprogestatifs ;
– post-partum, postopératoire d'une chirurgie des membres inférieurs ou du petit bassin ;
– alitement, d'autant plus que le patient est obèse ;
– insuffisance cardiaque (surtout droite) ;
– longs voyages les jambes pliées.

Examen clinique

LE PATIENT SE PLAINT DE DOULEURS DANS UNE JAMBE, et de difficulté à la marche.

L'EXAMEN RETROUVE :
– une augmentation de volume de la jambe atteinte ;
– une augmentation de la chaleur cutanée ;
– une diminution du ballottement du mollet, on palpe parfois un cordon douloureux correspondant au trajet de la veine thrombosée.

Examens complémentaires

- **Écho-Doppler veineux des membres inférieurs** : permet de visualiser la veine thrombosée, et de préciser la hauteur exacte de la thrombose. Plus les caillots sont hauts (au-dessus des veines poplitées, voire des veines fémorales et iliaques), plus le risque d'embolie pulmonaire est important.
- **La phlébographie des membres inférieurs** est de plus en plus rarement pratiquée, elle est remplacée par l'écho-Doppler.
- **On pratique systématiquement** un ECG, une analyse des gaz du sang artériel et une radio de thorax pour rechercher des signes d'embolie pulmonaire.

Recherche d'une cause favorisante

– En dehors des facteurs favorisants ci-dessus, on explore volontiers la coagulation, d'autant plus que la phlébite est extensive (dosage de l'antithrombine III, protéines C et S).

– On recherche également fréquemment une compression extrinsèque par une échographie du petit bassin.

Traitement

Le traitement anticoagulant débute par une héparine de bas poids moléculaire (HBPM) en deux injections par 24 heures, relayée rapidement par les antivitamines K (AVK).

– La dose initiale d'HBPM est de 100 UI/kg toutes les 12 heures, ajustée en fonction du dosage de l'héparinémie anti-Xa, qui doit être comprise entre 0,5 et 1 UI/mL.

– Dès la 48e heure, on débute les AVK, dont la dose est ajustée pour obtenir un INR entre 2 et 3, le traitement AVK est maintenu pour une durée de 3 à 6 mois.

Embolie pulmonaire

Définition. L'embolie pulmonaire (EP) est la migration d'un ou plusieurs thrombus veineux profonds vers le cœur droit puis dans les artères pulmonaires.

- **La migration d'embols** dans les artères pulmonaires entraîne un certain degré d'obstruction artérielle. Ceci induit une surcharge en pression pour le ventricule droit, pouvant provoquer une défaillance cardiaque droite aiguë.
- **Le sang étant retenu en amont des artères pulmonaires,** le remplissage des cavités gauches est diminué, avec au maximum un désamorçage du VG.

Diagnostic

Examen clinique

Le patient ressent de façon **brutale :**

– une douleur, type point de côté basi-thoracique ;

– une dyspnée, avec polypnée ;

– une angoisse, devant la brutalité de ces événements alors que tout allait bien.

DEVANT TOUT MALAISE D'APPARITION BRUTALE, on évoque l'embolie pulmonaire s'il existe des facteurs favorisants, qui sont les **mêmes que pour une thrombose veineuse profonde.** En effet, la phlébite des membres inférieurs précède l'EP dans la grande majorité des cas.

Examens complémentaires

- L'**ECG** peut montrer des signes de surcharge aiguë du ventricule droit (ondes T négatives en V1-V3).
- La **radio de thorax de face** recherche un discret épanchement pleural, la surélévation d'une coupole diaphragmatique, qui sont des signes indirects d'EP.
- Les **gaz du sang artériel** montrent un effet shunt : diminution de la PO_2 (< 80 mmHg) et de la PCO_2 (< 38 mmHg) .
- La **scintigraphie pulmonaire de ventilation/perfusion** recherche des défects de perfusion systématisés correspondant à l'obstruction des branches artérielles pulmonaires.
- L'**angio-scanner des artères pulmonaires** permet la visualisation directe des thrombus dans les branches de l'artère pulmonaire (jusqu'aux branches sous-segmentaires) et renseigne sur le pourcentage d'obstruction artérielle.

Complications

L'embolie pulmonaire est une maladie grave, potentiellement mortelle ; les complications à craindre sont :

- **la récidive d'EP,** qui peut aggraver la situation hémodynamique du patient ;
- **l'état de choc** en cas d'obstruction massive ;
- **l'arrêt cardio-circulatoire** par désamorçage ventriculaire gauche, souvent mortel ;
- **Les séquelles** sous la forme d'un cœur pulmonaire chronique post-embolique : persistance d'une hypertension artérielle pulmonaire sévère avec insuffisance cardiaque droite.

Traitement

En fonction de la gravité clinique, on choisit entre les anticoagulants et la thrombolyse. En cas de contre-indication ou d'échec de thrombolyse, on peut proposer une intervention chirurgicale en urgence : l'embolectomie sous CEC.

LE TRAITEMENT ANTICOAGULANT débute par de l'héparine à la seringue électrique. L'efficacité est jugée sur le TCK (2 à 3 fois le témoin) ou sur l'héparinémie anti-II a (entre 0,4 et 0,6 UI/mL). Le relais est rapidement pris par les AVK, qui sont maintenus au moins 6 mois, avec un INR entre 2 et 3.

EN CAS DE MAUVAISE TOLÉRANCE CLINIQUE ou d'obstruction majeure (index de Miller > 60 %) on pratique une thrombolyse intraveineuse par l'urokinase ou le rTPA (voir chapitre *Thrombolytiques*).

DANS LES CAS GRAVISSIMES, OU EN CAS DE CONTRE-INDICATION À LA THROMBOLYSE, le chirurgien peut pratiquer une embolectomie sous CEC.

POINTS CLÉS

1. ▶ **L'embolie pulmonaire** est une maladie potentiellement mortelle. **Elle complique** le plus souvent une thrombose veineuse profonde pelvienne ou des membres inférieurs.
2. ▶ Toute circonstance favorisant l'embolie pulmonaire doit faire prescrire un **traitement anticoagulant préventif** : alitement prolongé, décompensation d'une insuffisance cardiaque, post-infarctus immédiat, période post-opératoire de chirurgie notamment orthopédique ou du petit bassin.
3. ▶ Devant la survenue de symptômes brutaux et inexpliqués (angoisse soudaine, dyspnée brutale, douleur thoracique, malaise brutal ou syncope) dans les circonstances favorisant l'embolie pulmonaire, **l'infirmier(e) doit systématiquement alerter le médecin** afin de traiter ou d'éliminer une éventuelle embolie pulmonaire.

Hypertension artérielle

Définition.

L'hypertension artérielle (HTA) est définie par :

– une pression artérielle systolique (PAS) supérieure à 140 mmHg ;

– et/ou une pression artérielle diastolique (PAD) supérieure à 90 mmHg.

Chez la femme enceinte, on parle d'HTA gravidique pour une PAS supérieure à 130 mmHg, et une diastolique supérieure à 80 mmHg.

Physiopathologie

Conséquences de l'HTA

L'hypertension retentit sur tout le système cardiovasculaire et sur certains organes cibles : le cœur, le cerveau et les reins.

– Pour les artères en général, l'HTA est un des facteurs qui accélère la progression de l'athérosclérose.

– Les effets sur le cœur sont une hypertrophie des parois du ventricule gauche (liée à la surcharge en pression) et une progression de l'athérosclérose coronaire. L'HTA est une cause très fréquente d'insuffisance cardiaque.

– L'atteinte rénale entraîne une insuffisance rénale par atteinte des vaisseaux et de l'interstitium.

– Le retentissement cérébral se traduit par des infarctus prédominant dans les noyaux gris centraux (lacunes), et par un risque accru d'hémorragie cérébrale.

Causes possibles de l'HTA

Un certain nombre de causes peuvent entraîner une hypertension artérielle, qui est alors qualifiée de secondaire. Cependant on ne retrouve aucune cause dans plus de 90 % des cas où l'HTA est considérée comme primitive. Les causes à rechercher dans le bilan étiologique sont les suivantes :

– La coarctation de l'aorte est une sténose congénitale de l'origine de l'aorte descendante (isthme aortique). L'HTA est la conséquence de la lutte contre cet obstacle pour perfuser la moitié inférieure du corps.

– L'HTA réno-vasculaire est provoquée par des sténoses sur les artères rénales, d'où la sécrétion par les reins d'hormones qui élèvent les chiffres tensionnels (angiotensine II).

– Les tumeurs surrénaliennes et le phéochromocytome sont des tumeurs le plus souvent bénignes sécrétant de l'aldostérone ou des cathécolamines.

– Certains médicaments (corticoïdes, vasoconstricteurs nasaux) ou habitudes alimentaires (consommation régulière de réglisse).

Diagnostic

Le patient peut consulter pour la survenue de symptômes : céphalées, vertiges, acouphènes (sifflements d'oreille), mouches volantes ou éclairs devant les yeux. Le plus souvent l'hypertension artérielle est asymptomatique, d'où la difficulté pour le patient d'admettre la poursuite du traitement pour une période indéfinie.

LA TENSION EST PRISE CHEZ UN PATIENT ALLONGÉ, au calme depuis 15 minutes ou plus, avec un brassard adapté à sa corpulence. Un brassard trop petit surestime les chiffres tensionnels.

LA CONSTATATION (2 CONSULTATIONS SÉPARÉES) d'une tension supérieure à 140/90 (130/80 chez la femme enceinte) affirme le diagnostic d'HTA.

Recherche d'une cause

Un certains nombres d'examens simples permettent de « débroussailler le terrain » :

– La coarctation de l'aorte entraîne une franche diminution des pouls fémoraux, et des érosions costales sur la radio de thorax. Ce diagnostic est surtout évoqué en cas d'HTA chez l'enfant, l'anomalie étant congénitale.

– Les causes réno-vasculaires et les adénomes surrénaliens entraînent une hypokaliémie, détectée sur le ionogramme sanguin.

– Le phéochromocytome (cause très rare) entraîne des poussées tensionnelles brutales s'accompagnant de céphalées, sueurs et palpitations.

– L'interrogatoire recherche toujours la prise de réglisse, de vasoconstricteurs ou de corticoïdes.

En fonction de ces examens simples, si une cause est suspectée, on prévoit des examens plus poussés afin d'affirmer ou d'éliminer cette étiologie.

Retentissement sur les organes cibles

- Le **fond d'œil** est systématique, il donne une idée du retentissement cérébral. En fonction de l'aspect des artères et des veines rétiniennes, de la présence ou non d'hémorragies, il existe une classification en 4 stades de gravité croissante qui est un bon indice de sévérité de l'HTA.
- En cas de symptômes neurologiques on demande un **scanner cérébral.**
- L'**ionogramme sanguin** avec dosage de l'**urée** et de la **créatinine** recherchent une insuffisance rénale.
- L'**ECG**, la **radio de thorax** et l'**échocardiographie** sont systématiques à la recherche d'une hypertrophie ventriculaire gauche ou de complications plus sévères (séquelles d'infarctus, dilatation ventriculaire).

Traitement

Le but du traitement antihypertenseur est de ramener les chiffres tensionnels dans les limites de la normale, afin d'éviter les complications cardiovasculaires, rénales et cérébrales. En cas d'HTA secondaire, on traite bien entendu la cause en espérant ainsi normaliser les chiffres tensionnels. Les classes médicamenteuses utilisées dans le traitement de l'HTA sont :

– **les inhibiteurs calciques** : utilisés en première intention chez les sujets âgés du fait de leur bonne tolérance, notamment les dihydropyridines (*Flodil, Adalate, Loxen*) ;

– **les diurétiques** (*Lasilix, Esidrex*) agissent en diminuant la volémie ;

– **les inhibiteurs de l'enzyme de conversion** (IEC) sont des vasodilatateurs puissants par inhibition de la synthèse de l'angiotensine II ;

– **les inhibiteurs de l'angiotensine II** (*Cozaar, Aprovel*) antagonisent directement l'angiotensine II ;

– il existe des **associations diurétique-IEC** en un seul comprimé (*Captolane*) ;

– **les bêta-bloquants** sont surtout utilisés dans l'HTA du sujet jeune ;

– **les antihypertenseurs centraux** agissent sur les synapses du système neurovégétatif central (*Catapressan, Eupressil*) ;

– **la prazozine** (*Alpress, Minipress*) est un vasodilatateur artériel puissant par inhibition du tonus alpha artériolaire.

En cas d'HTA sévère, on est amené à associer plusieurs médicaments de classes différentes. Il n'est pas rare de prescrire trois antihypertenseurs, plus exceptionnel d'en associer quatre, voire cinq.

PHARMACOLOGIE

MÉDICAMENTS ANTIHYPERTENSEURS

BÊTA-BLOQUANTS		
Acébutolol/*Sectral*	Comp. à 200 et 400 mg	100 à 400 mg/24 h
Aténolol/*Ténormine*	Comp. à 100 mg	50 à 200 mg/24 h
INHIBITEURS CALCIQUES		
Nifédipine/*Adalate*	Comp. à 20 mg LP	20 à 60 mg/24 h
Félodipine/*Flodil*	Comp. à 5 mg LP	5 à 10 mg/24 h
Nicardipine/*Loxen*	Comp. à 20 et 50 mg	60 à 100 mg/24 h
Diltiazem/*Monotilidiem*	Comp. à 200 et 300 mg à libération prolongée	1 comp./24 h
Vérapamil/*Isoptine LP*	Comp. à 240 mg	1 comp./24 h
DIURÉTIQUES		
Furosémide/*Lasilix*	Comp. à 20, 40, 60 mg	20 à 40 mg/j.
Hydrochlorothiazide/*Esidrex*	Comp. à 25 mg	1 comp./j.
Spironolactone/*Aldactone*	Comp. à 50 et 75 mg	50 à 100 mg/j.
ASSOCIATIONS		
Aldactazine	Comp. à 15 mg d'Altizide + 25 mg de Spironolactone	1 comp./j.
IEC		
Enalapril/*Rénitec*	Comp. à 20 mg	20 mg/24 h
Lisinopril/*Zestril*	Comp. à 20 mg	20 mg/24 h
Ramipril/*Triatec*	Comp. à 2,5 mg et 5 mg	2,5 à 10 mg/24 h
ARA II		
Losartan/*Cozaar*	Comp. à 50 mg	50 à 100 mg/j.
Irbésartan/*Aprovel*	Comp. à 75, 150 et 300 mg	150 mg/j.
Valsartan/*Tareg*	Comp. à 40, 80 et 160 mg	40 à 160 mg/j.
Candesartan/*Kenzen*	Comp. à 4, 8 et 16 mg	4 à 16 mg/j.
VASODILATATEUR (ALPHA-BLOQUANT)		
Prazozine/*Alpress*	Comp. à 2,5 mg et 5 mg	2,5 à 20 mg/24 h en 1 à 2 prises
Prazozine/*Minipress*	Comp. à 1 mg et 5 mg	2 à 20 mg/24 h

Pathologie de l'aorte et des artères périphériques

Dissection aortique

Définition. La dissection aortique (DA) est une déchirure de la paroi aortique qui progresse sous la poussée du flux sanguin, avec création d'un faux chenal dans l'épaisseur de la paroi du vaisseau.

Physiopathologie

Rappelons que la paroi aortique est constituée de trois tuniques : l'intima (la plus interne), la média, et l'adventice.

– Certaines pathologies entraînent une fragilisation de la paroi aortique, ce sont essentiellement les anomalies constitutionnelles du tissu élastique (maladie de Marfan) et l'hypertension artérielle.

– Chez ces patients la média aortique est susceptible de se déchirer, avec formation d'hématomes intrapariétaux (figure 6.28).

– Si la fissure atteint l'intima, le flux artériel fait irruption dans cette brèche ce qui entraîne une progression rapide de la déchirure et la création d'une deuxième lumière dans l'épaisseur de la paroi aortique : le faux chenal (figure 6.29).

– La dissection aortique progresse habituellement dans le sens du flux artériel (vers l'aval), toutefois une progression rétrograde est possible.

– La progression de la dissection est hélicoïdale, avec risque d'occlusion ou de dissection des branches collatérales aortiques rencontrées sur son trajet (figure 6.30).

La création d'un faux chenal est liée à la rupture de l'intima (porte d'entrée).

On distingue 2 types de dissections, en fonction du point de départ (porte d'entrée) du faux chenal (classification de Stanford) :

- **le type A** où la porte d'entrée est située sur l'aorte ascendante (initiale), la dissection s'étend habituellement sur toute l'aorte thoracique, voire jusqu'à l'aorte abdominale (figure 6.31). Le type A représente les dissections les plus graves, avec insuffisance aortique par déchirure des sigmoïdes, et risque de rupture de l'aorte initiale entraînant un hémopéricarde mortel ;
- **le type B** regroupe les dissections débutant après l'artère sous-clavière gauche touchant uniquement l'aorte descendante et éventuellement abdominale (figure 6.32). Le pronostic des dissections de type B est moins mauvais, néanmoins le risque de rupture aortique reste réel.

Le flux sanguin fait irruption par la brèche intimale et dissèque la paroi aortique dans le sens antérograde le plus souvent.

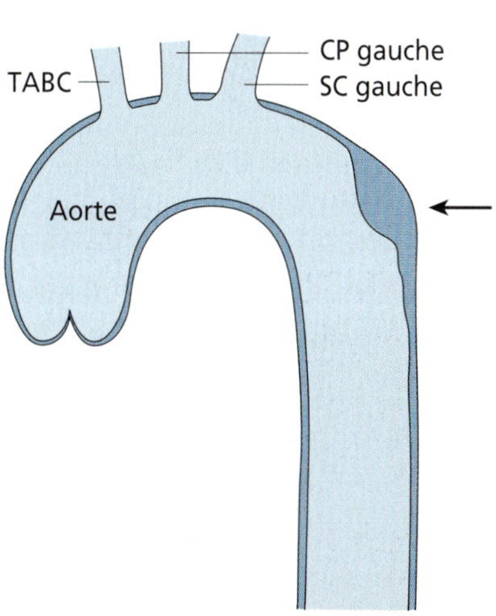

Fig. 6.28 Hématome intrapariétal par rupture d'un vaisseau situé dans l'épaisseur de la paroi aortique.

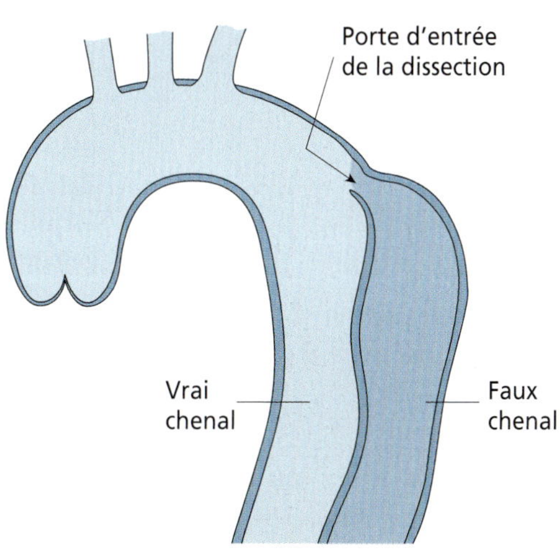

Fig. 6.29 Rupture de l'intima, irruption du flux sanguin dans l'épaisseur de la paroi créant le faux chenal.

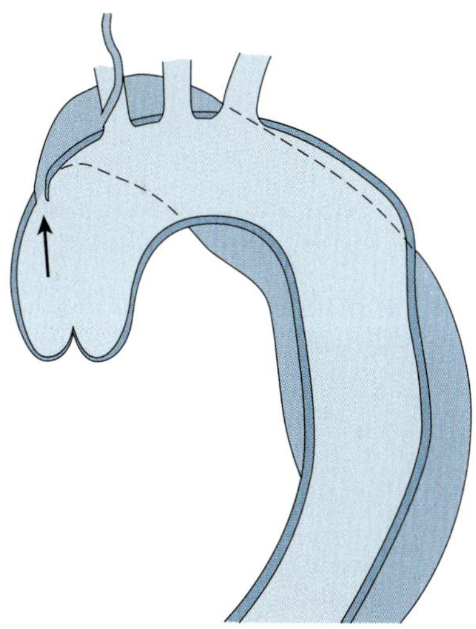

Fig. 6.30 Progression hélicoïdale de la dissection, avec extension au TABC.

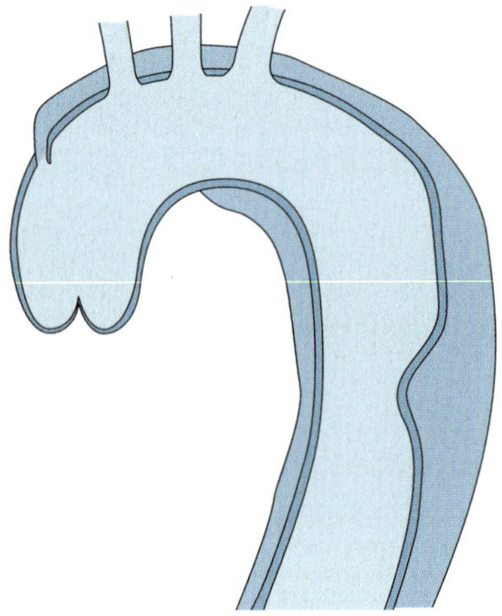

Fig. 6.31 Type A : dissection débutant sur l'aorte initiale.

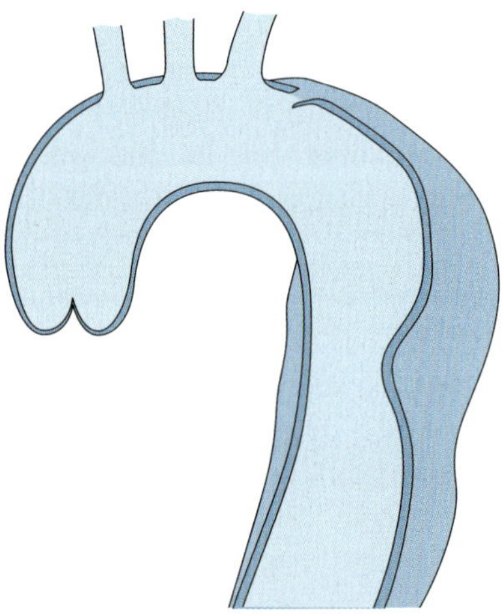

Fig. 6.32 Type B : dissection débutant après l'artère sous-clavière gauche, progression vers l'aorte descendante.

Diagnostic

Le caractère migrateur de la douleur est lié à la progression de la dissection.

La dissection aortique entraîne une douleur très intense liée à la déchirure de la paroi artérielle. La progression de la dissection vers l'aval explique le caractère « migrateur » de cette douleur.

Examen clinique

L'échographie transœsophagienne est pratiquée en urgence en cas de suspicion de dissection aortique.

Le patient consulte en urgence (ou appelle le SAMU) pour la survenue d'une douleur violente, syncopale. La douleur débute dans la poitrine ou dans le dos, elle est migratrice : c'est-à-dire qu'elle se déplace généralement de haut en bas. L'examen clinique recherche :

– des signes de choc : marbrures, collapsus, polypnée ;

– l'abolition d'un ou plusieurs pouls traduit l'occlusion d'une branche collatérale par le processus de dissection ; il peut exister des signes d'ischémie d'un membre, ou d'un organe (ischémie mésentérique, anurie en cas de dissection des artères rénales) ;

– un souffle d'insuffisance aortique d'apparition récente est en faveur d'un type A.

Examens complémentaires

▸ L'**ECG**, la **radio de thorax** et les **dosages d'enzymes cardiaques** sont systématiques devant toute douleur thoracique. L'ECG peut montrer des signes d'ischémie myocardique en cas de dissection coronaire. La radio montre typiquement un élargissement du médiastin dû à la dilatation de l'aorte par la création du faux chenal.

▸ L'examen fondamental à obtenir en urgence est l'**échographie transœsophagienne** (ETO). La voie œsophagienne visualise parfaitement toute l'aorte thoracique, des sigmoïdes aortiques jusqu'au diaphragme. Le diagnostic de dissection est porté sur la visualisation du voile intimal (appelé « flap ») qui délimite le faux et le vrai chenal (figure 6.29). L'ETO permet également de préciser la situation de la porte d'entrée, renseignement qui sera utile pour le chirurgien en cas d'intervention.

▸ Dans les rares cas où l'ETO n'est pas disponible en urgence, le diagnostic peut être fait par **le scanner thoracique, l'IRM ou l'angiographie aortique.** Toutefois, le scanner est moins performant que l'ETO et l'aortographie est un examen invasif non dénué de risque et de moins en moins pratiqué.

▸ En cas de dissection de type A le seul traitement est le **remplacement chirurgical de l'aorte ascendante en urgence.** Le reste du bilan complémentaire est donc un bilan biologique préopératoire, avec notamment recherche d'agglutinines et commande de culots globulaires en vue d'une éventuelle transfusion.

Évolution – Traitement

LE RISQUE D'UNE DISSECTION DE TYPE A est la rupture de l'aorte initiale et la mort par hémopéricarde massif. La mortalité spontanée des dissections de type A est de plus de 50 % en 48 heures soit 1 % toutes les heures. L'intervention chirurgicale est donc une urgence extrême. Le geste consiste en un

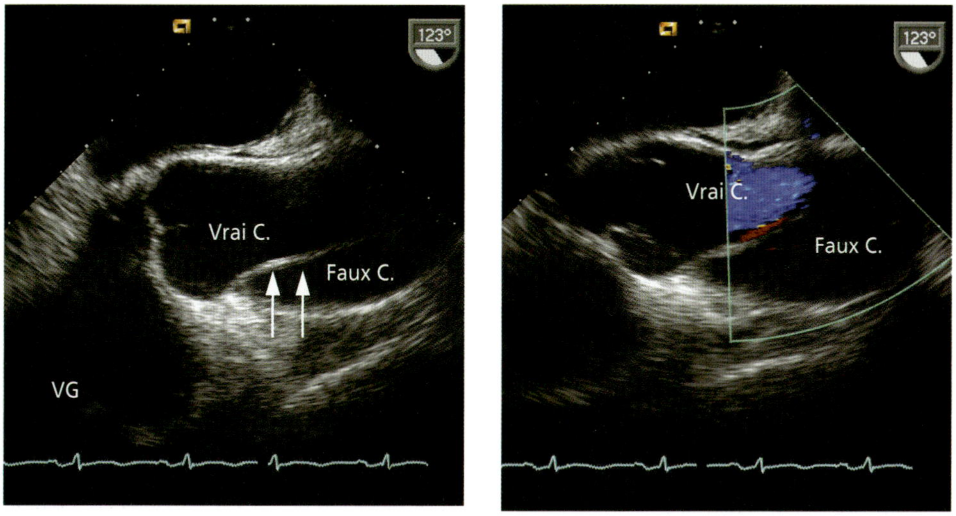

a b

Photo 6.7 **Échographie transœsophagienne, dissection aortique de type A touchant l'aorte ascendante.**
a. Imagerie bidimensionnelle : le voile intimal (flèches) sépare le vrai chenal aortique (vrai C.) du faux chenal (faux C.). OG : oreillette gauche, VG : ventricule gauche.
b. Imagerie bidimensionnelle avec Doppler couleur : le vrai chenal est circulant (flux bleu) alors que le faux chenal ne circule pas (absence de flux en Doppler couleur).

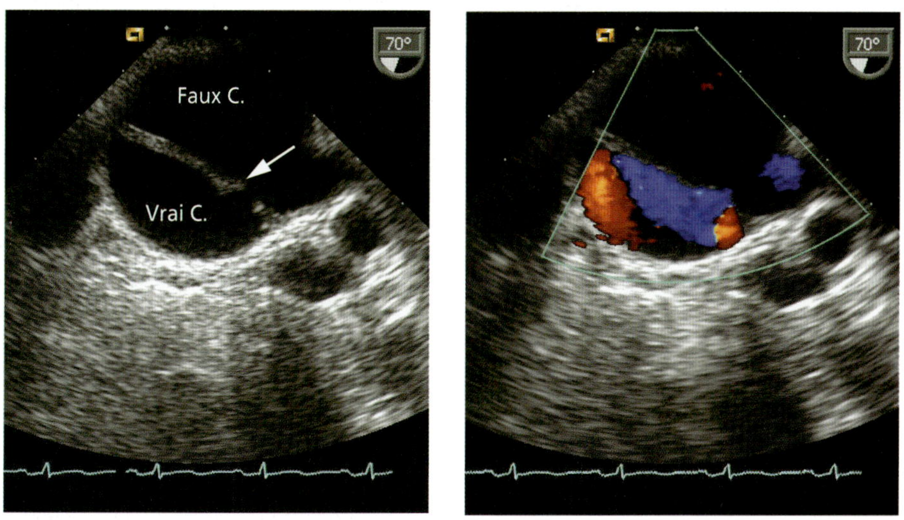

a b

Photo 6.8 **Échographie transœsophagienne, dissection de type B touchant l'aorte descendante.**
a. Imagerie bidimensionnelle en plan transversal sur l'aorte descendante : le voile intimal sépare le vrai chenal aortique (vrai C.) du faux chenal (faux C.). On visualise une porte d'entrée (flèche) correspondant à une déchirure du voile intimal.
b. Imagerie bidimensionnelle avec Doppler couleur : le vrai chenal est circulant (flux bleu et orangé) alors que le faux chenal circule peu (quasi-absence de flux).

remplacement de l'aorte ascendante avec remplacement valvulaire aortique dans certains cas.

Les types B sont habituellement traités médicalement. Le traitement consiste en une surveillance hospitalière et une équilibration parfaite de la pression artérielle. On cherche idéalement à abaisser la pression artérielle systolique autour de 110 mmHg. La complication est la dilatation anévrismale de l'aorte thoracique ou abdominale avec risque de rupture secondaire. En cas de menace de rupture, une chirurgie peut être envisagée.

Anévrisme aortique

Définition. Un anévrisme aortique est une dilatation localisée de l'aorte avec perte du parallélisme des bords.

Physiopathologie

Sous l'effet du vieillissement, de l'athérosclérose et de l'hypertension artérielle, l'aorte est le siège d'une dilatation localisée dont l'évolution se fait vers une augmentation croissante de volume. Le siège le plus fréquent des anévrismes est l'aorte abdominale sous-rénale, cependant ils peuvent également siéger sur l'aorte thoracique, notamment l'aorte initiale.

Diagnostic

Examen clinique

Un anévrisme peut donner lieu à des douleurs abdominales qui amènent le patient à consulter. Le diagnostic est plus souvent fait lors d'un examen systématique (clinique ou échographique).

EN CAS D'ANÉVRISME ABDOMINAL, on palpe une masse sub-ombilicale centrale, battante et expansive à chaque systole.

Examens complémentaires

- **L'échographie** permet d'affirmer le diagnostic, de mesurer la taille de l'anévrisme, de préciser sa situation exacte par rapport aux artères rénales et à la bifurcation aortique. On recherche également une thrombose partielle de l'anévrisme.
- En cas d'anévrisme abdominal mesurant plus de 40 mm de diamètre on discute une **intervention chirurgicale.** Le chirurgien demande généralement une artériographie pour bien préciser les rapports de l'anévrisme avec les branches collatérales sus- et sous-jacentes.

Évolution – Traitement

Le risque évolutif d'un anévrisme est l'augmentation de volume plus ou moins rapide, ce qui nécessite une surveillance régulière, par échographie par exemple. Les complications sont :

– la formation de caillots dans le sac anévrismal qui peuvent être à l'origine d'embolies périphériques ;

– la *compression des organes de voisinage* : les uretères notamment ;

– la *fissuration* se traduit par des *douleurs* généralement intenses accompagnées de fièvre. Elle annonce la rupture d'anévrisme dont l'évolution est le plus souvent rapidement mortelle du fait d'une hémorragie cataclysmique.

Le traitement des anévrismes au-delà d'une certaine taille, ou en cas de syndrome de fissuration, est la chirurgie. L'intervention consiste en la mise en place d'une prothèse aortique qui remplace le segment dilaté, avec réimplantation des éventuelles branches collatérales qui en naissent.

Artériopathie chronique oblitérante des membres inférieurs

L'ARTÉRITE est le terme couramment employé pour désigner l'artériopathie des membres inférieurs. Les lésions consistent en des sténoses et des occlusions artérielles responsables d'une ischémie d'aval. La cause prédominante est l'athérosclérose, et le facteur favorisant le plus puissant est le tabagisme.

Physiopathologie

L'athérome entraîne la formation de plaques sténosantes qui réduisent le calibre artériel, et peuvent évoluer vers l'ulcération et la thrombose. L'ischémie en aval des sténoses se traduit d'abord par des douleurs musculaires d'effort : la claudication intermittente. La claudication survient lors de la marche d'autant plus précocement que les lésions sont serrées et diffuses.

Les autre causes d'artériopathie des membres inférieurs sont :

– le diabète ;

– des causes plus rares comme les artérites inflammatoires, par exemple la maladie de Buerger.

Diagnostic

Signes fonctionnels

– La claudication intermittente est le premier symptôme de l'artérite. La douleur touche habituellement un ou les deux mollets. Elle survient lors de la marche et cède à l'arrêt. La distance à laquelle survient cette douleur est relativement stable, on l'appelle le périmètre de marche. Plus les lésions sont sévères, plus le périmètre de marche est réduit.

– Les douleurs nocturnes surviennent lorsque le patient est en décubitus; elles l'obligent à laisser pendre les jambes au bord du lit, ou à se lever afin que la déclivité améliore la perfusion distale et fasse céder la douleur.

ON CLASSE LES ARTÉRITIQUES EN QUATRE STADES, en fonction de l'impotence fonctionnelle :

- **stade I :** patient asymptomatique, le diagnostic est porté sur la clinique (abolition des pouls) ou le Doppler (sténoses, voire occlusions artérielles) ;
- **stade II :** claudication intermittente, avec un périmètre de marche plus ou moins réduit;
- **stade III :** douleurs de repos (décubitus) ;
- **stade IV :** nécroses cutanées des orteils (gangrène).

Signes d'examen

Les signes cliniques d'artériopathie des membres inférieurs sont :

– l'abolition des pouls en aval d'une sténose serrée ou d'une occlusion;

– la dépilation et la sécheresse cutanée en aval des lésions, qui est la conséquence de l'ischémie cutanée chronique;

– les nécroses cutanées distales à un stade évolué de la maladie.

Examens complémentaires

– L'échographie-Doppler artériel des membres inférieurs permet une analyse précise du niveau d'atteinte artérielle et de la sévérité de cette atteinte. L'échographie détecte les éventuels anévrismes artériels. Le Doppler différencie une sténose serrée d'une occlusion.

– L'artériographie des membres inférieurs et de l'aorte sous-rénale reste indispensable pour le chirurgien avant toute décision d'intervention. On précise ainsi l'état des artères distales (le lit d'aval), le siège exact des sténoses et les circulations collatérales (voies de suppléance).

Évolution

- **L'ischémie aiguë d'un membre inférieur** est une complication due à l'occlusion brutale d'une artère, par une embolie ou une thrombose. Elle se traduit par une douleur aiguë du membre, avec diminution de la chaleur du côté atteint et abolition totale des pouls en aval de l'occlusion. Par la suite surviennent des déficits neurologiques périphériques ischémiques.
- **La gangrène distale** est le stade ultime de l'artériopathie. L'ischémie chronique entraîne une nécrose plus ou moins étendue des extrémités qui nécessite des amputations progressives : un ou plusieurs orteils, transmétatarsienne, tiers proximal de jambe, voire de cuisse.
- **L'espérance de vie** d'un artéritique est nettement réduite par rapport au reste de la population, du fait de la diffusion de l'artériosclérose. On estime que la mortalité atteint 50 % après 10 ans d'évolution de la maladie.

Traitement

Le traitement comporte des règles hygiéno-diététiques, des médicaments, l'angioplasie transluminale et la chirurgie.

Règles hygiéno-diététiques

- ***L'arrêt du tabac*** est impératif et souvent difficile à obtenir de la part des patients, y compris en cas d'atteinte évoluée.
- ***L'exercice***, notamment la marche quotidienne en terrain plat permet de développer les circulations collatérales et d'améliorer la perfusion périphérique.

Médicaments

- ***Les vasodilatateurs*** *artériels* sont utilisés par voie orale au long cours, et en perfusion intraveineuse lors des épisodes aigus (**pentoxifylline**/*Torental*, **naftidrofuryl**/*Praxilène*).
- ***Les antiagrégants plaquettaires*** (aspirine, **Clopidogrel**/*Plavix*) sont couramment prescrits.
- **On utilise également *les anticoagulants*** : héparine en cas d'épisode aigu, antivitamine K au long cours.

Angioplastie

L'angioplastie percutanée est pratiquée pour les sténoses des artères de gros calibre : iliaques, fémorales communes, fémorales externes. Les résultats à moyen terme sont satisfaisants, sous réserve de l'arrêt du tabac. Les complications de procédures à type de rupture artérielle sont très rares.

Chirurgie

– La sonde de Fogarty est un cathéter artériel qui sert à désobstruer une artère occluse en cas d'ischémie aiguë de membre. Le caillot est franchi par la sonde puis ramené en proximité à l'aide d'un ballonnet gonflé.

– En cas d'occlusion proximale, on pratique des pontages artériels par des greffons en *Gore-Tex*. Les montages les plus fréquents sont les pontages fémoro-polité, fémoro-fémoral croisé, aorto-bifémoral.

– En l'absence de lit d'aval pontable, on pratique une intervention de dénervation dont le but est d'obtenir une vasodilatation artérielle permanente : la sympathectomie lombaire.

Principales cardiopathies congénitales à l'âge adulte

Les cardiopathies congénitales sont le plus souvent diagnostiquées *in utero*, grâce à l'échographie cardiaque fœtale, ou à la naissance. La plupart des cardiopathies congénitales sont donc traitées dans les services de cardiologie pédiatrique ; ces cardiopathies, telles que les trilogies et tétralogies de Fallot, la persistance du canal artériel ou le *Troncus arteriosus*, ne seront pas détaillées ici. Nous traiterons ici les trois malformations cardiaques les plus fréquemment diagnostiquées à l'âge adulte : la bicuspidie aortique, la communication inter-auriculaire (CIA) et le foramen ovale perméable (FOP), associé ou non à un anévrisme du septum inter-auriculaire (ASIA).

Bicuspidie aortique

Définition. La bicuspidie aortique est liée à l'absence de séparation entre 2 sigmoïdes aortiques qui restent accolées par un raphé. La forme la plus fréquente comporte une grande valve antérieure en regard de laquelle naissent les 2 artères coronaires, et une petite valve postérieure. La bicuspidie est une maladie du tissu aortique, probablement d'origine génétique bien que les gênes n'aient pas encore été identifiés.

Diagnostic

La bicuspidie touche 0,6 % de la population générale avec une prédominance masculine. En dehors de la découverte chirurgicale, le seul moyen de diagnostiquer une bicuspidie aortique est l'échocardiographie. Par voie transthoracique ou transœsophagienne, on visualise la symphyse entre les 2 sigmoïdes antérieures qui n'en forment qu'une, ainsi que le raphé qui les unit (photo 6.9). La valve aortique s'ouvre en « gueule de requin » du fait de l'absence de 3e commissure. La bicuspidie s'accompagne constamment d'une dilatation de l'aorte initiale (le culot aortique) qui évolue progressivement ; c'est un des facteurs de risque reconnus de dissection aortique.

Évolution et traitement

Les 2 risques évolutifs sont l'apparition d'une valvulopathie aortique significative ou d'une dissection de l'aorte ascendante. La surveillance (par échographie ou scanner) de la taille de l'aorte ascendante permet de détecter les dilatations importantes (diamètre supérieur à 50 mm) qui incitent à proposer une intervention chirurgicale prophylactique afin de prévenir le risque de dissection aortique. La bicuspidie est la deuxième cause de rétrécissement aortique de l'adulte, après la forme calcifiée du sujet âgé. L'apparition d'une valvulopathie aortique est liée au vieillissement prématuré de la valve bicuspide. En cas de valvulopathie aortique significative, l'évaluation ne diffère pas des autres étiologies de valvulopathie aortique et repose en grande partie sur l'échocardiographie. Le traitement est chirurgical : remplacement de la valve aortique fréquemment associé à un remplacement de l'aorte ascendante (intervention de Bentall) pour prévenir le risque de dissection aortique.

Communication inter-auriculaire

Définition. La communication inter-auriculaire (CIA) est un orifice situé dans le septum inter-auriculaire, le plus souvent en position centrale (CIA type *Ostium secundum*), source d'un shunt continu de l'oreillette

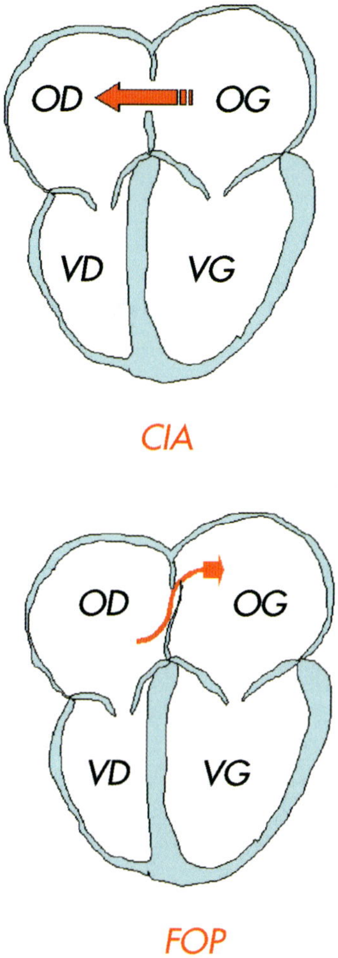

Fig. 6.33 Communication inter-auriculaire (CIA) : shunt gauche-droite lié à un orifice circulaire situé dans le septum inter-auriculaire (ostium secundum sur cet exemple). Foramen ovale perméable (FOP) : tunnel dans l'épaisseur du septum inter-auriculaire avec shunt droit gauche lors d'une augmentation de pression dans les cavités droites. OD : oreillette droite (Atrium droit), OG : oreillette gauche, VD : ventricule droit, VG : ventricule gauche.

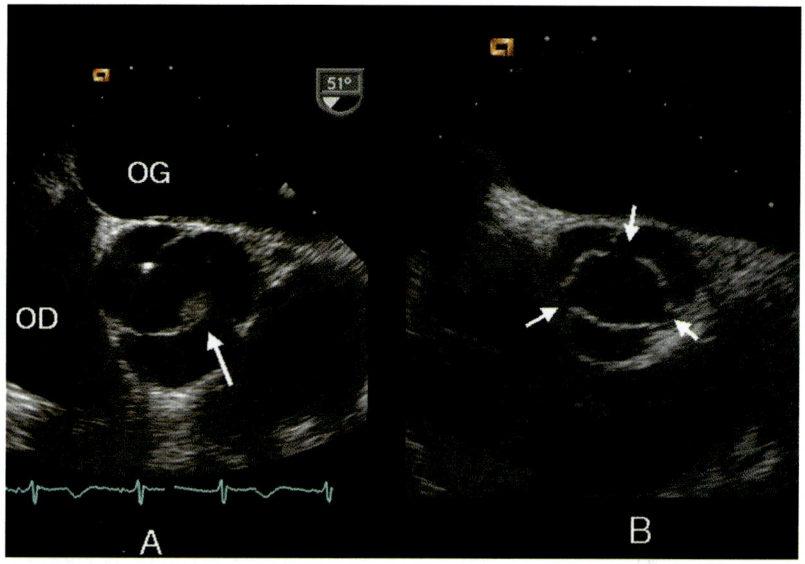

Photo 6.9 A/Bicuspidie aortique vue par échographie transœsophagienne. Noter le raphé médian (flèche) sur la grande valve antérieure (symphyse des 2 sigmoïdes antérieures) et l'ouverture en « gueule de requin ». B/comparaison avec une valve aortique normale à 3 sigmoïdes, les 3 commissures sont normalement ouvertes (flèches). OD : oreillette droite, OG : oreillette gauche.

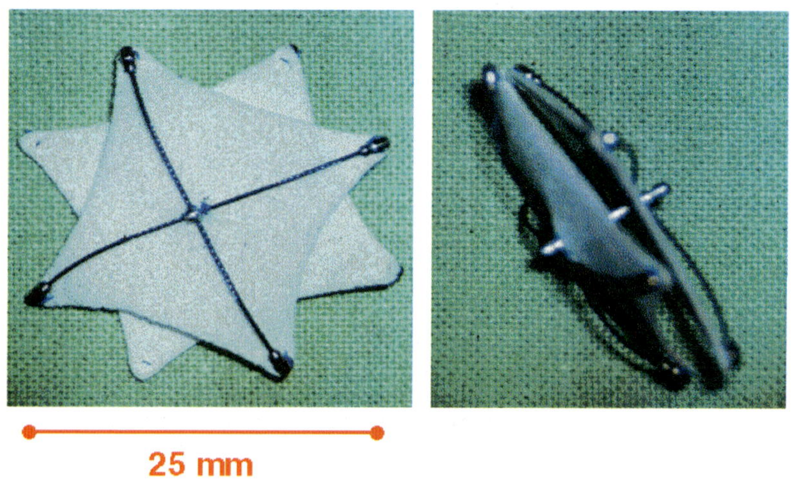

Photo 6.10 Matériel de fermeture pour défect inter-auriculaire (FOP ou CIA) mis en place par cathétérisme droit : double ombrelle reliée par un système d'armature souple permettant un positionnement à travers le défect qu'il oblitère.

gauche vers l'oreillette droite (figure 6.33). Les formes plus rares sont postérieures, proches de l'abouchement des veines caves (Sinus venosus) ou antérieures, proche de la croix du cœur (*Ostium primum*).

Évolution et traitement

Selon la taille de la CIA, le shunt gauche-droite est plus ou moins important, entraînant une surcharge en volume des cavités droites. Une CIA avec shunt important entraîne une fatigue et un essoufflement à l'effort. Le diagnostic repose sur l'écho-Doppler cardiaque, notamment par voie transœsophagienne, qui permet de mesurer la taille de l'orifice et sa situation exacte. En cas de dilatation des cavités droites et d'élévations des pressions artérielles pulmonaires le traitement proposé est une fermeture de la CIA. La fermeture peut se faire par cathétérisme droit (mise en place d'une ombrelle, photo 6.10) ou par voie chirurgicale (suture d'un patch qui obture la CIA).

Foramen ovale perméable

Définitions

• Le Foramen ovale perméable (FOP) est un tunnel dans l'épaisseur de la paroi inter-auriculaire lié à un défaut d'accolement des membranes avec shunt de l'oreillette droite vers l'oreillette gauche (figure 6.33).

• Le shunt droit-gauche est rendu possible par l'élévation des pressions dans les cavités droites. Cette élévation peut être transitoire (manœuvre de Valsalva) ou continue (hypertension artérielle pulmonaire).

• Le FOP peut être associé à un anévrisme du septum inter-auriculaire (ASIA).

Évolution et traitement

La principale complication du FOP est la survenue d'un accident vasculaire cérébral par embolie paradoxale (passage d'un thrombus de l'oreillette droite vers l'oreillette gauche puis dans la circulation systémique). Ce risque semble d'autant plus élevé que le FOP est associé à un ASIA. Les deux thérapeutiques possibles dans ce cas sont un traitement anticoagulant par anti-vitamine K ou la mise en place d'une ombrelle par cathétérisme (même technique que pour une CIA), dans le but de fermer le FOP. Dans certains cas plus rares, une intervention chirurgicale peut être proposée.

Glossaire

acétylcholine. — Principal neurotransmetteur du système parasympathique.

adiastolie. — Gêne au remplissage des ventricules cardiaques.

angioplastie coronaire (dilatation coronaire). — Cathétérisme d'une artère coronaire et mise en place d'un ballonnet qui est gonflé en regard d'une sténose serrée afin d'écraser la plaque d'athérome et d'élargir la lumière du vaisseau.

angor (angine de poitrine). — Douleur thoracique provoquée par l'ischémie du muscle cardiaque.

alpha-récepteurs. — Récepteurs situés dans la paroi des artères, faisant partie du système sympathique.

aorte. — Artère naissant du ventricule gauche, à partir de laquelle naissent toutes les artères de l'organisme. L'aorte se termine dans l'abdomen en se divisant en deux artères iliaques primitives.

artères coronaires. — Artères vascularisant le muscle cardiaque ; ce sont les premières branches collatérales à naître de l'aorte, juste au-dessus des sigmoïdes aortiques.

artère pulmonaire. — Artère naissant du ventricule droit, et se divisant en deux artères pulmonaires droite et gauche, chacune dirigée vers un hile pulmonaire.

artériopathie oblitérante des membres inférieurs (artérite). — Sténoses et occlusions des artères de jambes, source d'ischémie en aval ; la cause prédominante est l'athérosclérose avec comme facteur favorisant le tabac.

asystolie. — Arrêt cardiaque avec ECG plat.

B1. — Premier bruit du cœur, correspond à la fermeture des valves auriculo-ventriculaires. B1 marque le début de la systole.

B2. — Deuxième bruit du cœur, correspond à la fermeture des valves sigmoïdes aortiques et pulmonaires. B2 marque le début de la diastole.

bêta-bloquants (β-bloquants). — Médicament antagonisant les effets du système sympathique.

bêta-récepteurs (β-récepteurs). — Récepteurs faisant partie du système sympathique, situés notamment dans les cellules myocardiques et la paroi des artères.

bradycardie. — Ralentissement de la fréquence cardiaque en deçà de 50/min.

bruit de galop. — Troisième ou quatrième bruit du cœur, entendu en cas d'insuffisance cardiaque.

canal artériel. — Anastomose entre l'artère pulmonaire droite et l'aorte descendante ouverte pendant la vie fœtale. Réoriente le sang de l'artère pulmonaire vers l'aorte, les poumons du fœtus n'étant pas fonctionnels *in utero*.

capillaires pulmonaires. — Dernier stade de ramification du réseau artériel pulmonaire, lieu d'oxygénation du sang au contact des alvéoles pulmonaires.

cardiopathie ischémique. — Altération de la contractilité du ventricule gauche à la suite d'un (ou plusieurs) infarctus.

cardiomégalie. — Augmentation de la taille du cœur sur une radio de thorax.

cathéter. — Tuyau stérile de longueur et de calibre variable, mis en place dans une veine ou une artère par ponction.

cathétérisme cardiaque. — Examen invasif consistant à positionner des sondes dans les cavités cardiaques pour mesurer des pressions et des débits.

choc cardiogénique. — État de choc dont la cause est une défaillance de la pompe cardiaque.

choc électrique externe. — Application d'un courant électrique bref et de forte intensité à travers le thorax pour resynchroniser les cellules cardiaques. Se pratique chez un patient anesthésié ou en arrêt cardio-circulatoire (donc inconscient).

claudication intermittente. — Douleurs dans les jambes survenant à la marche, rencontrées dans l'artériopathie oblitérante des membres inférieurs.

coarctation de l'aorte. — Sténose congénitale de la partie initiale de l'aorte descendante, cause d'hypertension artérielle notamment chez l'enfant.

complexe QRS. — Accident situé entre l'onde P et l'onde T sur l'électrocardiogramme, correspondant à la dépolarisation des ventricules.

coronarographie. — Examen invasif consistant à positionner des sondes en regard de l'origine des artères coronaires pour injecter un produit de contraste et filmer les artères coronaires.

cyanose. — Coloration bleutée de la peau en rapport avec une désaturation du sang en oxygène.

diastole. — Partie du cycle cardiaque pendant laquelle a lieu le remplissage des ventricules.

dissection aortique. — Dédoublement de la paroi aortique provoqué par l'irruption du flux sanguin artériel à travers une brèche de l'intima.

diurétique. — Médicament augmentant l'élimination urinaire d'eau et d'ions (notamment sodium et potassium).

dyspnée. — Sensation d'inconfort respiratoire, sensation subjective d'essoufflement.

échographie transœsophagienne. — La sonde d'échographie est montée à l'extrémité d'un fibroscope qui est avalé par le patient (après anesthésie locale) et positionné dans l'œsophage ou l'estomac pour visualiser les structures postérieures du cœur et les gros vaisseaux.

effet chronotrope. — Influence sur la fréquence cardiaque.

embolie pulmonaire. — Migration de caillots veineux dans les artères pulmonaires *via* les cavités droites.

endocarde. — Revêtement cellulaire interne des cavités cardiaques.

endocardite. — Localisation infectieuse sur l'endocarde compliquant une septicémie.

épreuve d'effort. — Enregistrement de l'ECG et monitoring de la fréquence cardiaque et de la pression artérielle pendant un effort standardisé sur bicyclette ergométrique ou sur tapis roulant.

état de choc (bas débit). — Perturbation profonde de l'hémodynamique avec hypoperfusion sévère des principaux organes dont le cerveau, le rein, le foie et la peau.

faisceau de His. — Structure des voies de conduction cardiaques située après le nœud auriculo-ventriculaire.

fibrillation auriculaire (FA). — Rythme cardiaque rapide et irrégulier dû à une désorganisation de l'activité électrique des oreillettes.

fibrillation ventriculaire (FV). — Désorganisation des courants intracardiaques s'accompagnant constamment d'un arrêt cardiaque irréversible en l'absence de choc électrique externe.

flutter auriculaire. — Rythme cardiaque rapide (généralement 150/min) lié à une activité automatique des oreillettes qui battent à 300/min.

fonction systolique. — Désigne généralement la contractilité d'un ventricule.

foramen ovale (ostium secundum). — Orifice de communication entre les deux oreillettes ouvert pendant la vie fœtale, permettant le passage direct du sang de l'oreillette droite vers les cavités gauches.

fraction d'éjection. — Pourcentage du volume sanguin éjecté par un ventricule lors de la systole. On la calcule pour le ventricule gauche ou droit.

frottement péricardique. — Bruit anormal entendu en cas d'épanchement péricardique.

grande circulation. — Désigne la circulation systémique, comportant le cœur gauche, tout le réseau artériel et veineux systémique se terminant par les veines caves.

hémoptysie. — Émission de sang provenant des voies respiratoires lors d'efforts de toux.

hépatalgie. — Douleur due à la distension de l'enveloppe du foie au cours de l'insuffisance cardiaque droite.

hiles pulmonaires. — Partie interne et moyenne des poumons, zone de pénétration des bronches et des vaisseaux pulmonaires.

holter. — Enregistrement de l'ECG sur 24 heures grâce à un matériel portable.

hypocapnie. — Diminution de la pression partielle en gaz carbonique dans le sang artériel.

hypoxie. — Diminution de la pression partielle en oxygène dans le sang artériel.

hypercapnie. — Augmentation de la pression partielle en gaz carbonique dans le sang artériel.

infarctus du myocarde. — Nécrose d'une partie du muscle cardiaque, le plus souvent par occlusion d'une artère coronaire par un thrombus.

inotropisme. — Capacité de contraction du muscle cardiaque.

ischémie. — Souffrance d'un organe par manque d'oxygène.

isthme aortique. — Portion initiale de l'aorte thoracique descendante, après le départ de l'artère sous-clavière gauche.

ligament artériel. — Reliquat du canal artériel, sous la forme d'un résidu fibreux situé dans la concavité de l'isthme aortique.

lipothymie. — Malaise général bref, équivalent de syncope *a minima*.

maladie de Marfan. — Anomalie constitutionnelle du tissu élastique exposant au risque de dissection aortique.

marbrures. — Stries bleutées visibles sur la peau en cas de choc.

myocarde. — Muscle cardiaque. Le myocarde est un muscle strié qui possède la capacité de se contracter de façon automatique et régulière.

nœud auriculo-ventriculaire (nœud de Tawara). — Structure des voies de conduction cardiaques située à la jonction entre les oreillettes et les ventricules.

nœud sinusal (nœud de Keith et Flack). — Structure dominante des voies de conduction cardiaques, située dans le toit de l'oreillette droite, point de départ de l'automatisme cardiaque.

noradrénaline. — Principal neurotransmetteur du système sympathique.

œdème pulmonaire. — Forme aiguë de l'insuffisance ventriculaire gauche, se traduisant par une crise asphyxique.

onde P. — Premier accident de l'électrocardiogramme, correspond à la dépolarisation des oreillettes.

onde T. — Dernier accident de l'ECG, correspond à la repolarisation des ventricules.

pacemaker. — Appareil miniaturisé, implanté sous les muscles pectoraux relié au cœur par des sondes. Sert à maintenir une fréquence cardiaque acceptable en cas de ralentissement excessif du rythme spontané.

péricarde. — Enveloppe séreuse du cœur, le péricarde comporte deux feuillets : un feuillet interne au contact du cœur (l'épicarde), et un feuillet externe, le péricarde pariétal.

péricardite. — Inflammation du péricarde, se traduisant le plus souvent par la constitution d'un épanchement péricardique.

petite circulation. — Désigne la circulation pulmonaire, comportant le cœur droit, le réseau artériel et veineux pulmonaire se terminant par les veines pulmonaires.

phéochromocytome. — Tumeur très rare, généralement bénigne, siégeant dans la médullosurrénale, sécrétant des cathécolamines, source d'hypertension artérielle.

phlébite (thrombose veineuse profonde). — Occlusion d'une veine profonde par un caillot.

phlébographie. — Opacification d'un réseau veineux par injection de produit de contraste après ponction veineuse.

plastie mitrale. — Réparation chirurgicale de la valve mitrale sans mise en place d'une prothèse valvulaire.

potentiel d'action. — Dépolarisation d'une cellule cardiaque aboutissant à la contraction myocardique.

pontage aorto-coronarien. — Intervention chirurgicale de revascularisation coronaire : branchement d'un greffon artériel ou veineux sur une artère coronaire en amont d'un rétrécissement serré afin de rétablir un flux sanguin en aval de la sténose.

pouls paradoxal de Küssmaul. — Disparition du pouls radial en inspiration, se voit au cours de la tamponnade.

radiofréquence. — Technique d'ablation par cathétérisme de voies de conduction intracardiaques, sources de tachycardies mal tolérées.

râles crépitants. — Anomalie de l'auscultation pulmonaire entendue en cas d'insuffisance cardiaque gauche ou d'œdème pulmonaire.

reflux hépato-jugulaire. — Accentuation ou apparition d'un gonflement des veines jugulaires lors de la pression continue exercée sur le foie.

réseau de Purkinje. — Branches de ramification terminales des voies de conduction cardiaque, transmettant l'influx électrique aux cellules myocardiques.

roulement diastolique. — Bruit anormal entendu en diastole en cas de rétrécissement mitral.

rythme sinusal. — Rythme cardiaque physiologique, lorsque l'influx naît du nœud sinusal. Se traduit sur l'ECG par la succession régulière d'une onde P par un complexe QRS.

scintigraphie cardiaque. — Technique isotopique permettant d'étudier la perfusion et le métabolisme du myocarde, et de mesurer la fraction d'éjection des ventricules.

scintigraphie pulmonaire. — Examen isotopique utilisé pour rechercher des anomalies de perfusion et/ou de ventilation pulmonaire; utilisé principalement en cas de suspicion d'embolie pulmonaire.

sinus de Valsalva. — Renflements de l'aorte initiale situés au-dessus des sigmoïdes aortiques, en regard desquels naissent les artères coronaires.

sonde de Fogarty. — Cathéter muni d'un ballonnet servant à déboucher une artère occluse par un thrombus.

sonde d'entraînement électro-systolique (SEES). — Pacemaker transitoire comportant un boîtier externe, un raccord et une sonde mise en place dans le ventricule droit en cas de bradycardie mal tolérée, en attente éventuelle d'un pacemaker définitif.

sonde de Swan-Ganz. — Cathéter multi-voies dont l'extrémité distale comporte un ballonnet gonflable à l'air. On le positionne dans l'artère pulmonaire pour mesurer les pressions droites et le débit cardiaque.

souffle cardiaque. — Bruit anormal entendu à l'auscultation, occupant un temps plus ou moins long pendant la systole ou la diastole. Un souffle peut traduire un dysfonctionnement valvulaire ou une communication intracardiaque anormale (shunt intracardiaque).

sténose coronaire. — Rétrécissement du calibre de l'artère le plus souvent lié à une plaque d'athérosclérose obstruant la lumière du vaisseau.

sympathomimétique. — Médicament ayant les mêmes effets qu'une stimulation sympathique.

syncope. — Perte de connaissance complète, réversible en moins d'une minute.

système neurovégétatif (système nerveux autonome). — Ensemble fonctionnel de cellules nerveuses et de voies de conduction qui régulent l'activité des viscères, notamment l'activité cardiaque.

système parasympathique. — Partie du système nerveux autonome ayant une action cardiaque « modératrice ».

système sympathique. — Partie du système nerveux autonome ayant une action cardiaque « stimulante ».

systole. — Partie du cycle cardiaque pendant laquelle a lieu la contraction et l'éjection des ventricules.

tachycardie. — Accélération de la fréquence cardiaque au-delà de 100/min.

tachycardie ventriculaire. — Tachycardie naissant des ventricules, pouvant entraîner un arrêt cardiaque ou dégénérer en fibrillation ventriculaire.

tamponnade. — Collapsus dont la cause est une compression des cavités cardiaques droites par un épanchement péricardique abondant ou de constitution rapide.

technique de Seldinger. Mise en place d'un guide souple (le *Désilet*) dans une artère ou une veine, à travers lequel on peut passer cathéters et sondes.

thallium. — Traceur isotopique utilisé en scintigraphie myocardique.

torsades de pointe. — Variété de tachycardie ventriculaire en salves, responsable de syncopes, voire d'arrêt cardiaque ; peut dégénérer en fibrillation ventriculaire.

thrombolytiques. — Médicaments utilisés pour dissoudre un caillot frais obstruant une artère ou une veine. Ils sont utilisés en cardiologie dans l'infarctus du myocarde et l'embolie pulmonaire.

thrombus. — Caillot intravasculaire ou situé dans les cavités cardiaques.

tissu nodal. — Ensemble des voies de conduction et des cellules permettant l'automatisme cardiaque.

tronc commun de la coronaire gauche. Portion initiale, courte de l'artère coronaire gauche ; se divise rapidement en une artère interventriculaire antérieure (IVA) et une artère circonflexe (Cx).

troncs supra-aortiques. — Les trois troncs artériels naissant de la portion horizontale de la crosse de l'aorte, comportant dans l'ordre : le tronc artériel brachiocéphalique (TABC), l'artère carotide primitive gauche et l'artère sous-clavière gauche.

turgescence jugulaire. — Gonflement des veines jugulaires au cours de l'insuffisance cardiaque droite.

valve mitrale. — Valve située entre l'oreillette et le ventricule gauches, comportant deux feuillets : la grande valve mitrale (valve mitrale antérieure) et la petite valve mitrale (valve mitrale postérieure).

valve tricuspide. — Valve située entre l'oreillette et le ventricule droits, comportant trois feuillets.

valvule d'Eustachi. — Repli de l'endocarde situé à l'abouchement de la veine cave inférieure dans l'oreillette droite.

valvuloplastie mitrale percutanée (dilatation mitrale). — Traitement de rétrécissement mitral pur par voie de cathétérisme, en utilisant un ballonnet qui est gonflé à travers la valve mitrale.

végétations. — Masses appendues aux valves cardiaques en cas d'endocardite, elles contiennent de la fibrine, des cellules sanguines et des bactéries.

veines caves. — Les deux veines qui débouchent dans l'oreillette droite, drainant la quasi-totalité du sang de l'organisme. On distingue la veine cave inférieure (VCI) et la veine cave supérieure (VCS).

Cahier d'entraînement

SUJETS CORRIGÉS

- Tests de connaissances
- Mini-cas concrets
- Cas concrets types

Table des matières du cahier d'entraînement

TESTS DE CONNAISSANCES

MINI-CAS CONCRETS

CAS CONCRETS TYPES

Tests de connaissances

Sujets

Anatomie-physiologie

1. Annoter le schéma du cœur droit.

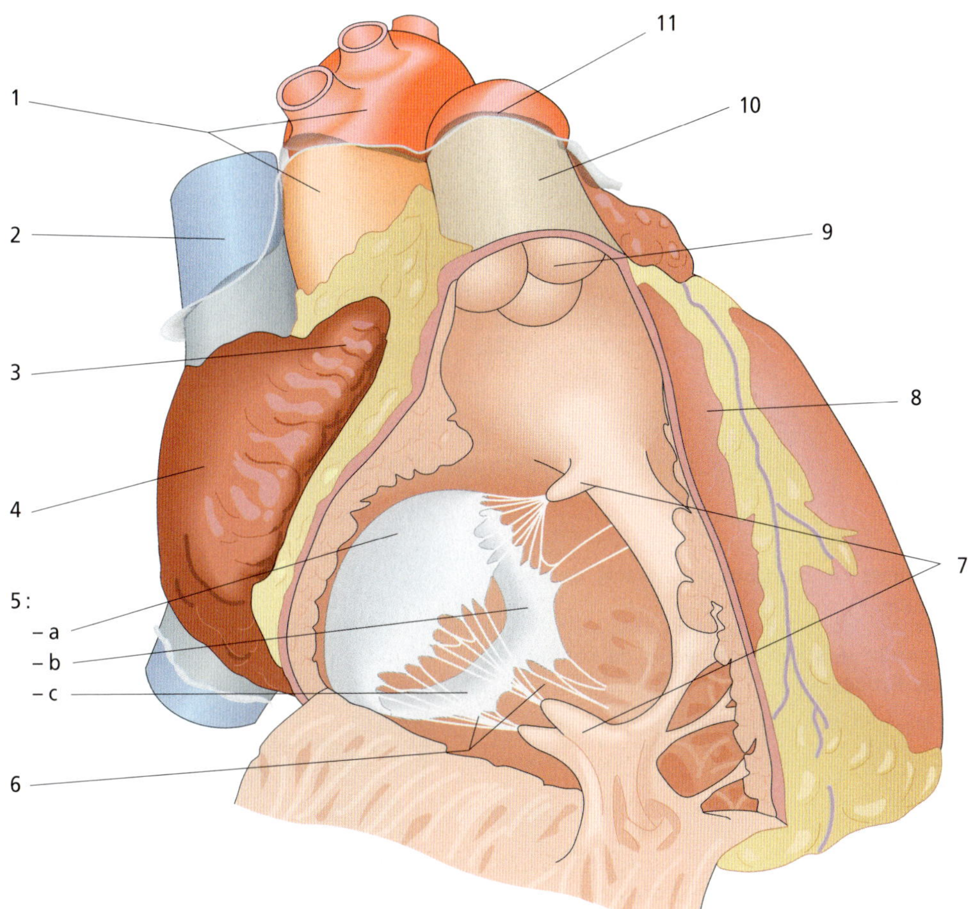

Sujets

2. Annoter le schéma du cœur gauche.

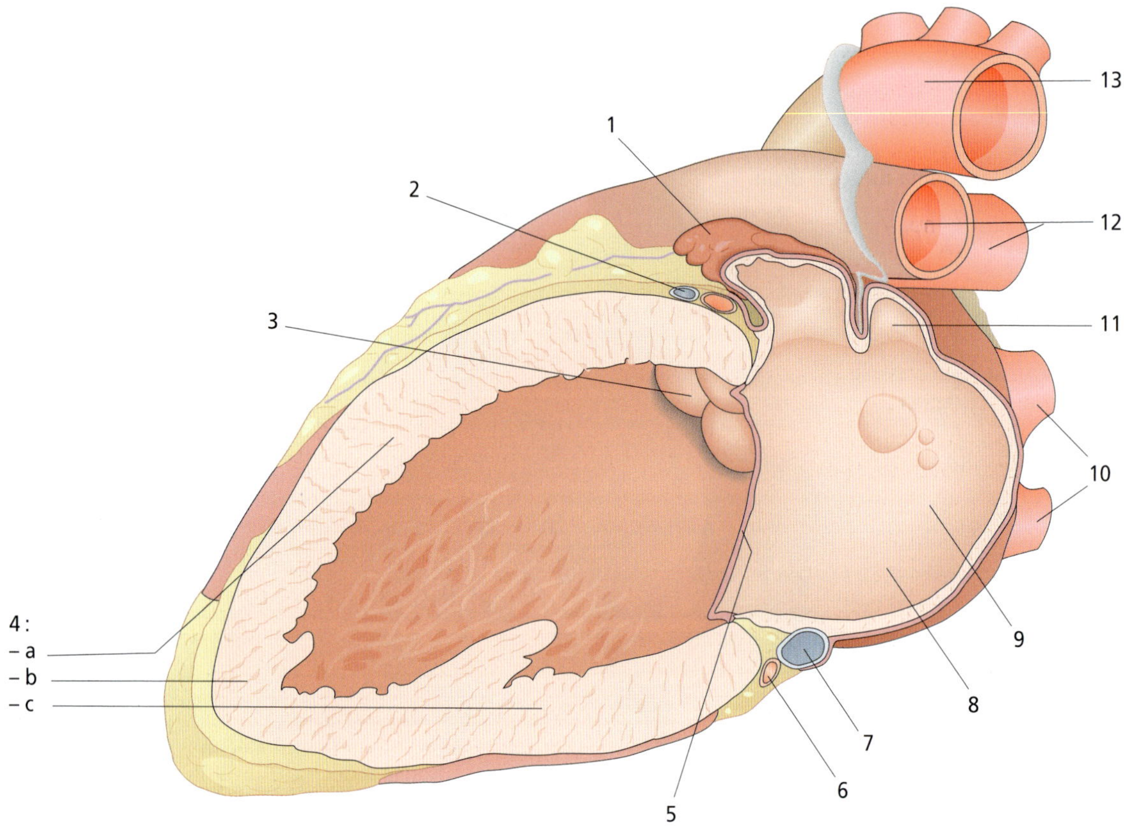

3. Nommer les branches collatérales de l'aorte thoracique.

4. Annoter le schéma des voies de conduction intracardiaques.

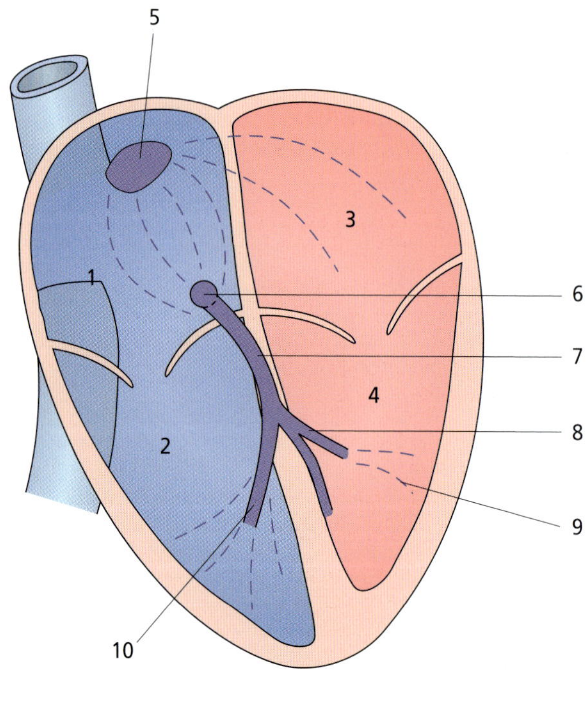

5. À propos du système sympathique (cocher la ou les bonnes réponses) :

a. La stimulation sympathique a un effet inotrope négatif sur le myocarde. ❒

b. La stimulation sympathique a un effet chronotrope positif sur le cœur. ❒

c. Le neurotransmetteur du système sympathique est l'acétylcholine. ❒

d. La stimulation sympathique a un effet inotrope positif sur le myocarde. ❒

e. Le neurotransmetteur du système sympathique est la noradrénaline. ❒

6. À propos du système parasympathique (cocher la ou les bonnes réponses) :

a. La stimulation parasympathique a un effet chronotrope négatif sur le cœur. ❒

b. La stimulation parasympathique a un effet dromotrope négatif sur le cœur. ❒

c. Le neurotransmetteur du système parasympathique est l'acétylcholine. ❒

d. La stimulation parasympathique a un effet chronotrope positif sur le cœur. ❒

e. La stimulation parasympathique a un effet dromotrope positif sur le cœur. ❒

7. Nommer les branches collatérales digestives de l'aorte abdominale et indiquer les territoires qu'elles vascularisent.

8. À propos de l'anatomie du cœur droit (cocher la ou les bonnes réponses) :

a. La valvule d'Eustachi est située à l'abouchement du sinus coronaire. ❒

b. La valve pulmonaire comporte trois sigmoïdes. ❒

c. La valvule d'Eustachi est située à l'abouchement de la veine cave supérieure. ❒

d. La valvule de Thébésius est située à l'abouchement du sinus coronaire. ❒

e. La valvule d'Eustachi est située à l'abouchement de la veine cave inférieure. ❒

9. À propos de l'anatomie du cœur gauche (cocher la ou les bonnes réponses) :

a. La valve aortique est composée de trois sigmoïdes. ❒

b. La valve mitrale comporte deux feuillets : valve antérieure et valve postérieure. ❒

c. L'artère coronaire droite naît en regard de la sigmoïde postérieure. ❒

d. L'appareil sous-valvulaire mitral comporte un pilier antérieur et un pilier postérieur. ❒

e. L'artère coronaire droite naît en regard de la sigmoïde antéro-droite. ❒

CORRIGÉS p. 148

Physiopathologie clinique

1. Citer trois causes de douleurs thoraciques représentant des urgences cardio-vasculaires médicales ou chirurgicales.

2. À propos de la douleur angineuse (cocher la ou les bonnes réponses) :

a. C'est une douleur rétrosternale large pouvant irradier dans la mâchoire et dans le dos. ❒

b. Elle est déclenchée par l'effort et cède en 5 à 10 minutes après l'arrêt de l'effort. ❒

c. Elle est typiquement migratrice, se déplaçant de la partie antérieure du thorax vers le dos. ❒

d. Les types de douleurs les plus typiques sont la brûlure et la douleur traçante. ❒

e. Elle cède en quelques minutes après absorption de trinitrine sublinguale. ❒

3. L'infarctus du myocarde (compléter les phrases) :

La lésion coronaire initiale responsable de l'infarctus est la [...] qui peut se fissurer, entraînant la formation d'un [...] et l'[...] de l'artère responsable. Le traitement urgent de l'infarctus vise à [...] l'artère responsable par [...] ou par [...] dans le but de limiter la taille de l'infarctus et d'en réduire les complications à moyen et à long terme.

4. L'insuffisance cardiaque (compléter les phrases) :

L'insuffisance cardiaque se traduit par l'[...] des pressions de remplissage du ventricule défaillant avec [...] des pressions [...] dans l'insuffisance cardiaque gauche et [...] des pressions [...] dans l'insuffisance cardiaque droite. À un stade évolué, l'insuffisance cardiaque gauche se traduit par une [...] du débit sanguin systémique.

5. Décrire les symptômes de l'insuffisance cardiaque droite et en expliquer brièvement les causes.

6. Citer trois étiologies parmi les plus fréquentes d'insuffisance ventriculaire gauche.

7. L'insuffisance aortique (compléter les phrases) :

L'insuffisance aortique (IA) donne lieu à un souffle [...] mieux perçu au [...] ou au bord [...] du sternum. Une IA importante entraîne une baisse de la pression artérielle [...] et une [...] artérielle. La dissection aortique est une cause d'IA [...], le rhumatisme articulaire aigu est une cause d'IA [...].

Sujets

8. À propos de l'insuffisance mitrale (IM) (cocher la ou les bonnes réponses) :

a. C'est un reflux de sang du ventricule dans l'oreillette gauche pendant la diastole. ❒

b. Elle se traduit par un souffle systolique. ❒

c. Les deux traitements possibles en cas d'IM importante sont la plastie mitrale et le remplacement valvulaire. ❒

d. L'examen-clé pour le diagnostic et la quantification de l'IM est le cathétérisme. ❒

e. L'examen-clé pour le diagnostic et la quantification de l'IM est l'écho-Doppler cardiaque. ❒

9. Le rétrécissement mitral (RM) (compléter les phrases) :

Le rétrécissement mitral est un barrage [...] au remplissage ventriculaire [...] dont la cause quasi exclusive est le [...]. Les principales complications du RM sont l'insuffisance cardiaque [...] et les [...] auriculaires potentiellement responsables d'[...] artérielles.

10. Définir : *fibrillation ventriculaire* et en donner les conséquences physiopathologiques.

11. À propos de la fibrillation auriculaire (AC FA) (cocher la ou les bonnes réponses) :

a. Elle se traduit par l'absence d'onde P sur l'ECG de surface. ❒

b. Le rythme ventriculaire est le plus souvent régulier et rapide. ❒

c. Les principales complications sont l'insuffisance cardiaque et l'angine de poitrine par accélération de la fréquence cardiaque. ❒

d. Le traitement anticoagulant est systématique pour prévenir la survenue d'embolies systémiques. ❒

e. Les principales causes d'AC FA sont le rétrécissement mitral et les cardiomyopathies. ❒

12. Définir : *péricardite aiguë* et donner trois étiologies possibles.

13. Définir : *tamponnade* et son traitement.

14. À propos de la thrombose veineuse profonde (phlébite) (cocher la ou les bonnes réponses) :

a. La phlébite survient volontiers chez les femmes en *post-partum* ou après une chirurgie du petit bassin. ❒

b. Le tabagisme et la prise d'œstroprogestatifs sont des facteurs favorisant la phlébite chez la femme. ❒

c. La complication la plus fréquente d'une phlébite est l'embolie paradoxale. ❒

d. Le traitement de la phlébite repose sur les anticoagulants par voie sous-cutanée ou veineuse avec relais par voie orale pendant au moins six mois. ❒

e. La complication la plus fréquente d'une phlébite est l'embolie pulmonaire. ❒

15. À propos de la dissection aortique (cocher la ou les bonnes réponses) :

a. La dissection aortique est un dédoublement de la paroi aortique provoqué par l'irruption du flux artériel par une brèche intimale appelée porte d'entrée. ❒

b. Les dissections aortiques de type A ne touchent que l'aorte descendante. ❒

c. La dissection aortique de type A est une urgence chirurgicale. ❒

d. L'examen de référence pour le diagnostic de dissection aortique est le scanner thoracique. ❒

e. L'examen de référence pour le diagnostic de dissection aortique est l'échographie transœsophagienne. ❒

CORRIGÉS p. 148-149

Examens complémentaires

1. Placer la position des électrodes précordiales de V1 à V6 sur le schéma suivant et préciser leur emplacement par écrit :

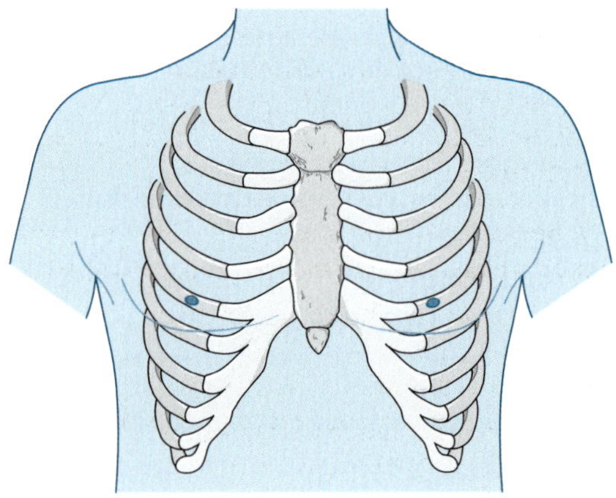

2. Les gaz du sang artériel (compléter les phrases) :

Les gaz du sang sont généralement prélevés dans l'artère [...], sous contrôle du [...]. Après prélèvement, l'aiguille ne doit jamais être [...]. Chez un sujet de 45 ans, la PO_2 normale est ≥ [...] mmHg, la PCO_2 normale est entre [...] et [...] mmHg, le pH est entre [...]

et [...], et la réserve alcaline (bicarbonates, HCO_3^-) est entre [...] et [...] mmol/litre.

3. Ce qu'un(e) infirmier(e) doit savoir lorsqu'il/elle fait passer à un patient une échographie transœsophagienne (ETO) (cocher la ou les bonnes réponses) :

a. L'ETO est pratiquée après un jeûne minimal de 4 heures, sauf en cas de suspicion de dissection aortique où la période de jeûne est raccourcie à une heure. ❒

b. Les sténoses et diverticules œsophagiens sont une contre-indication à l'ETO. ❒

c. Les prothèses dentaires amovibles peuvent être conservées par le patient pendant l'ETO. ❒

d. Le cale-dent n'est pas indispensable chez un patient entièrement édenté. ❒

e. Le patient ne doit rien boire ni manger pendant 2 heures après une ETO. ❒

4. Donner les points importants de la surveillance infirmière d'un patient au retour de salle de cathétérisme après une coronarographie.

CORRIGÉS p. 149-150

Pharmacologie

1. Les sympathomimétiques (compléter les phrases) :

Ce sont les agents [...] positifs les plus couramment utilisés. La dobutamine est utilisée le plus souvent pour renforcer la [...] du myocarde et faire remonter la [...] en cas de choc [...]. La dopamine à faibles doses est utilisée pour relancer la [...] en cas d'[...]. L'adrénaline est le sympathomimétique le plus puissant, elle stimule les récepteurs [...] et [...], et est utilisée dans les états de choc réfractaires et dans le choc [...].

2. À propos de la surveillance infirmière d'un traitement bêta-bloquant (cocher la ou les bonnes réponses) :

a. Le *Sectral* est un bêta-bloquant dont la posologie usuelle est de 100 à 400 mg/24 heures. ❒

b. Le *Tildiem* est un inhibiteur calcique dont la posologie usuelle est de 120 à 300 mg/24 heures. ❒

c. Les effets secondaires du *Tildiem* sont les œdèmes des membres inférieurs et une tachycardie. ❒

d. Les bêta-bloquants sont contre-indiqués en cas de bradycardie < 40/minute. ❒

e. L'*Adalate* par voie sublinguale est le traitement de la crise angineuse. ❒

3. À propos de la surveillance infirmière d'un traitement aux antivitamines K (AVK) (cocher la ou les bonnes réponses) :

a. L'INR est égal à 1 chez un sujet sain ne prenant pas d'anticoagulant. ❒

b. Le taux d'INR souhaité au décours d'une embolie pulmonaire est situé entre 2 et 3. ❒

c. Le taux d'INR souhaité après un accident vasculaire cérébral embolique est entre 3 et 4. ❒

d. L'INR doit être contrôlé 24 heures après un changement de dose d'AVK. ❒

e. Si l'INR est supérieur à 6, on diminue la dose d'AVK d'un demi-comprimé et on contrôle l'INR 48 heures après. ❒

CORRIGÉS p. 150

Soins infirmiers

1. Dans quelles circonstances doit être entrepris un massage cardiaque ? Quelle autre manœuvre doit impérativement l'accompagner ? Donner les principaux points techniques de la réalisation du massage cardiaque et du contrôle de son efficacité.

2. Donner les principaux points techniques de la ventilation au bouche-à-bouche et du contrôle de son efficacité.

3. Décrire, en six points, la technique d'injection d'une héparine sous-cutanée.

4. Donner la technique de préparation et de mise en route d'une seringue électrique de dobutamine prescrite à 5 µg/kg/min pour un homme pesant 80 kg (utiliser la méthode : poids du patient × 3).

CORRIGÉS p. 150

Tests de connaissances

Corrigés

Anatomie-physiologie

1. Annoter le schéma du cœur droit.

1. Crosse aortique. **2.** Veine cave supérieure. **3.** Auricule droite. **4.** Oreillette droite. **5.** Valve tricuspide : a. feuillet antérieur, b. feuillet septal, c. feuillet postérieur. **6.** Cordages tricuspides. **7.** Piliers de la valve tricuspide. **8.** Ventricule droit. **9.** Valve pulmonaire. **10.** Tronc de l'artère pulmonaire. **11.** Péricarde (ligne de réflexion).

2. Annoter le schéma du cœur gauche.

1. Auricule gauche. **2.** Artère circonflexe. **3.** Sigmoïdes aortiques. **4.** Ventricule gauche, a. paroi antérieure, b. pointe (apex), c. paroi inférieure (postérieure). **5.** Anneau mitral (coupe) **6.** Artère coronaire droite. **7.** Sinus coronaire. **8.** Oreillette gauche. **9.** Fosse ovale. **10.** Veines pulmonaires droites. **11.** Veine pulmonaire supérieure gauche (coupe). **12.** Artères pulmonaires droite et gauche. **13.** Crosse de l'aorte.

3. Nommer les branches collatérales de l'aorte thoracique.

– **Artères coronaires :** tronc commun de la coronaire gauche se divisant en artère interventriculaire antérieure et artère circonflexe, et de l'artère coronaire droite.

– **Troncs supra-aortiques :** tronc artériel brachio-céphalique se divisant en artère sous-clavière droite et artère carotide primitive droite, artère carotide primitive gauche, artère sous-clavière gauche.

– **Artères intercostales.**

4. Annoter le schéma des voies de conduction intracardiaques.

1. Oreillette droite. **2.** Ventricule droit. **3.** Oreillette gauche. **4.** Ventricule gauche. **5.** Nœud sinusal. **6.** Nœud auriculo-ventriculaire (nœud de Tawara). **7.** Faisceau de His. **8.** Branche gauche du faisceau de His. **9.** Fibres de Pürkinje. **10.** Branche droite du faisceau de His.

5. À propos du système sympathique :

Réponses : b, d, e.

6. À propos du système parasympathique :

Réponses : a, b, c.

7. Nommer les branches collatérales digestives de l'aorte abdominale et indiquer les territoires qu'elles vascularisent.

– Tronc cœliaque, qui se divise en artère coronaire stomachique vascularisant l'estomac, artère splénique pour la rate et artère hépatique pour le foie.

– Artère mésentérique supérieure vascularisant l'intestin grêle et la moitié droite du côlon.

– Artère mésentérique inférieure vascularisant la moitié gauche du côlon et le rectum.

8. À propos de l'anatomie du cœur droit :

Réponses : b, d, e.

9. À propos de l'anatomie du cœur gauche :

Réponses : a, b, d, e.

Physiopathologie clinique

1. Citer trois causes de douleurs thoraciques représentant des urgences cardio-vasculaires médicales ou chirurgicales.

Réponses possibles : dissection aortique, infarctus du myocarde, angor instable, embolie pulmonaire.

2. À propos de la douleur angineuse :

Réponses : a, b, e.

3. L'infarctus du myocarde :

La lésion coronaire initiale responsable de l'infarctus est la **plaque d'athérome** qui peut se fissurer entraînant la formation d'un **thrombus** et l'**occlusion** de l'artère responsable. Le traitement urgent de l'infarctus vise à **reperméabiliser** l'artère responsable par **thrombolyse** ou par **angioplastie directe** dans le but de limiter la taille de l'infarctus et d'en réduire les complications à moyen et à long terme.

4. L'insuffisance cardiaque :

L'insuffisance cardiaque se traduit par l'**élévation** des pressions de remplissage du ventricule défaillant avec **élévation** des pressions **pulmonaires** dans l'insuffisance cardiaque gauche et **élévation** des pressions **veineuses** dans l'insuffisance cardiaque droite. À un stade évolué, l'insuffisance cardiaque gauche se traduit par une **chute** du débit sanguin systémique.

5. Décrire les symptômes de l'insuffisance cardiaque droite et en expliquer brièvement les causes.

Les principaux symptômes de l'insuffisance cardiaque droite sont les hépatalgies d'effort et les œdèmes des membres inférieurs. Ces deux symptômes sont liés à l'aug-

Corrigés

mentation des pressions veineuses et au passage de liquide plasmatique dans le secteur interstitiel.

6. Citer trois étiologies parmi les plus fréquentes d'insuffisance ventriculaire gauche.

Réponses possibles : cardiomyopathie dilatée primitive ou d'origine éthylique, cardiopathie ischémique (post-infarctus), HTA, rétrécissement aortique, cardiopathie hypertrophique du sujet âgé.

7. L'insuffisance aortique :

L'insuffisance aortique (IA) donne lieu à un souffle **diastolique** mieux perçu au **foyer aortique** ou au bord **gauche** du sternum. Une IA importante entraîne une baisse de la pression artérielle **diastolique** et une **hyperpulsatilité** artérielle. La dissection aortique est une cause d'IA **aiguë**, le rhumatisme articulaire aigu est une cause d'IA **chronique**.

8. À propos de l'insuffisance mitrale (IM) :

Réponses : b, c, e.

9. Le rétrécissement mitral (RM) :

Le rétrécissement mitral est un barrage **diastolique** au remplissage ventriculaire **gauche** dont la cause quasi exclusive est le **rhumatisme articulaire aigu.** Les principales complications du RM sont l'insuffisance cardiaque **gauche** et les **troubles du rythme** auriculaires potentiellement responsables d'**embolies** artérielles.

10. Définir : *fibrillation ventriculaire* et en donner les conséquences physiopathologiques.

C'est une désorganisation complète des courants électriques intracardiaques; elle est spontanément irréversible et entraîne constamment un arrêt cardio-circulatoire.

11. À propos de la fibrillation auriculaire (AC FA) :

Réponses : a, d, e.

12. Définir : *péricardite aiguë* et donner trois étiologies possibles.

La péricardite aiguë est une inflammation du péricarde entraînant le plus souvent un épanchement péricardique; la cause la plus fréquente est une infection virale. Autres réponses possibles : tuberculose, envahissement péricardique par une tumeur maligne, infarctus du myocarde, séquelles de radiothérapie médiastinale.

13. Définir : *tamponnade* et son traitement.

Collapsus provoqué par une compression aiguë des cavités droites due à un épanchement péricardique abondant ou de constitution rapide. Le seul traitement est le drainage, chirurgical dans la majorité des cas.

14. À propos de la thrombose veineuse profonde (phlébite) :

Réponses : a, b, d, e.

15. À propos de la dissection aortique :

Réponses : a, c, e.

Examens complémentaires

1. Placer la position des électrodes précordiales de V1 à V6 sur le schéma suivant :

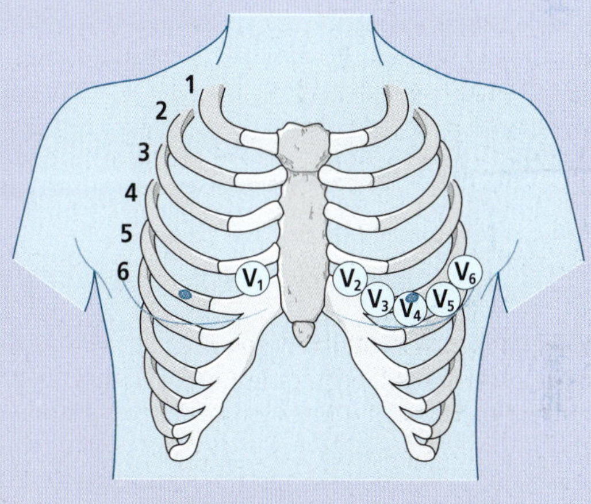

V_1 = 4ᵉ espace intercostal (EIC) droit

V_2 = 4ᵉ EIC gauche

V_3 = entre V2 et V4

V_4 = sur le mamelon gauche

V_5 = 5ᵉ EIC gauche après V4

V_6 = 5ᵉ EIC gauche après V5

2. Les gaz du sang artériel :

Les gaz du sang sont généralement prélevés dans l'artère **radiale**, sous contrôle du **pouls**. Après prélèvement, l'aiguille ne doit jamais être **recapuchonnée**. Chez un sujet de 45 ans, la PO_2 normale est ≥ **80 mmHg**, la PCO_2 normale est entre **38** et **42** mmHg, le pH est entre **7,38** et **7,42**, et la réserve alcaline (bicarbonates, HCO_3^-) est entre **25** et **30** mmol/litre.

3. Ce qu'un(e) infirmier(e) doit savoir lorsqu'il/elle fait passer à un patient une échographie transœsophagienne (ETO) :

Réponses : a, b, e.

Corrigés

4. Donner les points importants de la surveillance infirmière d'un patient au retour de salle de cathétérisme après une coronarographie.

– S'informer du déroulement de l'examen, de la présence d'une douleur thoracique éventuelle.

– Prendre la PA et le pouls (brancher le scope en unité de soins intensifs), les noter sur la pancarte de surveillance.

– Vérifier le point de ponction artérielle : absence d'hématome, de saignement cutané ; toute douleur locale est anormale.

– Vérifier la présence des pouls d'aval, les noter sur la pancarte de surveillance.

– Prévenir le médecin devant toute anomalie : hématome, PA anormalement basse, bradycardie (malaise vagal), douleur thoracique, absence d'un pouls d'aval.

Pharmacologie

1. Les sympathomimétiques :

Ce sont les agents **inotropes** positifs les plus couramment utilisés. La dobutamine est utilisée le plus souvent pour renforcer la **contractilité** du myocarde et faire remonter la **pression artérielle** en cas de choc **cardiogénique**. La dopamine à faibles doses est utilisée pour relancer la **diurèse** en cas d'**oligurie**. L'adrénaline est le sympathomimétique le plus puissant, elle stimule les récepteurs α et β et est utilisée dans les états de choc réfractaires et dans le choc **anaphylactique**.

2. À propos de la surveillance infirmière d'un traitement bêta-bloquant :

Réponses : a, b, d.

3. À propos de la surveillance infirmière d'un traitement aux antivitamines K (AVK) :

Réponses : a, b, c.

Soins infirmiers

1. Dans quelles circonstances doit être entrepris un massage cardiaque ? Quelle autre manœuvre doit impérativement l'accompagner ? Donner les principaux points techniques de la réalisation du massage cardiaque et du contrôle de son efficacité.

Le massage cardiaque est entrepris en cas d'arrêt cardiocirculatoire affirmé par l'absence de pouls centraux. Il doit obligatoirement être accompagné d'une ventilation au masque ou par bouche-à-bouche. Les points techniques sont les suivants :

– Patient allongé sur un plan dur (par terre, planche sous le matelas).

– Les deux mains croisées sur la moitié inférieure du sternum du patient.

– Donner des impulsions régulières à une fréquence de 80 à 90/minute en enfonçant le sternum de 3 à 4 cm.

– Faire contrôler l'efficacité par une tierce personne qui vérifie la réapparition d'un pouls fémoral ou carotidien.

2. Donner les principaux points techniques de la ventilation au bouche-à-bouche et du contrôle de son efficacité.

– Vérifier l'absence de débris alimentaires ; enlever d'éventuelles prothèses dentaires amovibles.

– Placer doucement la tête du patient en hyperextension, pincer les narines d'une main, maintenir le menton soulevé de l'autre.

– Appliquer les lèvres pour insuffler l'air dans les poumons du patient.

– Vérifier l'efficacité en observant le soulèvement du thorax lors de l'insufflation.

3. Décrire, en six points, la technique d'injection d'une héparine sous-cutanée.

– Patient allongé, choisir la zone d'injection sur la face antérieure des cuisses ou de l'abdomen.

– Désinfecter la peau à l'alcool.

– Pincer la peau et le tissu sous-cutané de la main gauche entre le pouce et l'index.

– Planter l'aiguille jusqu'à la garde en maintenant la peau pincée.

– Injecter doucement en maintenant toujours la peau pincée, arrêter l'injection en cas de douleur.

– Retirer l'aiguille en fin d'injection, relâcher la peau, et nettoyer en cas de saignement.

4. Donner la technique de préparation et de mise en route d'une seringue électrique de dobutamine prescrite à 5 µg/kg/min pour un homme pesant 80 kg (utiliser la méthode : poids du patient × 3).

Préparer une seringue de 50 cc, la quantité de dobutamine qu'elle doit contenir étant de 80 × 3 = 240 mg de dobutamine, compléter en quantité suffisante jusqu'à 50 cc. La vitesse de perfusion (en cc/heure) est ainsi égale au débit prescrit en µg/kg/minute ; une vitesse de 5 cc/heure donne donc un débit de 5 µg/kg/minute.

Mini-cas concret 1

M. A., 65 ans, est hospitalisé en cardiologie pour aggravation d'une dyspnée d'effort et d'œdèmes des membres inférieurs depuis deux semaines.

Dans ses antécédents, on retrouve un infarctus du myocarde sept ans auparavant, un diabète non insulinodépendant et une HTA.

L'examen retrouve des bruits du cœur réguliers et rapides, un bruit de galop au foyer mitral, des râles crépitants aux deux bases pulmonaires associés à une matité de la base gauche; il existe un reflux hépato-jugulaire franc et des œdèmes des membres inférieurs prenant le godet remontant jusqu'aux genoux. La PA est à 90/70 et le pouls à 95/minute.

Le bilan biologique montre une hyponatrémie à 128 mmol/L, une insuffisance rénale à 140 µmol/L de créatinine et 20 mmol/L d'urée sans autre anomalie.

L'échocardiographie montre un ventricule gauche dilaté avec hypokinésie globale sévère et large akinésie de toute la paroi antérieure, il existe une insuffisance mitrale modérée et une hypertension artérielle pulmonaire à 50 mmHg de pression pulmonaire systolique.

Le traitement initial comporte des diurétiques intraveineux (furosémide [*Lasilix*] : 80 mg toutes les 12 heures) associés à du linsidomine (*Corvasal*) (vasodilatateur veineux), de l'*Oxygène* nasal et de la nadroparine calcique (*Fraxiparine* [0,3 mL SC ×1/jour] qui est une héparine de bas poids moléculaire).

Après 48 heures de traitement, en l'absence d'amélioration des symptômes, le patient est transféré en unité de soins intensifs pour une cure de dobutamine.

Il s'ensuit une nette amélioration clinique avec remontée de la PA à 110/75, diminution de la fréquence cardiaque à 80/minute et déclenchement d'une diurèse supérieure à 2 litres/24 heures.

Questions

1. En vous fondant sur les données contenues dans le texte et sur vos connaissances, quels sont les problèmes actuels posés par M. A. ?

2. Décrire les symptômes de l'insuffisance cardiaque gauche et en expliquer brièvement les causes.

3. Quelle est la cause de l'insuffisance cardiaque de ce patient ?

4. Définir : *inotropisme, effet inotrope positif, effet chronotrope positif, effet dromotrope positif*.

5. Quels sont les effets secondaires du *Lasilix* et de la dobutamine ? Quelle surveillance impliquent-ils ?

CORRIGÉS p. 153

Mini-cas concret 2

M. G., 75 ans, est hospitalisé en cardiologie à la suite d'une récidive d'infarctus du myocarde, il est sorti des soins intensifs et est actuellement ambulatoire.

M. G. a présenté un premier infarctus 10 ans auparavant au décours duquel il a bénéficié d'un triple pontage coronarien. Il continue à fumer et présente comme autre facteur de risque une HTA contrôlée et un surpoids à 85 kg pour 1,72 m.

L'état clinique est actuellement stable, sans récidive douloureuse depuis l'entrée; la PA est à 140/85.

Le traitement actuel comporte : acébutolol (*Sectral*) (bêta-bloquant : hypotenseur) 200 mg/jour, lisinopril (*Zestril*) (inhibiteur de l'enzyme de conversion, hypotenseur), 20 mg/jour, acétylsalicylate de lysine (*Kardégic*) (antiagrégant plaquettaire) 75 mg/jour, trinitrine (*Discotrine patch*) à 10 mg de 8 heures à 20 heures.

L'infirmière est en train de préparer les médicaments lorsqu'elle entend des cris : le voisin de chambre de M. G. appelle à l'aide. Elle se précipite et trouve M. G. étendu sur le sol de tout son long, il ne respire plus.

Questions

1. Définir l'*arrêt cardio-circulatoire* et en donner les conséquences immédiates.

2. Citer trois causes d'arrêt cardio-circulatoire.

3. Donner point par point la conduite infirmière devant un arrêt cardio-circulatoire.

4. Donner la famille pharmacologique et le mode d'action de chacun des médicaments du traitement actuel de M. G.

CORRIGÉS p. 153-154

Mini-cas concret 3

Mme Z., 58 ans, est hospitalisée en cardiologie pour bilan de douleurs thoraciques.

Cette patiente présente comme antécédent une ménopause précoce suite à une hystérectomie totale pour fibrome à l'âge de 37 ans, une cholécystectomie et une HTA traitée.

Mme Z. se plaint depuis plusieurs semaines de douleurs sous-mammaires gauches sans irradiation survenant à l'effort et cédant à l'arrêt de l'effort, à type de brûlures durant quelques minutes. Il n'y a pas eu de test à la trinitrine.

Sujets

L'examen clinique est sans particularité hormis un surpoids à 85 kg pour 1,69 m.

Le bilan biologique standard est également normal.

L'ECG de repos est en rythme sinusal sans séquelle électrique d'infarctus et sans anomalie de la repolarisation.

Les examens prévus sont un ECG d'effort, une échocardiographie et une éventuelle coronarographie en fonction des résultats des premiers examens.

Questions

1. Devant une douleur thoracique, quels sont les arguments en faveur d'une angine de poitrine (angor) ?

2. Quels sont les éléments évocateurs d'angor dans les douleurs thoraciques de cette patiente ?

3. Quels sont les facteurs de risques cardio-vasculaires que présente cette patiente ?

4. Donner, de la manière dont vous l'expliqueriez à cette patiente, les principes généraux de l'ECG d'effort. Quelles sont ses principales indications ?

CORRIGÉS p. 154

Mini-cas concret 4

M. A., 50 ans, est hospitalisé pour bilan d'une HTA résistant au traitement.

Il présente comme antécédent un asthme ancien avec insuffisance respiratoire chronique obstructive, et un ulcère duodénal récidivant actuellement traité par oméprazole (*Mopral*) 20 mg/jour. Le reste de son traitement comprend béclométasone (*Bécotide*) : 2 bouffées × 3/jour, salbutamol (*Ventoline*) : 2 bouffées × 3/jour, furosémide (*Lasilix*) : 20 mg/jour, prazosine (*Alpress*) : 20 mg/jour, nicardipine (*Loxen*) : 50 mg × 3/jour, et irbésartan (*Aprovel*) : 150 mg/jour.

Son cardiologue lui trouve régulièrement des chiffres de PA systolique entre 200 et 220 mmHg et une PA diastolique supérieure à 100 mmHg.

L'examen clinique montre un patient en état général correct, pesant 69 kg pour 1,75 m, pas de dyspnée pour les efforts de la vie courante, aucun signe périphérique d'insuffisance cardiaque. Depuis son entrée dans le service, la pression artérielle est entre 140 et 150 pour la systolique et entre 80 et 85 pour la diastolique.

Les examens complémentaires ne retrouvent pas d'insuffisance rénale, la NFS est également normale. L'ionogramme montre une hypokaliémie à 2,8 mmol/litre.

Questions

1. La pression artérielle (PA) (compléter les phrases).

Lors de la prise de PA au stéthoscope, l'apparition des pulsations correspond à la PA [...] et la disparition des pulsations à la PA [...]. La PA diastolique chez un adulte jeune est normalement comprise entre [...] et [...] mmHg ; la PA systolique est comprise entre [...] et [...] mmHg.

2. Quelle famille d'antihypertenseurs est contre-indiquée chez ce patient et pour quelle raison ?

3. Donner pour chaque médicament en italique dans le texte la famille, le mode d'action et l'indication pour laquelle il est prescrit chez ce patient.

4. Quel médicament est le plus susceptible d'induire une hypokaliémie chez ce patient ?

CORRIGÉS p. 154-155

Corrigés

Mini-cas concret 1

1. En vous fondant sur les données contenues dans le texte et sur vos connaissances, quels sont les problèmes actuels posés par M. A. ?

M. A. est en insuffisance cardiaque globale (gauche + droite) décompensée, avec hypotension, hyponatrémie et insuffisance rénale probablement fonctionnelle.

– Les signes d'insuffisance ventriculaire gauche sont la dyspnée d'effort, la présence d'un bruit de galop et de râles crépitants aux bases pulmonaires. La matité de la base gauche est probablement en rapport avec un épanchement pleural gauche dans le cadre de l'insuffisance cardiaque.

– Les signes d'insuffisance cardiaque droite sont le reflux hépato-jugulaire et les œdèmes des membres inférieurs prenant le godet (c'est-à-dire dépressibles à l'enfoncement d'un doigt).

– L'hyponatrémie est courante dans les insuffisances cardiaques évoluées, c'est un signe de gravité.

– L'hypotension et l'insuffisance rénale sont dues au ralentissement circulatoire et à l'hypoperfusion périphérique (insuffisance rénale fonctionnelle). Le ralentissement circulatoire en aval du ventricule gauche est en faveur d'une insuffisance ventriculaire gauche sévère.

2. Décrire les symptômes de l'insuffisance cardiaque gauche et en expliquer brièvement les causes.

Le principal symptôme de l'insuffisance cardiaque gauche est la dyspnée survenant initialement à l'effort et plus tardivement en position couchée (orthopnée). La dyspnée est liée à l'irruption de plasma dans les alvéoles pulmonaires du fait de l'augmentation de la pression capillaire pulmonaire en amont du ventricule gauche défaillant.

3. Quelle est la cause de l'insuffisance cardiaque de ce patient ?

La cicatrice d'infarctus antérieur, vue à l'échographie, est la cause de l'insuffisance ventriculaire gauche de ce patient. La présence d'une large plaque akinétique (ne se contractant pas) entraîne une diminution de la fraction d'éjection du ventricule gauche avec dilatation cavitaire progressive.

4. Définir : *inotropisme, effet inotrope positif, effet chronotrope positif, effet dromotrope positif*.

– **Inotropisme :** force de contractilité du myocarde.

– **Effet inotrope positif :** renforcement de la contractilité du myocarde.

– **Effet chronotrope positif :** accélération de la fréquence cardiaque.

– **Effet dromotrope positif :** accélération des vitesses de conduction électrique intracardiaque.

5. Quels sont les effets secondaires du *Lasilix* et de la dobutamine ? Quelle surveillance impliquent-ils ?

– ***Lasilix* :** risque d'hypokaliémie dépistée par l'apparition de crampes musculaires et par la surveillance de l'ionogramme sanguin. Risque de déshydratation liée à la diurèse importante sans compensation des pertes urinaires. Il faut surveiller la courbe de poids, l'apparition d'une hypotension (notamment en position debout = hypotension orthostatique) et l'apparition d'une insuffisance rénale sur l'ionogramme sanguin.

– **Dobutamine *:*** risque de tachycardie sinusale et de troubles du rythme ventriculaires nécessitant une surveillance de l'ECG sous scope, de préférence en unité de soins intensifs.

Mini-cas concret 2

1. Définir l'*arrêt cardio-circulatoire* et en donner les conséquences immédiates.

L'arrêt cardio-circulatoire est diagnostiqué par l'abolition des pouls centraux carotidien ou fémoral, associée à un état de mort apparente. Après quelques minutes d'arrêt cardio-circulatoire sans réanimation efficace, des lésions cérébrales irréversibles sont à craindre. La réanimation doit donc être entreprise immédiatement par massage cardiaque externe et ventilation au masque ou au bouche-à-bouche.

2. Citer trois causes d'arrêt cardio-circulatoire.

Réponses possibles : fibrillation ventriculaire, tachycardie ventriculaire, torsades de pointes, dissociation électromécanique, embolie pulmonaire massive.

3. Donner point par point la conduite infirmière devant un arrêt cardio-circulatoire.

- **Reconnaître l'arrêt :**

– Patient en état de mort apparente.

– Parfois : convulsions ou gasps (mouvements respiratoires saccadés).

– L'absence de pouls central (fémoral ou carotidien) affirme l'arrêt cardiaque.

Corrigés

- **Donner l'alarme en restant auprès du patient pour le réanimer.**

NB : à l'hôpital, appeler à l'aide et d'urgence un médecin.

- **Débuter immédiatement les gestes de réanimation :**

– Massage cardiaque externe, si possible sur plan dur, patient à plat sur le dos.

– Oxygénation par une ventilation au masque ou par le bouche-à-bouche.

Si une deuxième personne est présente, l'une assure le massage cardiaque, pendant que l'autre ventile, avec possibilité de se relayer.

- **Faire amener rapidement le chariot d'urgence, avec le défibrillateur/scope.**

- **Sans attendre le médecin :**

– Brancher le scope du défibrillateur (trois patchs autocollants) et allumer l'écran.

En cas de tachycardie à complexes larges (tachycardie ventriculaire **[TV]** ou fibrillation ventriculaire **[FV]**) accompagnée d'un **arrêt cardio-circulatoire**, l'infirmier(e) peut délivrer un **choc électrique externe** (360 joules) si il/elle a l'expérience nécessaire.

– Le choc peut ramener un rythme cardiaque efficace, contrôlé par la réapparition des pouls centraux synchrones des pulsations enregistrées sur le scope.

– En cas d'échec d'un premier choc, le massage cardiaque et la ventilation doivent être repris jusqu'à l'arrivée d'un médecin.

– Si trois personnes sont présentes et en l'absence de voie d'abord veineuse, un(e) infirmier(e) doit essayer de poser une perfusion sur une grosse veine périphérique, pendant que les deux autres personnes massent et ventilent.

4. Donner la famille pharmacologique et le mode d'action de chacun des médicaments du traitement actuel de M. G.

– *Sectral* : bêta-bloquant, ralentit la fréquence cardiaque, diminue la contractilité et ralentit les vitesses de conduction intracardiaque.

– *Zestril* : inhibiteur de l'enzyme de conversion de l'angiotensine, vasodilatateur artériel.

– *Kardégic* : aspirine, utilisé pour son effet antiagrégant plaquettaire.

– *Discotrine* : trinitrine en patch à libération prolongée, vasodilatateur artériel (coronaire) et veineux.

Mini-cas concret 3

1. Devant une douleur thoracique, quels sont les arguments en faveur d'une angine de poitrine (angor) ?

La présence de facteurs de risque cardio-vasculaire : hérédité coronarienne, tabac, obésité, diabète, HTA, dyslipidémie, sédentarité, stress, ménopause précoce.

Le caractère constrictif, la topographie rétrosternale avec irradiation mandibulaire et/ou à la face interne du bras gauche, la survenue à l'effort imposant l'arrêt de l'effort avec sédation de la douleur en 5 à 10 minutes, le caractère nitrosensible.

2. Quels sont les éléments évocateurs d'angor dans les douleurs thoraciques de cette patiente ?

La survenue des douleurs à l'effort et leur sédation à l'arrêt de l'effort sont, pour cette patiente, le seul critère évocateur d'angine de poitrine, mais il s'agit d'un des critères les plus évocateurs d'angine de poitrine.

3. Quels sont les facteurs de risques cardio-vasculaires que présente cette patiente ?

La ménopause précoce, l'HTA et le surpoids.

4. Donner, de la manière dont vous l'expliqueriez à cette patiente, les principes généraux de l'ECG d'effort. Quelles sont ses principales indications ?

L'épreuve d'effort consiste à enregistrer l'ECG d'un patient pendant un effort programmé sous la surveillance stricte d'un(e) infirmier(e) et d'un cardiologue. Le test peut se dérouler sur tapis roulant ou sur bicyclette ergométrique. L'épreuve d'effort est indiquée en cas de douleurs thoraciques pour lesquelles on suspecte une origine cardiaque ou pour vérifier l'efficacité d'un traitement antiangineux ou pour décider de la pratique d'une coronarographie après un infarctus du myocarde non compliqué ou dans le bilan de certains troubles du rythme cardiaque.

Mini-cas concret 4

1. La pression artérielle (PA).

Lors de la prise de PA au stéthoscope, l'apparition des pulsations correspond à la PA **systolique** et la disparition des pulsations à la PA **diastolique**. La PA diastolique chez un adulte jeune est normalement comprise entre **70** et **80** mmHg ; la PA systolique est comprise entre **120** et **140** mmHg.

Corrigés

2. Quelle famille d'antihypertenseurs est contre-indiquée chez ce patient et pour quelle raison ?

Les bêta-bloquants sont contre-indiqués du fait de la présence d'un asthme avec broncho-pneumopathie chronique obstructive (BPCO), car ils favorisent le bronchospasme.

3. Donner pour chaque médicament en italique dans le texte la famille, le mode d'action et l'indication pour laquelle il est prescrit chez ce patient.

– *Mopral* : inhibiteur de la pompe à protons, antisécrétoire gastrique. Indication : ulcère duodénal.

– *Bécotide* : corticoïde d'action locale pulvérisé dans les voies respiratoires, effet anti-inflammatoire local. Indication : asthme.

– *Ventoline* : bronchodilatateur de la famille des bêtamimétiques utilisé en pulvérisation locale. Indication : asthme.

– *Lasilix* : diurétique de l'anse de Henlé. Indication : antihypertenseur.

– *Alpress* : vasodilatateur artériel. Indication : antihypertenseur.

– *Loxen* : inhibiteur calcique, effet vasodilatateur artériel. Indication : antihypertenseur.

– *Aprovel* : antagoniste des récepteurs de l'angiotensine II, effet vasodilatateur artériel. Indication : antihypertenseur.

4. Quel médicament est le plus susceptible d'induire une hypokaliémie chez ce patient ?

Le *Lasilix*, qui est un diurétique « perdeur de potassium ».

Cas concrets

Sujets

Cas concret 1

Mme P., 37 ans, est hospitalisée en médecine pour douleurs et gonflement du mollet gauche avec gêne à la marche.

Mode de vie, antécédents

Mme P. est boulangère, mère de deux enfants bien portants de 4 et 6 ans, elle fume entre 10 et 15 cigarettes par jour et prend une pilule œstroprogestative. Elle ne présente aucun antécédent particulier hormis une HTA pour laquelle elle prend du *Zestoretic* (association d'un inhibiteur de l'enzyme de conversion [IEC] et d'un diurétique) à la dose d'un comprimé par jour.

Histoire de la maladie

Les douleurs du mollet gauche ont débuté il y a une semaine, mais elles n'ont pas inquiété la patiente qui sait avoir une « mauvaise circulation » avec notamment de volumineuses varices des deux membres inférieurs qu'elle a négligées jusqu'alors. Le gonflement de la jambe et l'impotence à la marche datent de 48 heures, Mme P. signale également deux épisodes d'angoisse brutale pendant lesquels elle avait du mal à reprendre son souffle. Elle a donc consulté son médecin qui l'a adressée à l'hôpital.

Examen à l'entrée

Mme P. est en bon état général, elle pèse 70 kg pour 1,59 m. Elle est anxieuse et demande d'emblée combien de temps elle va rester à l'hôpital car, d'après elle, son mari ne pourra pas assumer longtemps leurs deux enfants en plus de son travail. Le mollet gauche est gonflé, tendu et douloureux à la palpation, la température est à 37,9 °C, le pouls est à 100/minute et la PA à 160/95. L'auscultation cardiaque et pulmonaire est sans particularité. Il n'y a aucun signe d'insuffisance cardiaque.

Examens complémentaires

Le bilan biologique d'entrée montre :

– NFS, plaquettes, ionogramme sanguin, coagulation, bilan hépatique : normaux.

– Gaz du sang : PO_2 = 69 mmHg, PCO_2 = 32 mmHg, pH = 7,45, bicarbonates = 27 mmol/L.

– La radio du thorax est normale.

– L'ECG montre une tachycardie sinusale à 100/minute avec bloc de branche droit incomplet et ondes T négatives de V1 à V3.

L'écho-Doppler veineux des membres inférieurs retrouve une thrombose récente des veines surrale et poplitée gauche remontant jusqu'au tiers inférieur de la veine fémorale superficielle.

– La scintigraphie pulmonaire montre des défects de perfusions systématisés bilatéraux fortement évocateurs d'embolies pulmonaires multiples.

Prescription médicale d'entrée

– Repos strict au lit.

– Oxygène nasal à 4 litres/minute.

– Héparine intraveineuse à la seringue électrique : 400 UI/kg/24 heures.

– Débuter dès le lendemain : acénocoumarol (*Sintrom)* : 3/4 de comprimé par jour en une prise le soir.

– TCK le lendemain matin.

– INR après 48 heures de *Sintrom*.

– NFS, plaquettes après 5 jours d'héparine.

Indications des transmissions infirmières de l'équipe de garde à l'équipe de veille

Patiente anxieuse. Lors d'une discussion avec l'interne, le sujet du tabac a été abordé : la patiente ne semble pas décidée à arrêter de fumer car elle craint d'aggraver son excès de poids.

Par ailleurs, les constantes hémodynamiques sont stables, la perfusion d'héparine a été posée.

Mme P. se plaint de constipation depuis son hospitalisation : elle éprouve des difficultés à aller à la selle et ressent des ballonnements, voire des douleurs, au niveau de l'intestin. Elle souffre de céphalées et est sujette à des dyspnées.

Questions

1. En vous fondant sur les éléments contenus dans ce texte et sur vos connaissances, dégager les problèmes réels et potentiels que pose Mme P. lors de son entrée ainsi que les diagnostics infirmiers possibles.

Conseil : l'argumentation des problèmes est attendue sous la forme : signes, causes, facteurs favorisants. Deux hypothèses de diagnostic infirmier sont attendues.

2. Comment allez-vous éduquer Mme P. en ce qui concerne son traitement AVK ? Expliquer l'INR, les taux souhaités, l'ajustement des doses et les recommandations aux patients sous AVK.

3. Lors de l'éducation de cette patiente, sur quelles règles hygiéno-diététiques insisteriez-vous ? Quelle modification du traitement en cours vous semble nécessaire compte tenu de la pathologie actuelle ?

CORRIGÉS p. 159-160

Cas concret 2

M. H., 52 ans, est amené en urgence par le SAMU pour un infarctus du myocarde en voie de constitution.

Mode de vie, antécédents

M. H. est divorcé, il a deux enfants âgés de 23 et 20 ans. Il dirige la filiale française d'un fabricant d'appareils électroménagers, il pratique le squash deux fois par semaine et le vélo le week-end. Il a arrêté de fumer un an auparavant. Pas d'antécédent particulier, aucun traitement médicamenteux au long cours. Son père est décédé d'un infarctus du myocarde à 60 ans.

Histoire de la maladie

Depuis quelques semaines, le patient avait remarqué une discrète gêne rétrosternale pour laquelle il n'a pas consulté. Cette gêne survenait lorsqu'il montait une côte à vélo, l'obligeant à ralentir l'allure et cédant lorsqu'il redescendait la côte. La douleur actuelle qui l'a réveillé à 5 heures du matin, rétrosternale large, irradiant à la mâchoire, était plus intense que d'habitude et comme elle ne cédait pas après une vingtaine de minutes, il a donc appelé le SAMU qui l'a pris en charge moins d'une heure après le début de la douleur. L'ECG montrait un sus-décalage du segment ST englobant l'onde T (onde de Pardee) de V1 à V6 (infarctus antérieur). Une thrombolyse intraveineuse a été débutée à domicile par le SAMU.

À l'entrée en Unité de soins intensifs cardiologiques (USIC)

Le patient présente encore un fond douloureux, nettement diminué depuis la mise en route du traitement, il est pâle, bien conscient et modérément anxieux. Il dit peser 70 kg pour 1,70 m. La PA est à 130/80 pour un pouls à 75/minute. Le patient respire bien et ne manifeste pas d'autre inconfort particulier.

Traitement en cours

Le patient est porteur de deux voies d'abord veineuses (une à chaque avant-bras) et d'une sonde d'oxygène nasal. Il a reçu 250 mg d'aspirine IV, une injection d'héparine (5 000 UI en IV) et 5 mg d'aténolol (*Tenormine IV*) (bêta-bloquant) pendant le transport par le SAMU.

Le thrombolytique (*Actilyse*) est en cours de perfusion du côté droit, une seringue de trinitrine en IV à 2 mg/heure est en cours du côté gauche.

Prescription médicale

- Repos au lit strict.
- Oxygène nasal à 4 L/minute.
- Surveillance scopique, ECG si récidive douloureuse, pouls, PA, diurèse toutes les 4 heures, sauf de 22 heures à 6 heures.
- Héparine IV (seringue électrique) : débuter dès la fin de la thrombolyse 400 UI/kg/24 heures.
- *Tenormine* 50 mg : 1 comprimé matin et soir.
- *Aspégic* 300 mg : 1 sachet par jour.
- *Mopral* 20 mg : 1 comprimé le soir.
- *Lexomil* : 1/2 comprimé au coucher.
- Après la fin de la thrombolyse, devant la persistance d'un fond douloureux et l'amélioration incomplète de l'ECG, une coronarographie est décidée d'emblée, le patient doit être transporté en salle de cathétérisme dans le quart d'heure qui suit. Il pose la question de l'intérêt de cet examen et demande des explications quant à son déroulement.

Deuxième jour d'hospitalisation

La coronarographie s'est bien déroulée, il n'y a pas eu de geste d'angioplastie sur l'artère de l'infarctus qui était reperméabilisée. L'évolution semble satisfaisante, sans complication cardiaque ni au point de ponction. Néanmoins, M. H. étant très actif, il supporte mal l'alitement et commence à manifester des signes d'impatience et une certaine angoisse par rapport à son avenir.

Questions

1. En vous fondant sur les éléments contenus dans ce texte et sur vos connaissances, dégager les problèmes réels et potentiels que pose M. H. lors de son entrée en USIC ainsi que les diagnostics infirmiers possibles.

Conseil : l'argumentation des problèmes est attendue sous la forme : signes, causes, facteurs favorisants et conséquences éventuelles. Deux hypothèses de diagnostic infirmier sont attendues.

2. Expliquer simplement l'intérêt et le déroulement de la coronarographie au patient afin de répondre à son angoisse.

3. Expliquer comment votre action peut permettre un meilleur confort physique et psychologique pendant le séjour du patient en USIC.

4. Vous devez préparer la seringue d'héparine pour 6 heures. Calculer la dose d'héparine que vous allez mettre dans la seringue électrique et le débit de perfusion en fonction de la prescription médicale et du poids du patient. Quels sont les risques éventuels du traitement par héparine ?

5. Quel est le mécanisme d'action des bêta-bloquants ? En donner les principales contre-indications et citer deux autres bêta-bloquants utilisés par voie orale.

CORRIGÉS p. 161-162

Sujets

Cas concret 3

M. X., 67 ans, est hospitalisé en cardiologie pour essoufflement, fatigue et gonflement des deux jambes.

Mode de vie, antécédents

M. X. est retraité, il est veuf et vit seul dans un petit pavillon ; une aide ménagère l'aide pour effectuer ses courses 3 fois par semaine. Il est suivi par un cardiologue pour une insuffisance cardiaque ancienne, d'étiologie indéterminée (cardiomyopathie primitive). Son traitement comporte un diurétique (*Burinex*, 1 mg/j), un IEC (*Zestril*, 20 mg/jour), et un bêta-bloquant (*Cardensiel*, 5 mg/j).

Histoire de la maladie

Habituellement, M. X. est essoufflé pour des efforts relativement importants : montée de deux étages, marche prolongée, et il dort bien la nuit. Depuis plusieurs semaines, il est essoufflé pour sa toilette et pour s'habiller, il est également essoufflé la nuit lorsqu'il oublie de mettre un 3e oreiller. De plus il a pris du poids (7 kg) et ses jambes sont enflées jusqu'au genoux, ce qui l'empêche d'enfiler ses chaussures.

Examen à l'entrée

Patient fatigué, pesant 87 kg pour 1,79 m. M. X. est essoufflé au moindre geste et supporte difficilement la position allongée. La température est à 37,2 °C, le pouls est à 105/min et la PA à 100/85. Il existe un œdème bilatéral des membres inférieurs jusqu'aux genoux. L'auscultation cardiaque retrouve un galop (3e bruit) et un souffle systolique d'insuffisance mitrale ; l'auscultation pulmonaire retrouve des râles crépitants et sibilants jusqu'à mi-champs des 2 côtés.

Examens complémentaires

Le bilan biologique d'entrée montre :

– NFS, plaquettes, coagulation, bilan hépatique : normaux.

– Ionogramme sanguin : hyponatrémie modérée à 132 m. mol/l et insuffisance rénale à 170 µ.mol/l de créatinine.

– Gaz du sang : PO_2 = 57 mm Hg, PCO_2 = 28 mm Hg, pH = 7,39, bicarbonates = 31 m.mol/l.

– La radio de thorax montre des images floconneuses des 2 hiles pulmonaires et un épanchement pleural gauche.

– L'ECG montre une tachycardie sinusale à 105/min avec bloc de branche gauche complet.

– L'écho-Doppler cardiaque montre un cœur dilaté, notamment aux dépends du ventricule gauche (VG), avec effondrement de la contractilité (fraction d'éjection VG = 25 %) et insuffisance mitrale d'importance moyenne.

Prescription médicale d'entrée

– Repos au lit en position demi-assise.

– Oxygène nasal à 4 l/min.

– Perfusion (garde-veine) : Glucosé à 5 %, 500 ml/24 h.

– *Lasilix IV* : 60 mg matin et midi.

– Reste du traitement oral inchangé : *Cardensiel* 5 mg le matin, *Zestril* 20 mg le soir.

– Héparine sous-cutanée : *Lovenox*, 0,4 ml une fois/j.

Les transmissions infirmières de l'équipe de garde à l'équipe de veille indiquent

Patient en mauvais état général, fatigué, dit qu'il « ne s'en sort plus » depuis le décès de son épouse. Œdèmes importants des deux membres inférieurs. Patient très invalidé par un essoufflement au moindre effort.

Questions

1. En vous basant sur les éléments contenus dans ce texte et sur vos connaissances, dégagez les problèmes réels posés par M. X. lors de son entrée.

Conseil : l'argumentation des problèmes est attendue sous la forme : signes, causes, facteurs favorisants. Cinq diagnostics infirmiers sont attendus.

2. Quels sont les problèmes potentiels chez ce patient ? Trois hypothèses de diagnostics infirmiers sont attendues comme conséquences sur le mode de vie du patient.

3. Comment allez vous éduquer M. X. en ce qui concerne le régime hyposodé ? Expliquez de manière concrète en quoi consiste un régime désodé à 2 g de NaCl par jour.

4. Malgré la prescription de diurétiques intra-veineux, l'état clinique du patient ne s'améliore pas. M. X. est donc transféré en Unité de soins intensifs cardiologiques pour une perfusion de dobutamine. Détaillez le calcul de dose, la préparation et la mise en route d'une perfusion de dobutamine prescrite à un débit initial de 5 µg/kg/min chez ce patient.

CORRIGÉS p. 162-164

Corrigés

Cas concret 1

1. En vous fondant sur les éléments contenus dans ce texte et sur vos connaissances, dégager les problèmes réels et potentiels que pose Mme P. lors de son entrée ainsi que les diagnostics infirmiers possibles.

Problèmes réels

THROMBOSE VEINEUSE PROFONDE DU MEMBRE INFÉRIEUR GAUCHE

Signes

– Douleurs du mollet gauche spontanément et à la palpation, impotence fonctionnelle à la marche, gonflement, diminution du ballottement (mollet tendu), fébricule à 37,9 °C.

– La phlébite est confirmée par l'écho-Doppler veineux des membres inférieurs qui permet de visualiser le thrombus et d'en préciser l'extension en hauteur.

Causes, facteurs favorisants

Formation d'un thrombus dans une veine profonde des membres inférieurs par ralentissement du flux veineux et hypercoagulabilité. Le surpoids et l'insuffisance veineuse favorisent la stase veineuse. La prise d'œstroprogestatifs et le tabagisme augmentent la coagulabilité et sont des facteurs de risque reconnus de maladie thrombo-embolique, d'autant plus qu'ils sont associés.

EMBOLIE PULMONAIRE COMPLIQUANT LA THROMBOSE VEINEUSE PROFONDE

Signes

– Deux épisodes d'angoisse associés à une dyspnée aiguë; le caractère brutal de ces épisodes est très évocateur d'embolie pulmonaire.

– Tachycardie sinusale à 100/minute.

– Signes de surcharge ventriculaire droite sur l'ECG : bloc de branche incomplet droit, ondes T négatives en précordial droit.

– Effet shunt sur les gaz du sang : hypoxie à 69 mmHg (normale $\geq$ 80 mmHg), hypocapnie à 32 mmHg (normale entre 38 et 42 mmHg).

– Diagnostic confirmé par la scintigraphie pulmonaire qui retrouve des défauts de perfusion systématisés (correspondant à des territoires artériels) bilatéraux.

Causes, facteurs favorisants

Migration de plusieurs caillots des veines profondes vers les artères pulmonaires entraînant des défauts de perfusion des territoires correspondants, d'où un effet shunt. Le retard au diagnostic de phlébite lié au fait que la patiente n'a pas consulté d'emblée et l'absence de traitement anticoagulant ont permis l'extension de la thrombose veineuse et la migration des caillots.

CONSTIPATION CHEZ LE PATIENT ALITÉ OU CARDIAQUE ALITÉ

Signes

– Diminution de la fréquence habituelle des selles, selles dures et effort à la défécation, masse palpable.

– Douleurs abdominales, altération de l'appétit, céphalées.

– Apparition de dyspnée.

Causes, facteurs favorisants

– Changement de mode vie dû à l'hospitalisation.

– Tendance de la patiente accentuée par l'immobilité et l'anxiété.

Problèmes potentiels

THROMBOSE VEINEUSE PROFONDE

Récidive en l'absence de traitement anticoagulant bien suivi, d'autant plus que persistent les facteurs de risque.

EMBOLIE PULMONAIRE

Elle risque également de récidiver à chaque épisode de phlébite, elle peut au pire **mettre en jeu le pronostic vital**. Des séquelles locales aux membres inférieurs peuvent persister : œdèmes persistants des membres inférieurs, et plus tardivement dermite ocre et ulcères variqueux dans les formes évoluées.

Diagnostics infirmiers possibles

DOULEUR DU MOLLET GAUCHE

Liée aux phénomènes inflammatoires locaux plus ou moins importants, la douleur est variable et peut être intense. Des antalgiques n'interférant pas avec le traitement anticoagulant, tels le paracétamol (*Dopliprane*, *Efferalgan*), peuvent être prescrits en cas de plainte de la part de la patiente.

ANXIÉTÉ

Liée à la peur de l'inconnu, la peur d'être malade. Cette patiente exerce une profession libérale et toute impossibilité de travailler peut mettre en péril son commerce, occasionner des frais supplémentaires, etc. Cette anxiété se manifeste par les questions répétées concernant la durée de son séjour à l'hôpital et la crainte exprimée que le père ne puisse pas assumer correctement les enfants. Il faut expliquer à la patiente les risques encourus en cas de traitement

Corrigés

anticoagulant inefficace et la convaincre de la nécessité de passer 5 à 7 jours à l'hôpital, le temps d'équilibrer son traitement et de réaliser tous les examens nécessaires.

CONFLIT DÉCISIONNEL

Mme P. est fumeuse et ne désire pas arrêter de fumer : elle présente un excès de poids significatif et craint de grossir encore si elle arrête de fumer. Il faut lui expliquer qu'en continuant à fumer, elle prend le risque d'une récidive d'embolie pulmonaire qui peut être mortelle et la rassurer en lui disant qu'avec un suivi diététique elle pourra éviter de prendre du poids à l'arrêt du tabac, voire en perdre.

CONSTIPATION

L'infirmière doit surveiller d'autant plus la constipation chez cette patiente qu'il s'agit d'un diagnostic fréquent chez le patient cardiaque alité qui peut engendrer de nouveaux troubles cardiaques. L'infirmière doit avoir comme objectifs de faire aller Mme P. à la selle d'ici 3 jours, puis de l'aider à retrouver son rythme d'élimination personnel.

2. Comment allez-vous éduquer Mme P. en ce qui concerne son traitement AVK ? Expliquer l'INR, les taux souhaités, l'ajustement des doses et les recommandations aux patients sous AVK.

Relation dose/INR

- Expliquer qu'on part d'un INR égal à 1, en l'absence de traitement AVK.
- En augmentant les doses, l'INR augmente progressivement.

FOURCHETTE D'INR

Le taux d'INR souhaité après une phlébite ou une embolie pulmonaire est situé entre 2 et 3.

AJUSTEMENT DE LA DOSE

- Ne jamais changer la dose sans avis médical, ne pas doubler la dose en cas d'oubli de prise du traitement la veille.
- En cas d'INR trop faible, après plus de 3 jours à la même dose, on augmente d'un quart de comprimé.
- En cas d'INR trop élevé, on diminue d'un quart de comprimé.
- Après chaque changement de dose, l'INR est vérifié 2 à 3 jours plus tard.
- En cas d'INR très élevé (supérieur à 5), on suspend le traitement et on vérifie l'INR tous les jours.
- Tout changement de dose se fait sur avis téléphonique du médecin traitant, à qui est communiqué le dernier résultat d'INR.

EN PRATIQUE

- Conseiller au patient de prendre son traitement AVK le soir, à heure fixe (20 heures, par exemple).
- Faire la prise de sang le matin. Le résultat est communiqué au médecin en fin de matinée ou en début d'après-midi afin de modifier éventuellement la dose le soir même.

Quelques recommandations

Rappeler au patient que sont interdits :

- les injections intramusculaires, les infiltrations intra-articulaires (risque d'hématome) ;
- les anti-inflammatoires et l'aspirine qui augmentent l'effet anticoagulant et exposent au risque d'hémorragie.

Le patient doit :

- rappeler qu'il est sous AVK à chaque fois qu'un médecin doit lui prescrire un nouveau médicament ;
- éviter l'abus d'aliments riches en vitamine K (choux, choux-fleurs, abats), qui diminuent l'effet anticoagulant ;
- en cas de saignement anormal, consulter son médecin (ou l'hôpital) en urgence, afin que soient prélevés un INR et une numération sanguine ;
- remettre au médecin un carnet personnel de traitement AVK, dans lequel sont rappelées toutes ces recommandations.

Tout nouveau médicament peut modifier l'efficacité des AVK dans un sens ou dans l'autre ; il faut vérifier l'INR quelques jours après le début du traitement.

3. Lors de l'éducation de cette patiente, sur quelles règles hygiéno-diététiques insisteriez-vous ? Quelle modification du traitement en cours vous semble nécessaire compte tenu de la pathologie actuelle ?

Le tabagisme est un puissant facteur de risque vasculaire chez la femme, il expose cette patiente au risque de récidive de phlébite et d'embolie pulmonaire. Il faut donc impérativement que cette patiente arrête de fumer. La discussion avec l'infirmière peut aider à la convaincre, d'autant que le discours tenu est en accord avec le discours médical. Pour les mêmes raisons, les œstroprogestatifs sont désormais contre-indiqués chez cette patiente. Mme Z. a logiquement interrompu ce traitement à l'entrée de l'hôpital, puisque la règle veut que le patient arrête tout traitement en dehors de ceux prescrits par les médecins de l'hôpital. Par ailleurs, elle devra consulter son gynécologue dès sa sortie afin qu'il change son mode de contraception.

Corrigés

Cas concret 2

1. En vous fondant sur les éléments contenus dans ce texte et sur vos connaissances, dégager les problèmes réels et potentiels que pose M. H. lors de son entrée en USIC ainsi que les diagnostics infirmiers possibles.

Problèmes réels

INFARCTUS DU MYOCARDE AU STADE AIGU

Signes

Douleur thoracique d'allure angineuse, heure de survenue assez habituelle (en fin de nuit), ECG montrant un sus-décalage de ST avec image en miroir dans les dérivations opposées.

Facteurs favorisants

Cet homme présente au moins trois facteurs de risque cardio-vasculaire : une hérédité coronarienne chez le père; l'âge supérieur à 50 ans; un très probable stress professionnel du fait de sa situation de chef d'entreprise. Par ailleurs, on ne connaît pas son taux de cholestérol ni sa glycémie. Le tabagisme interrompu depuis un an ne peut être compté comme facteur de risque à l'heure actuelle.

Problèmes potentiels

COMPLICATIONS DE L'INFARCTUS AU STADE AIGU

Bien que le patient ait été pris en charge de façon précoce par le SAMU et que le traitement mis en route semble efficace (diminution de la douleur, régression partielle des signes ECG), le patient reste exposé aux complications immédiates de l'infarctus qui justifient son hospitalisation en USIC :

– Troubles du rythme ventriculaire : tachycardie ou fibrillation ventriculaire, éventuellement contemporaine de la reperfusion de l'artère de l'infarctus.

– Bloc auriculo-ventriculaire de haut degré.

– Insuffisance ventriculaire gauche aiguë, voire œdème aigu du poumon, favorisé par l'étendue de l'infarctus et le traitement bêta-bloquant.

– Les complications mécaniques sont actuellement plus rares du fait de la prise en charge précoce de l'infarctus : rupture septale, rupture de pilier mitral, rupture pariétale.

Diagnostics infirmiers

DOULEUR THORACIQUE

La douleur est liée à la souffrance ischémique du myocarde, le patient n'est pas totalement soulagé lors de son arrivée en USIC et il faut noter qu'aucun antalgique n'a été prescrit jusqu'alors. Il faut s'enquérir régulièrement de l'intensité et de l'évolution de cette douleur. La pâleur, éventuellement en faveur d'une hypertonie vagale, est un argument en faveur d'une douleur suffisamment forte pour nécessiter un traitement propre; de plus, la persistance de la douleur est source d'angoisse pour le patient. L'infirmier(e) doit donc signaler rapidement au médecin la persistance de la douleur afin qu'il prescrive un antalgique rapidement efficace; on utilise volontiers la morphine en sous-cutané dans l'infarctus antérieur.

ANXIÉTÉ

L'anxiété est constante dans ce genre de situation : ce patient relativement jeune et très actif était jusqu'à présent en bonne santé, il est brutalement projeté dans la maladie avec un diagnostic dont il ne peut ignorer les risques éventuels puisque son père est décédé d'un infarctus. Dès les premiers jours passés, l'anxiété se transposera sur son avenir proche et sur ses capacités à reprendre une activité professionnelle et sportive normale. Chaque question posée traduit cette anxiété et il convient d'y répondre clairement et simplement en essayant de rassurer le patient.

2. Expliquer simplement l'intérêt et le déroulement de la coronarographie au patient afin de répondre à son angoisse.

– L'intérêt de la coronarographie immédiatement après la thrombolyse est de vérifier la perméabilité de l'artère responsable de l'infarctus. En effet, la taille de l'infarctus et les complications ultérieures dépendent de la rapidité de réouverture de l'artère. Au moindre doute sur le résultat de la thrombolyse, le seul moyen de vérifier la perméabilité de l'artère est la coronarographie.

– Il faut expliquer que la coronarographie est un examen indolore au cours duquel le patient ne ressent que la piqûre d'anesthésie locale dans la cuisse. Il sera allongé sur une table de radiologie, le cardiologue sera habillé stérilement comme pour une intervention chirurgicale. Après anesthésie locale, un guide souple est placé dans l'artère fémorale à travers lequel on passe les sondes qui permettent d'injecter les produits de contraste et de filmer les artères coronaires. Donner une durée approximative d'examen entre 15 et 20 minutes.

3. Expliquer comment votre action peut permettre un meilleur confort physique et psychologique pendant le séjour du patient en USIC.

– Expliquer au patient la nécessité du repos strict au lit pendant 24 à 48 heures, afin de mettre le cœur au repos. Expliquer le risque d'hématome au point de ponction si la cuisse est pliée trop tôt après la coronarographie.

Corrigés

– S'assurer que le patient est installé confortablement, donner (ou faire prescrire) des antalgiques en cas de douleurs dorsales, aide à la toilette, massage du dos, changement régulier des draps en cas de sueurs importantes.

– La dépendance pour les besoins naturels est d'autant plus mal ressentie que le patient est jeune, s'assurer de la présence d'un urinoir, le vider quand il est plein, aider aux besoins sur le bassin.

– La prise en charge psychique consiste en une écoute pour déceler les angoisses et répondre aux interrogations du patient, de façon à la fois simple et précise; les questions revenant le plus souvent sont la gravité de la maladie, les causes, les effets du traitement, le déroulement des examens complémentaires, le déroulement de la suite de l'hospitalisation et les possibilités de reprise ultérieure de l'activité.

4. Vous devez préparer la seringue d'héparine pour 6 heures. Calculer la dose d'héparine que vous allez mettre dans la seringue électrique et le débit de perfusion en fonction de la prescription médicale et du poids du patient. Quels sont les risques éventuels du traitement par héparine ?

Le patient pesant 70 kg et la dose prescrite étant de 400 UI/kg/24 heures, la dose totale pour 24 heures est de :

$$70 \times 400 = 28\,000 \text{ UI pour 24 heures}$$

La dose pour 6 heures est donc de :

$$28\,000 \div 4 = 7\,000 \text{ UI pour 6 heures}$$

L'héparine sodique pour injection intraveineuse est dosée à 5 000 UI/mL, la quantité nécessaire pour 6 heures est de :

$$7\,000 \div 5\,000 = 1{,}4 \text{ mL}$$

Il reste à diluer ces **1,4 mL** dans une seringue de 50 mL remplie jusqu'à **48 mL** (soit 46,6 mL de glucosé). Cette seringue devant passer en 6 heures, la vitesse de perfusion est donc de :

$$48 \div 6 = 8 \text{ mL/heure}$$

Risques du traitement par héparine :

– Survenue d'hémorragies, notamment en cas de surdosage ou en cas de lésion préexistante susceptible de saigner (ulcère duodénal par exemple).

– Thrombopénie sous héparine (mécanisme immunoallergique) pouvant survenir après 5 jours de traitement, nécessitant la surveillance du taux de plaquettes deux fois par semaine après le 5e jour de traitement.

5. Quel est le mécanisme d'action des bêta-bloquants ? En donner les principales contre-indications et citer deux autres bêta-bloquants utilisés par voie orale.

Blocage des récepteurs bêta-1 cardiaques, entraînant soit un effet inotrope négatif, chronotrope négatif et dromotrope négatif, soit une diminution de la contractilité, de la fréquence cardiaque et des vitesses de conduction intracardiaque. Autres bêta-négatifs : métoprolol *(Seloken, Lopressor),* acébutolol *(Sectral).* Les principales contre-indications sont l'asthme, la BPCO, les bradycardies extrêmes, le bloc auriculo-ventriculaire (BAV) haut degré et l'insuffisance ventriculaire gauche décompensée.

Cas concret 3

1. En vous basant sur les éléments contenus dans ce texte et sur vos connaissances, dégagez les problèmes réels posés par M. X. lors de son entrée.

Problèmes réels

Décompensation d'une cardiopathie dilatée sur le mode d'une insuffisance cardiaque globale. La dyspnée au moindre effort et l'orthopnée sont les signes de l'insuffisance cardiaque gauche, les œdèmes des membres inférieurs ceux de l'insuffisance cardiaque droite.

Diagnostics infirmiers

RESPIRATION INEFFICACE

Signes

Essoufflement au moindre effort : la dyspnée est invalidante, gênant les efforts de la vie quotidienne (stade III de la NYHA). La gêne respiratoire en position allongée (orthopnée) est un des meilleurs arguments en faveur d'une origine cardiaque à cette dyspnée, c'est un signe très spécifique d'insuffisance cardiaque gauche.

Causes, facteurs favorisants

La cause de l'essoufflement est la défaillance du ventricule gauche, entraînant une congestion (élévation des pressions) en amont dans la circulation pulmonaire.

FATIGUE, DÉBIT CARDIAQUE DIMINUÉ, ÉCHANGES GAZEUX PERTURBÉS

Signes

– La fatigue, qui résulte de la mauvaise oxygénation des organes et de l'effort permanent pour respirer.

– L'essoufflement (voir paragraphe précédent).

Causes, facteurs favorisants

La défaillance du ventricule gauche entraîne un passage de plasma dans les alvéoles pulmonaires, du fait de l'augmentation de pression dans les capillaires pulmonaires. Cette

Corrigés

inondation des alvéoles est à l'origine de la perturbation des échanges gazeux.

EXCÈS DE VOLUME LIQUIDIEN

Signes

Le gonflement des jambes (parties déclives) est un des signes d'insuffisance cardiaque droite, avec la turgescence des veines jugulaires. L'œdème est visible pour une prise de poids supérieure à 3 kg ; un des signes précoces pour le patient est la difficulté à se chausser liée au gonflement des pieds.

Causes, facteurs favorisants

La défaillance du ventricule droit entraîne un passage de plasma dans le secteur interstitiel, du fait de l'augmentation de pression hydrostatique. L'œdème interstitiel est dû à une rétention hydrosodée, réversible sous traitement diurétique.

2. Quels sont les problèmes potentiels chez ce patient ? Trois hypothèses de diagnostics infirmiers comme conséquences sur le mode de vie du patient.

Problèmes potentiels

Aggravation irréversible de l'insuffisance cardiaque entraînant une perte d'autonomie, évolution rapide vers l'insuffisance cardiaque terminale avec complications (infectieuses, thrombo-emboliques) liées au décubitus et décès du patient.

Diagnostics infirmiers possibles

MOBILITÉ PHYSIQUE RÉDUITE, DÉFICIT DE SOINS PERSONNELS

Compte tenu de la fatigue et de l'essoufflement au moindre effort, le patient éprouve les plus grandes difficultés à se mouvoir et risque d'évoluer rapidement vers un état grabataire. Pour les mêmes raisons, il très difficile de se laver et d'entretenir son hygiène personnelle sans aide extérieure. En plus du traitement médicamenteux, le nursing, l'aide à la toilette et la mise au fauteuil sont donc des points cruciaux du rôle infirmier pour endiguer cette évolution défavorable.

CONSTIPATION

Liée à l'alitement et à la perte d'appétit, la constipation est très fréquente lors de l'hospitalisation pour insuffisance cardiaque. Les patients s'en plaignent fréquemment, éventuellement plus que de leur maladie cardiaque. La mobilisation du patient (mise au fauteuil) et la prescription de laxatifs doux tels le Lactulose (*Duphalac*) ou l'huile de paraffine permettent de prévenir cette constipation.

3. Comment allez vous éduquer M. X. en ce qui concerne le régime hyposodé ? Expliquer de manière concrète en quoi consiste un régime désodé à 2 g de Na Cl par jour.

Tout d'abord il convient d'expliquer simplement au patient que son cœur est fatigué et cela entraîne une rétention d'eau et de sel. Le traitement diurétique sert à éliminer l'eau et le sel dans les urines, mais il faut également limiter les apports en sel. Un régime sans sel à 2 g de Na Cl par 24 heures doit respecter les exigences suivantes :

– Éviter de consommer en grande quantité les aliments riches en sel : toutes les conserves, les plats préparés, les aliments fumés, la charcuterie et les fromages. Concernant les boissons, il faut savoir que certaines eaux minérales sont riches en sel (*Vichy St Yorre*) alors que d'autres n'en contiennent que très peu : se reporter à la composition en minéraux détaillée sur la bouteille.

– La cuisine peut être salée (en petite quantité) lors de la cuisson, en revanche il ne faut pas resaler dans l'assiette (pas de salière sur la table).

– Il n'est pas utile de consommer du pain sans sel.

4. Malgré la prescription de diurétiques intra-veineux, l'état clinique du patient ne s'améliore pas. M. X. est donc transféré en Unité de Soins Intensifs Cardiologiques (USIC) pour une perfusion de dobutamine. Détaillez le calcul de dose, la préparation et la mise en route d'une perfusion de dobutamine prescrite à un débit initial de 5 µg/kg/min chez ce patient.

Préparation du matériel

Un perfuseur électrique, prendre une seringue de 50 cc, une tubulure, une grosse aiguille pour la préparation du produit (pompeuse), des compresses stériles et de l'alcool. Prendre une ampoule de *Dobutrex*.

Préparation de la seringue

La dose de *Dobutrex* nécessaire est obtenue en multipliant le poids du patient par 3, ce qui donne la quantité de produit en milligrammes.

Ce patient pesant 87 kg, la quantité nécessaire est donc 87 x 3 = 261 mg de *Dobutrex* (on peut arrondir à 260 mg). Compléter la seringue avec du G5, QSP = 50 cc, purger les bulles, raccorder la tubulure

Attention : ne jamais utiliser de soluté alcalin (bicarbonate de Na+) pour compléter la seringue, car ils inactivent la dobutamine.

Corrigés

Mise en route de la perfusion

Régler la vitesse sur le perfuseur électrique en cc/heure : ce mode de préparation dans une seringue de 50 cc fait que la vitesse de perfusion (en cc/heure) est égale au débit prescrit en µg/kg/min. Pour le patient concerné, en réglant la vitesse à 5 cc/heure, on obtient la perfusion prescrite à 5 µg/kg/min. Si une nouvelle prescription demande d'augmenter la dobutamine à 7,5 µg/kg/min, il suffit d'augmenter le débit à 7,5 cc/heure sans avoir à repréparer la seringue.

Surveillance

Le patient est en USIC, il est donc scopé, ce qui permet de détecter une tachycardie excessive (supérieure à 120/min), des extrasystoles nombreuses ou répétitives, voire une tachycardie ventriculaire. La pression artérielle et la diurèse (éventuellement après mise en place d'une sonde urinaire sur prescription) sont également surveillées à intervalle régulier selon prescription médicale.

Index

T

V

401956-(I)-(15)-CSB-G90°-TYP

Photocomposition NORD COMPO
59650 Villeneuve-d'Ascq

MASSON Éditeur
21, rue Camille-Desmoulins
92789 Issy-les-Moulineaux Cedex 9
Dépôt légal : août 2005

Imprimé en Italie
Par Officine Grafiche Calderini